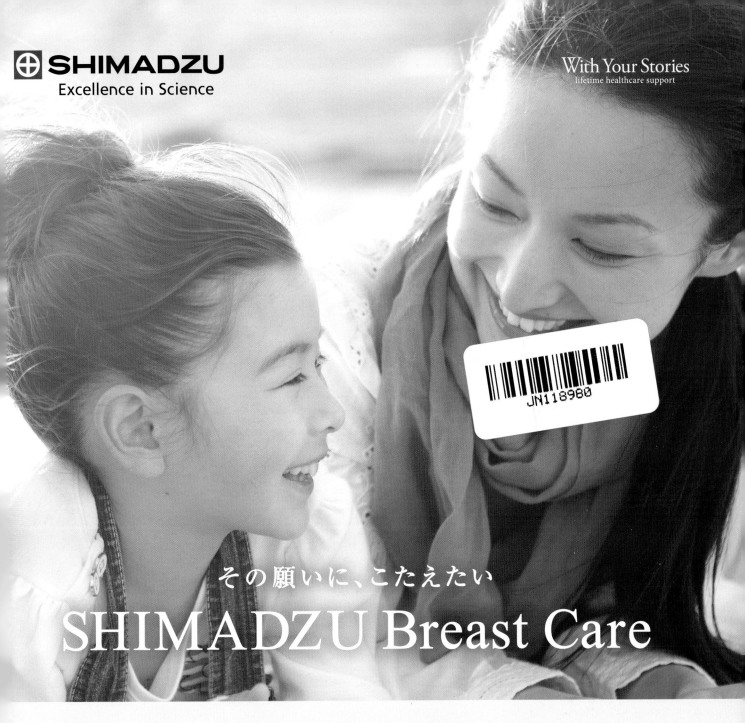
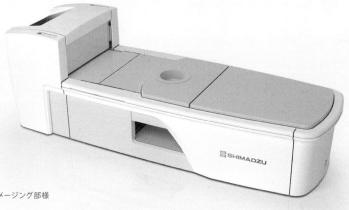

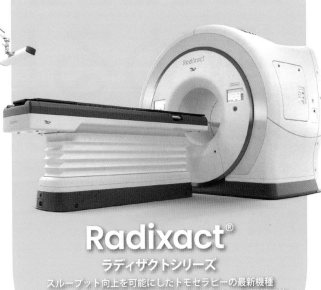
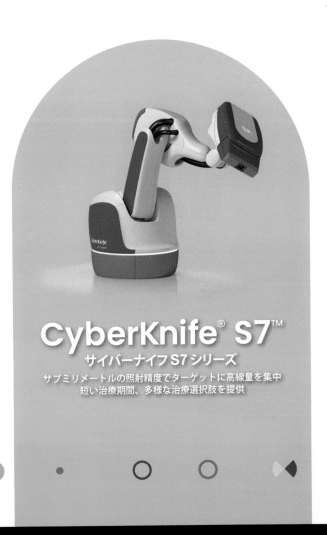

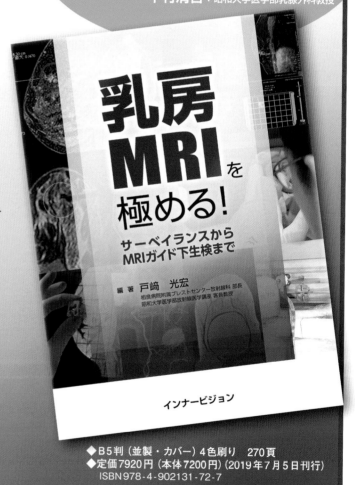

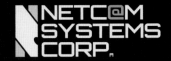
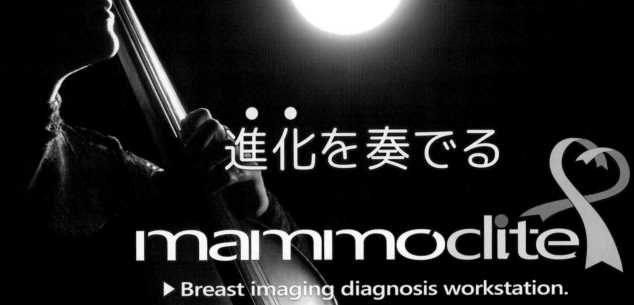
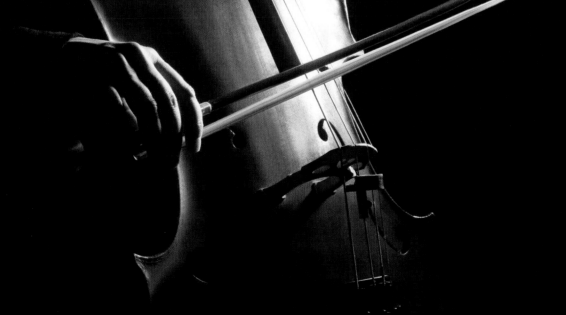

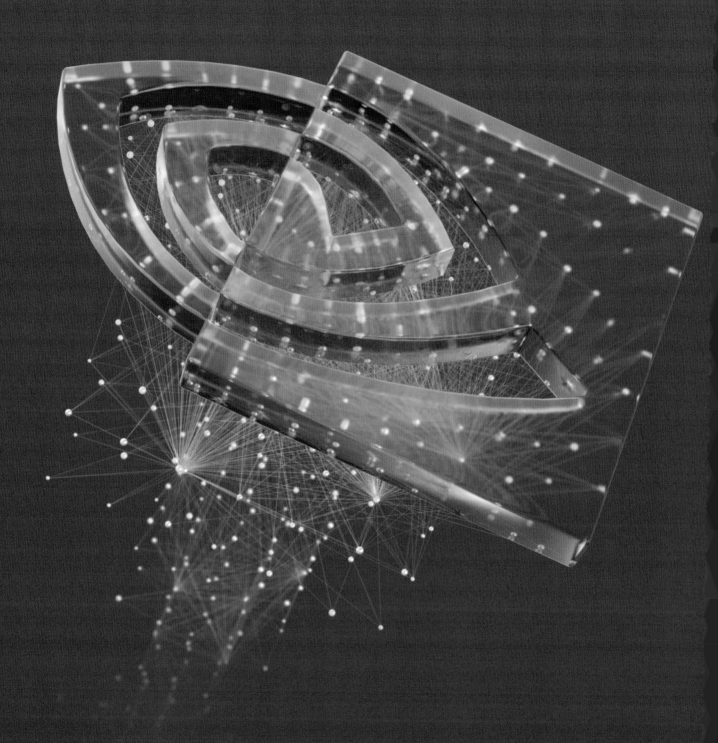

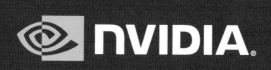

NEVER STOP

高画質マンモグラフィで、
乳がんの早期発見に貢献する。

女性がかかる悪性腫瘍の1位である乳がん。
その早期発見をサポートするのが、
マンモグラフィ検査と呼ばれる乳房X線撮影である。
FUJIFILMが追求し続けているのは、
80年以上にわたって培ってきたX線の知見と画像処理技術を活かして、
マンモグラフィの画質を向上させること。
そして、患者に優しい圧迫制御技術などにより、
検査の負担を軽くして、受診へのハードルを下げること。
FUJIFILMは、マンモグラフィを進化させて、
乳房の中の小さな異変にまで目を光らせ続けます。

FUJIFILM
Value from Innovation

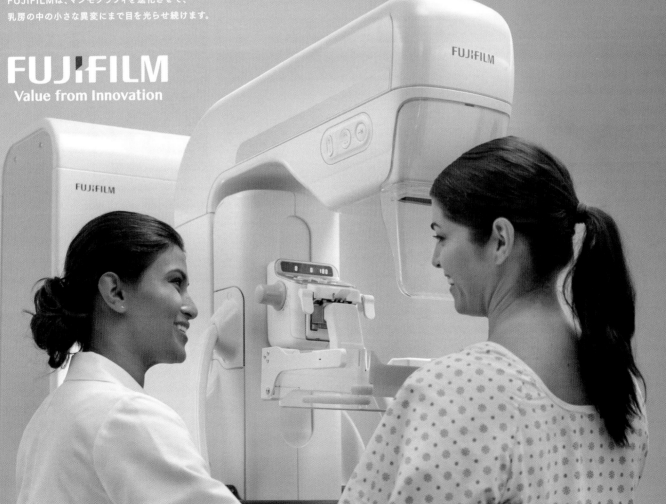

富士フイルム メディカル株式会社　〒106-0031 東京都港区西麻布2丁目26番30号 富士フイルム西麻布ビル tel.03-6419-8033(代)　http://fms.fujifilm.co.jp

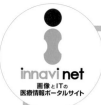

Headline ✓

〜 From 編集部〜

気になるニュース，話題の記事 （2022年6月20日〜 2022年7月19日）

画像と IT の医療情報ポータルサイト・インナビネットから，気になるニュース，話題の記事を編集部がチョイス。仕事のヒントに，会話のタネに，必ず役立つ情報のヘッドラインをお届けします。

✓ **心臓や小児の低被ばく検査をターゲットに ADCT を導入した横浜市立大学附属病院**
横浜市立大学附属病院では，2021 年 3 月にキヤノンメディカルシステムズの 320 列 CT「Aquilion ONE / PRISM Edition」を導入。エリアディテクタと Dual Energy 撮影のメリットを生かし，心臓や小児の検査でメリットが生まれています。

✓ **静岡県立こども病院が「GOODNET 7」で小児循環器の多彩な診療情報をデータベース化**
ニプロの「GOODNET 7」を導入した静岡県立こども病院では，「Claris FileMaker」で開発された「G-Record」を使い，心臓カテーテル検査，超音波検査，手術台帳やレポートといった診療情報のデータベースの構築を進めています。

✓ **業務システムの 9 割以上を「Claris FileMaker」を用いたローコードで開発したいしかわ願寿ぬ森**
いしかわ願寿ぬ森では，ローコード開発プラットフォーム「Claris FileMaker」で作成したカスタム App を活用して，介護業務全般を支援しています。介護施設のシステム化にいち早く取り組んだ施設を取材しました。

✓ **新型コロナウイルス感染症診療におけるモバイルデバイスの活用**
松波総合病院では，コロナ禍でオンライン環境を構築。AI 問診やオンライン診療，オンライン面会・面談に対応しました。さらに，看護業務でも iPhone を活用して，COVID-19 診療における業務の効率化を図っています。

✓ **医療現場の課題解決のために求められる DX の推進を先進の技術・製品で支援する日本マイクロソフト**
日本マイクロソフトは，ヘルスケアを重点領域の一つに定め，医療現場に向けて，クラウドの提供など，先端技術を活用した製品・サービスの展開を進めています。業務執行役員医療・製薬営業統括本部長の大山　訓弘氏を取材しました。

製品 & 企業情報

さらに、こちらも
おススメ!!

✓ EIZO，手術顕微鏡・内視鏡の映像を鮮明に表示可能な 32 型 4K モニタ 2 機種を発売

✓ 島津製作所，血液検査によるうつ病の診断補助技術の実証実験に参画

✓ エム，脳健康測定プログラム "MVision health" の正式サービスを提供開始

✓ インテリジェント ウェイブ，ランサムウェア対策・セキュリティリスク対策ソリューションを販売開始

✓ Holoeyes とシーメンスヘルスケア，「Holoeyes MD」と「teamplay」の連携販売を開始

✓ 島津製作所，国内初，病院の放射線科専用受付システムを発売

✓ エルピクセル，クラウド型サービス「EIRL Cloud」を発売

✓ シーメンスヘルスケアとバイエル薬品，共同開発の MRI 用イメージングシステムインターフェイスを販売開始

✓ GE ヘルスケア・ジャパン，核医学装置ワークステーション「Xeleris V」を販売開始

✓ シーエスアイ，小規模医療機関向けクラウド型電子カルテサービス「MI・RA・Is / QS」を販売開始

✓ 島津製作所，従業員に「MCI スクリーニング検査プラス」の検査費用を補助

✓ ViewRay，新松戸中央総合病院における「MRIdian リニアック放射線治療システム」導入を発表

✓ アライドテレシス，福井大学医学部附属病院におけるリモートアクセスでの多要素認証運用開始を発表

✓ United Imaging Healthcare Japan，PET/MRI「uPMR 790」を販売開始

✓ EIZO，電子カルテ画像表示モニタ「RadiForce MX243W」「RadiForce MS236WT-A」を発売

✓ GE ヘルスケア・ジャパン，心臓専用半導体 SPECT 装置「MyoSPECT」を販売開始

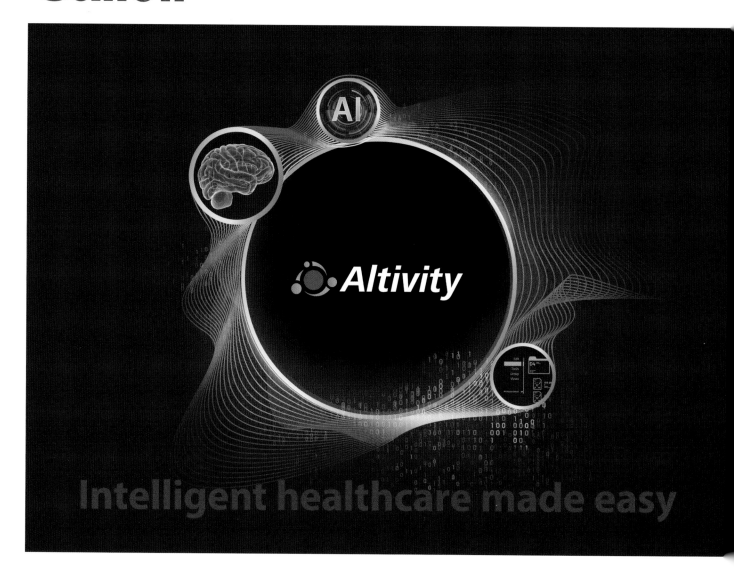

Introducing our new approach to AI in healthcare

AIテクノロジーを活用した、新しい医療価値の創出──。
その世界の起点を
私たちは変わることなく、尊い「いのち」への貢献であると考えています。

一人ひとりの患者さんのペーシェント・ジャーニー。
さまざまなシーンで、よりパーソナライズされた高精度な診断を支えるのは、高精度データです。

高精細検出器をはじめとする独自技術を、機械学習・深層学習の技術と融合させる。
私たちのアプローチから生まれたソリューションはすでに、
診断の「質」の向上、CTにおける被ばく量の低減など、新たな医療の世界をかたちづくっています。

<Altivity>は、キヤノンメディカルシステムズのAIソリューション・ブランドです。

キヤノンメディカルシステムズ株式会社　https://jp.medical.canon　　　　Made For life

2022
August

8

CONTENTS

画像とITの
医療情報ポータルサイト

innavi net

tp://www.innervision.co.jp

特集

Women's Imaging 20
Breast Imaging

乳がんのリスク
—見えない危険性を

企画協力：門澤秀一（神鋼記念病院放射

NERVISION
tp://www.innervision.co.jp
ail info@innervision.co.jp
ver CG : Makoto Ishitsuka

Canon Clinical Report / 08

Artificial Intelligence Imaging No.2 [US]

徳島大学病院

人工知能技術をベースに客観的で再現性の高い心エコー図検査をめざす

AIを用いた開発で自動計測や
断面認識を可能にした機能を
Aplio i900 / Prism Editionに搭載

※本記事に掲載のシステムは、設計段階でAI技術を用いており、各システム自体に自己学習機能は有しておりません。

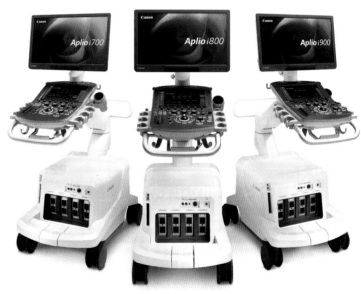

Canon

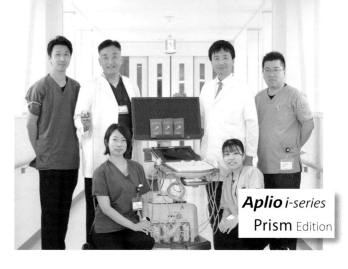

Aplio i-series
Prism Edition

人工知能技術をベースに客観的で再現性の高い心エコー図検査をめざす

AIを用いた開発で自動計測や断面認識を可能にした機能をAplio i900 / Prism Editionに搭載

徳島大学病院

キヤノンメディカルシステムズの "Altivity" は、人工知能（AI）を活用したアプローチによって将来的なプレシジョンメディシンの実現に向けて、さまざまな製品や技術を展開して臨床・運用・経営的価値の提供によって医療への貢献をめざすAIソリューションブランドである。Artificial Intelligence Imagingの第2回では、心エコー図検査におけるAltivityの活用について紹介する。超音波センターにプレミアムハイエンドの「Aplio i900 / Prism Edition」2台を導入し、心エコー図検査でのAI活用に先駆的に取り組んでいる徳島大学病院循環器内科の楠瀬賢也講師に、Altivityへの期待を含めて超音波検査に対するAI開発のコンセプトと今後の方向性などを取材した。

検査・教育・研究を行う超音波センターを運用

徳島大学病院では、超音波診断装置や超音波検査士などのスタッフを集約し、院内の産婦人科、小児科以外の検査を行う超音波センターを開設している。年間の検査件数は1万7430件で、うち経胸壁心エコー6300件、負荷心エコー154件などとなっている（2021年実績）。センターには、Aplio i900 / Prism Edition 2台のほか各社の超音波診断装置が導入されており、超音波検査士8名と研修医などによる検査体制が構築されている。楠瀬講師は超音波センターの診療について、「循環器内科の医師が常駐する体制をとっており、循環器領域の検査が多いのが特色です。また、研修医や若手技師の教育にも力を入れているのが特徴で、上級医が必ずダブルチェックを行っています」と述べる。

高度な解析と高い精度が求められる心エコー図検査

心臓超音波（心エコー図）は、MモードやBモード、ドプラ法などを用いて、心臓

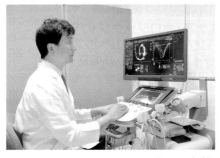

Aplio i900 / Prism Editionでストレイン解析を行う楠瀬講師

の構造（形態や容積など）と機能（壁運動や弁機能、血行動態など）を観察する検査である。近年は超音波診断装置の進歩に伴って、3D心エコーやストレイン解析など新たな撮像法やアプリケーションが登場して、日常のルーチン検査で計測項目が増え続けているのが現状だ。楠瀬講師は心エコー図検査の現状について、「15年前に比べてレポートに記載する項目は倍になっています。検査件数が増加しているのは心エコー図検査への信頼度向上の証でもありますが、同時に専門性が高く、複雑な心エコー図検査を正確に、かつ効率良く進めるためには、精度の高い自動診断支援技術が求められています」と述べる。そこで期待されるのが、近年進化を続けるDeep LearningなどのAI技術を活用した画質向上や検査サポートによるワークフロー改善の機能である。

AIを用いて開発した機能を搭載したAplio i900 / Prism Edition

超音波センターに導入されたAplio i900 / Prism Editionには、AIを用いて開発された先進のアプリケーションが搭載されている。同装置はCPU/GPUを刷新してさらなる高解像化を図ると同時に、設計段階でDeep Learning技術などのAIを使って開発したアプリケーションとして、自動計測機能の "Measurement Assistant"、断面の自動認識と輪郭の自動トレースを行う "Auto Plane Detection" "Automatic initial contour trace" などが搭載された。

Measurement Assistantは、従来の方式では計測に時間を要する波形トレース項目に適用されている。中でも使用頻度の高

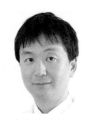

楠瀬賢也 講師

いLVOT（左室流出路）とAV（大動脈弁）などでAIを用いた自動計測を実現し、熟練技師の計測ポイントの学習データを用いてトレーニングすることで、従来方式の自動計測よりも精度の高い計測が可能になった。楠瀬講師は、「Aplio i900 / Prism Editionはベースとなる画像がきれいで、自動計測の精度が高く、検査時間の短縮につながっています」と評価する。

また、Auto Plane Detectionは、壁運動解析ソフトウエアである "2D Wall Motion Tracking（2D WMT）" でストレイン解析をする際に、ワンクリックでLV（左室）/LA（左房）/RV（右室）/RA（右房）を認識する。Automatic initial contour traceは、断面の自動認識と連動して自動的に輪郭をトレースして解析時間をさらに短縮することができる。楠瀬講師は、「2D WMTは断面の認識精度が高く、安定したストレインの計測が可能です。解析の手間を省くには、修正などのためにクリックする回数をできるだけ減らすことが求められますが、そのためにも装置に任せられる十分な精度が出ることは大きなポイントです」と述べる。ストレイン解析は、抗がん剤治療などがん診療にかかわる腫瘍循環器領域で、心機能を把握する指標として注目され検査数も増えている。同院でもルーチン検査の計測項目にストレインを新たに追加したが、自動計測機能によって従来と同じ検査時間内で測定が行えていると評価する。楠瀬講

Canon

■ Aplio i-series / Prism Edition の AI を用いて開発された自動解析機能　powered by Altivity

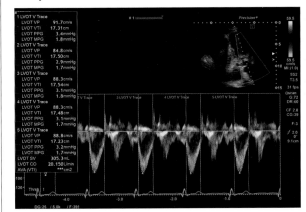

図1　Measurement Assistant による LVOT の自動計測

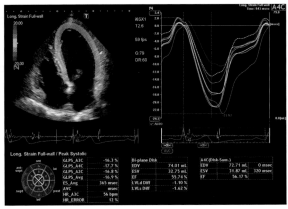

図2　2D Wall Motion Tracking の Auto Plane Detection（自動断面認識）と Automatic initial contour trace（輪郭の自動トレース）

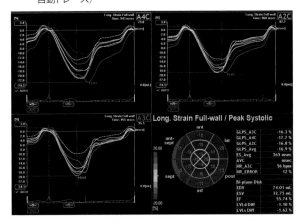

図3　断面ごとの解析詳細と Polar Map、解析結果を同時に確認可能

師は、「AI の活用によって画質や検査の再現性などが向上し、それによって検査時間の短縮などワークフローの改善や自動診断による新たな臨床価値が生まれることが期待できます」と述べる。

心エコー図検査に対する AI 活用の徳島大学の取り組み

楠瀬講師は、2018年から循環器領域における超音波画像を用いた自動診断支援技術の開発に取り組んできた。心エコー図への AI 活用の研究の取り組みについて楠瀬講師は、「超音波画像は個人の技量や経験に依存し、画像の評価は主観的な "見た目" の印象による診断がほとんどでした。超音波診断装置の進化で超音波画像の高画質化が進み、より精度の高い画像による検査や解析が可能になりましたが、それだけに客観性や再現性のある新たな解析手法の必要性を強く感じていました」と述べる。放射線科領域での Deep Learning など AI 技術の医用画像解析への適用が進む中で、楠瀬講師は、「AI を超音波画像に使うことで、画質の向上や数値による定量化などによって、新しい指標に基づいた客観的で再現性の高い診断が可能になるのではと考えたのがきっかけです」と言う。

楠瀬講師は、自動診断に向けた AI 適用のプロセスとして、①画質評価、②断面分類、区域分類、③計測、④異常検知の4段階を挙げているが、徳島大学ではこれまで畳み込みニューラルネットワーク（CNN）をベースとした断面分類モデル（断面・区域分類）[1]、左室駆出率（LVEF）の推測モデル（計測）[2]、局所壁運動異常の検出モデル（異常検知）[3] などの開発を行ってきた。楠瀬講師は、「心エコー図に AI を適用するには、複雑な心血管構造を認識するために断面と区域の正確な分類が必要で、その画像を基に LVEF の計測や壁運動異常の検出モデルの開発を行いました。エキスパートの評価との相関性も高く、AI が心エコー検査を支援できる可能性があると言えます」と述べる。さらに、現在はエキスパートが判断した "見た目" の EF（visual EF）を AI に学習させ自動解析に反映するモデルの開発などにも取り組んでいる。

楠瀬講師を中心に心エコー図の AI 開発をさらに推進

心臓超音波領域での AI 開発の方向性について楠瀬講師は、「当面の課題は再現性のさらなる向上です。誰が検査しても、精度の高いデータが、同じように簡単に取得できるようになることが必要です。各種の診療ガイドラインでも超音波検査の "再現性" に関して記載されているのは腫瘍循環器領域などまだ一部ですが、超音波の検査結果に基づいた診断や治療法の選択のためには再現性の高さは重要なファクターになります。AI の適用で安定して再現性の高い画像や計測結果が得られるようになれば、超音波診断装置はもっとクリアに治療方針の決定に寄与できると期待しています」と述べる。一方で、楠瀬講師の AI 研究のターゲットは、その先の病態の鑑別診断にある。楠瀬講師は、「自動計測や自動診断は装置メーカーが実現すると思うので、私たち臨床側は新しい病態や疾患を発見できる AI の開発に取り組んでいきます」と今後の方向性を語る。

徳島大学では、日本医療研究開発機構（AMED）の画像関連データベース事業の主幹施設として、日本の循環器領域の超音波画像データベース構築の重責も担う。心エコー図検査の再現性向上や自動化によるワークフローの改善に向けた研究開発への期待は大きい。　（2022年6月27日取材）

[参考文献]
1) Kusunose, K., et al., *Biomolecules*, 10：665, 2020.
2) Kusunose, K., et al., *J. Am. Soc. Echocardiogr.*, 33：632-635 e1, 2020.
3) Kusunose, K., et al., *JACC Cardiovasc. Imaging*, 13：374-381, 2020.

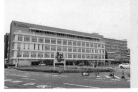

徳島大学病院
徳島県徳島市蔵本町2-50-1
TEL 088-631-3111
https://www.tokushima-hosp.jp

＊記事内容はご経験や知見による、ご本人のご意見や感想が含まれる場合があります。　J000340

特集

Women's Imaging 2022

Breast Imaging Vol.17

乳がんのリスクを「見える化」

見えない危険性を可視化し，伝え，共有する

企画協力：門澤秀一　神鋼記念病院放射線センター長

インナービジョン8月号恒例の特集企画「Women's Imaging」。2022年は，Breast Imagingに焦点を当て，「乳がんのリスクを『見える化』―見えない危険性を可視化し，伝え，共有する―」と題し，乳がん検診・診療の最新動向を取り上げます。近年，検診やゲノム医療，病理において，乳がんのリスクを見える化する技術が目覚ましく進歩しています。そこで，これらの技術がどのように活用されているのか，その最前線に迫ります。さらに，乳がんリスクを見える化するモダリティについて，マンモグラフィ，超音波診断装置，MRI，PETの臨床の現状や今後の展望をご報告いただきます。

特集 Women's Imaging 2022

I 総論

乳がんの検診・医療
――リスクの「見える化」が推進

Breast Imaging Vol. 17

門澤　秀一　神鋼記念病院放射線センター

今夏の乳房画像診断に関する特集の企画では，乳がんのリスクを「見える化」することについて焦点をあてていく。近年，数多く整備されてきた各種の医療ガイドラインを紐といてみると，乳がんだけでなく，どの領域においても“リスク”の言葉が数多く並んでいるのに驚かされる。今日の検診・医療は，患者が被る可能性のある“リスク”に基づいて層別化され実践される時代になったといっても過言ではないように思われる。近年の診断や治療の技術の進歩には目を見張るものがあるが，最新医療技術の実践には相応のコストが発生することも少なくない。また，実践できたとしても，すべての患者がその恩恵を等しく受けられるわけではない。患者一人一人が違うように，効果の発現や合併症の発生などの利益と損失のバランスは患者ごとに異なってくる。活用できる医療資源には限界があり，効率面を重視すると，すべての患者に最新のサービスを均てん化して充当することは困難と言わざるを得ない。そのような状況で，サービスの適応を層別化する重要な基準の一つになっているのが“リスク”であると思われる。

医療分野におけるリスクの「見える化」

さまざまな定義がなされているが，“リスク”とは物事が予想どおりに進まず，不良あるいは不利益な事象が不確定に生じる可能性や危険性を指す言葉とされている。今日，検診や医療では数多くのデータが蓄積され，それらの客観的・疫学的観察や統計学的解析が進むことによって，科学的根拠，いわゆるエビデンスが次々と構築されてきている。本来，リスクはわかりにくい・現れにくいもの

〈0913-8919/22/¥300/ 論文 /JCOPY〉

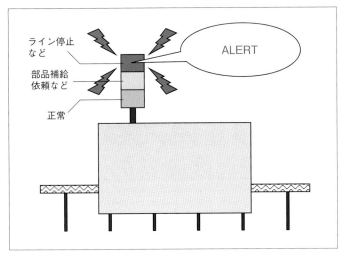

図1　トヨタ自動車の生産ラインの　"アンドン"のイメージイラスト
生産ラインに生じた異常の種類を関係者がランプの色によって目で見てすぐわかるようにした。

であるが，数多くのリスクについて，エビデンスをベースとして予測あるいは測定可能とする，いわゆる可視化が進められてきている。乳房の構成はマンモグラフィで示される乳房内の乳腺組織の量と分布を脂肪組織と対比して表したものであるが，乳腺組織濃度が高い場合には乳がんの発がんリスクが高くなることが知られており，画像がリスクを示す代表的な事例と言える。そして，近年では，特に遺伝子解析の技術の進歩がリスクの可視化に大きなインパクトを持つようになってきた。*BRCA1*や*BRCA2*遺伝子の変異を示す遺伝性乳がん卵巣がん症候群（hereditary breast and ovarian cancer：HBOC）では，乳がんや卵巣がんの発がんリスクが高くなることが明らかになっており，がんの早期発見に造影MRIを導入する取り組みや，発がんリスクを減らすためにがんの発病前に予防的に乳房切除や卵管卵巣切除などの手術治療も行われるようになってきている。今後，各個人が生来持つ遺伝子や発病したがんが有する遺伝子の情報は，診断（予後の推定を含む）や治療においてリスクを示す指標として，ますます重要となっていくであろう。

リスクの「見える化」とは，先述した見えないリスクを見えやすくする可視化と同義としてとらえられがちであるが，決してそれのみを指し示す言葉ではない。「見える化」という表現が初めて使われたのは，1998年に発表されたトヨタ自動車からの報告であった。トヨタ自動車は生産ラインに"アンドン"と呼ばれる生産ラインの異常を知らせるランプを設置し，ランプの色によって異常の発生とどのような種類の異常かを瞬時に"みんなに見える"ようにした。この方法は，生産現場における「見える化」の原点となっている[1]（図1）。医療分野における「見える化」とは，可視化したリスクを医療従事者のみならず患者にもわかりやすく伝え，両者で共有することで，問題の解決や成績の向上をより広く，かつより力強く推進していく仕組みを意味していると考えられる。たとえ，可視化によりリスクを把握できたとしても，共通の認識を持って患者と医療従事者全体で対応できなければ，対策は個別の事例ごとにバラバラになってしまい，効率も悪いものになってしまう。また，医療技術の進歩によって状況は刻々と変化していく。その変化に対応するためには，成果の検証と反省を生かしたフィードバックが欠かせない。この検証・改善の過程においても，この「見える化」の仕組みは有力なツールになるはずである。

本特集の構成

本特集では，近年，人工知能（AI）の開発や新たな解析手法の応用が活発になってきた乳房画像診断分野に加え，検診や遺伝子解析，ゲノム医療，病理の分野における乳がんのリスク（例えば，乳がんの発症や再発，予後不良などのリスク）を可視化する技術とともに，可視化したリスクの伝達・共有化を担うITの活用やガイドライン，マニュアル，データベース化などの乳がんのリスクを「見える化」するさまざまな技術や取り組みの最新動向について，エキスパートの先生方に解説をお願いすることになった。この企画が乳がんの見えない危険性を可視化し，伝え，共有することへの後押しになればと切に願っている。

〈謝辞〉
今回の企画に当たっては，第31回日本乳癌画像研究会（世話人：名古屋大学・佐竹弘子先生）ならびに第31回日本乳癌検診学会学術総会（世話人：京都府立医科大学・田口哲也先生）で勉強させていただいたことが非常に役立ちました。この場を借りてお礼申し上げます。

●参考文献
1）ビジネスにおける「見える化，可視化」を徹底解説！ビズネット，2018.
https://www2.biznet.co.jp/cl2018042001/

1. 乳がん検診で望まれる受診者情報の「見える化」
——検査歴の把握と問診票の活用

須田　波子　愛知乳がん検診研究会

乳がん検診は，乳腺診療への大きな入口の一つである。対策型検診のモダリティとして認められているマンモグラフィ（以下，MG）のほか，超音波検査（以下，US）が広く行われている。

本稿では，第一に，検診の場では受診者についてどのような情報の「見える化」が図れるかを整理する。第二に，現状ではまだ多くの検診が"フィルムレスにはなったがペーパーレスにはならない"環境で行われており，これに由来する情報見落としに触れる。第三に，問診票の活用法を考える。レポーティングソフトウエア（以下，レポートソフト）未導入でも諸条件が合えば，受診票（問診票）・所見用紙など"紙に依存した運用"の負担を軽減できる拙案を報告したところ（第31回日本乳癌検診学会），意外な反応があったので紹介する。

「見える化」が望まれる検診受診者情報

多人数を扱う検診では，作業効率が重視される。一定の手技で一定の画像が撮影され，読影医はこれを連続的に判定する。日本乳がん検診精度管理中央機構の読影試験では，年齢以外の情報がない状態で読影・判定を行うが，試験の目的は画像のみから異常所見を検出・評価する能力を測ることである。実際の検診をこのような試験と混同し，情報不足のまま連続読影するとさまざまなミスを犯す。

検診において，受診者個々の生物学的乳がんリスクを十分把握することは難しい。そこで，どのような情報があるとより安全な読影につながるのか，検査前・後に分け考えてみる。検査前は，情報を収集する段階で，問診・検診受診歴の確認などを行う。検査後は，それらの情報を判定医に伝達し，活用させる段階である。

情報をどこまで「見える化」できるのかは，PACS，レポーティングシステム（以下，レポートシステム），遠隔読影の有無など，施設の事情により大きく異なるが，比較的情報を活用できている施設の運用を紹介する。この施設は，施設内検診を行い，精密検査外来も併設する。受診者は，検診・診療を通じ，1つのIDで管理される。PACSを2006年，レポートシステムを2011年，電子カルテを2013年に導入し，2021年度の検診受診者はMG 3251件，US 3610件（約3割がMG・US同日併用）であった。精密検査担当医2名に検診の読影もさせるため，施設内で二重読影が完結する。視触診検診はない。

検査前の情報収集について述べる。技師は前日に，レポートソフトで過去の検診歴，診療歴を一覧し，"近年USしか受けていない"など検査歴に偏りがありそうな受診者を把握しておく。検査当日，本人に他院での検査歴なども聴取し，MG・USの検査種別の変更・追加を相談する（前回レポートにMGが脂肪性，USは不要との読影医コメントがあればUSの勧奨は行わない）。問診票はあらかじめ郵送する。特記事項の有無が一目で区別できるレイアウトとし，検査担当者は自覚症状，過去の他施設受診歴，精密検査歴，手術歴，家族歴，ホルモン補充療法の有無などを把握する。検査時，不詳な点を本人に確認し，レポート画面の所定欄に簡潔に記載するので，この施設では判定医が紙の問診票をめくる場面はない。

検査後は，判定医が情報を活用する段階である。レポートソフトに"MG・US同日併用者を自動で見分けて印を付ける機能"はないが，技師がレポート作成画面上の所定欄に決まった符号を付けると検査リスト（受診者一覧）にも表示され，判定医は"併用者"だけを連続的に先行読影可能で，一定の読影操作に集中しやすい。この施設では5MP（メガピクセル）ディスプレイにMGを，2MP医用カラーディスプレイにUSを同

〈0913-8919/22/￥300/論文/JCOPY〉

時初期表示させ，参照しながらの判定が可能である（メーカーにより正規の同時初期表示が不可能な製品，構成は存在する）。MG読影でも過去USを，US判定でも過去MGを容易に参照できる。

過去の検査画像が"ない"，他施設の検診で"要精検とならなかった"という情報も今回の判定に役立つ。同施設で行われた精密検査結果は診療画像レポートから正確に，他施設での精密検査結果は技師の申し送りからある程度把握できる。問診票に「右しこり」などの記載があっても，技師が詳細（いつからどこにあるのか，精密検査したのかなど）を聞き取り申し送るので，精密検査を要する内容か否かで迷う場面はほとんどない。問診で得られた特記事項はレポートソフト上で次回にも引き継がれ，転記の負担は次第に小さくなる。MG・USともに"技師レポート"が作成され，読影医はそれを確定するか適宜修正する。技師は，読影医が追記・修正した内容と最終判定を再確認する。その後，受診者に結果票を印刷，郵送し，カテゴリー4以上の受診者には精密検査外来を予約するよう別途電話する。

前述のとおり，同施設では，検診・診療とも1個人を同一のIDで扱う。レポートシステムにより検査歴や問診内容，精密検査外来での診断過程が共有され，リスク把握のほか，技師・医師の研鑽にも有用である。

"フィルムレスにはなったがペーパーレスにはならない"環境での情報見落とし

レポートソフトを利用し施設内で読影する場合には，上記のように受診者の情報を把握しながら読影，判定できる。しかし，検診車などで巡回検診を行い，帰院後，読影を外部に委託する施設が似た環境を整備するのはまだ難しいようである。特に，住民検診で自治体が問診票，所見用紙を定めていると，"フィルムレスにはなったがペーパーレスにはならない"運用が続く。紙書類の廃止は，自治体が検診結果の"データ納品"を許容すれば視野に入ってくるが，十分には進んでいない。また，既製レポートソフ

トは手書きの所見用紙に比べると図が思い通りに描けない，読影プロセスを残せないなどの欠点を解決できておらず[1]，拙速な導入よりは従来どおりの紙で良いと考え"様子見"している技師・医師も相当数いるように思われる。

これらの理由でレポートシステム未導入の施設は"紙書類の廃止は不可能"と考え，読影端末を持つ外部読影医に画像データ，問診票，所見用紙の手搬送を続けているようである。しかし，紙書類をベースに連続的なソフトコピー読影を行うのは好ましくない運用である。問診票をめくりながら，読影操作を行いながら，結果を用紙に記入しながらの読影操作では，記入漏れや連続読影している間に画像と所見用紙がずれる，などのミスが発生する[2]。問診票に書き込まれた技師申し送りを見落とし，手術瘢痕をカテゴリー4の構築の乱れと判定する，皮膚病変をカテゴリー3の腫瘤と判定する，梁柱の肥厚を読み落とす，などのミスも時に見られる。1枚ごとの読影日付記入，署名も気が散りやすい。

レポートシステム未導入でも図れる時間短縮とペーパーレス化

ペーパーレスな問診を住民検診に組み込む動きもある一方で[3]，紙の問診票には"受診者が記入しやすい""余白に技師が申し送りを加筆できる""直筆記入は活字の中で目立つので読みやすい"などの利点もあり，当面は回収後に電子データ（PDFなど）化する考え方もあろう。

現状では，電子データ化した問診票を，レポートシステムで読影医に有効活用させるための定型的手法は十分確立されていないようである。ある施設は，導入したレポートシステムに"画像を開くたびPDF化した紙の問診票がサブモニタ上のレポート作成画面に大きく被って展開される"というカスタマイズを行った。さらに，問診票を確認しない読影を禁ずる目的で，読影医が問診票画面を閉じないかぎり操作を一切始められない仕組みとした。しかし，実用してみると，ワイド型サブモニタ上に問診票が展開さ

れるたび振り向かねばならず疲れる，MGを暗い中で読影中，毎回開く真っ白な画面で目が疲れる，記入がOCR（optical character reader）読み取り用を兼ねた縦1本線で読みづらい，読影医は早く読影操作に移ろうとして問診票の画面をすぐ閉じるようになる，などの問題があった。一度行ったカスタマイズの変更は，費用面から難しいことが多い。このような設定変更の前に，次の方法の一部を応用しても良かったかもしれない。

1. 条 件

以下は，巡回検診を主体とするレポートシステム未導入の大規模検診施設で，MG検診において若干のペーパーレス化が図られた事例である。筆者は従来，手元の問診票を通読した後，画像を読影することが多かった。運用変更に伴い，それがペーパーレスに行えるようになった。

この施設から筆者への委託読影件数は年間約1万件余で，貸与されたスタンドアローンな機材（キヤノンメディカルシステムズ社製"Rapideye Saqura"）で読影する。筆者の第一読影後，検診施設（親施設）で第二読影が行われる。画像データ（過去5回分まで付帯するが，第一読影医には当時の判定結果まではわからない），問診票，所見用紙は配達業者による手搬送であった。

運用変更の真の目的は配達所要時間の短縮であったが，諸条件が合い，結果的に読影時の紙書類が不要になった。諸条件とは，問診票と所見用紙が分離している，問診票には受診者名があるが所見用紙には当日の受付番号（連番）しかない，受診者への結果通知は手書きでなくてもよい，読影ワークステーション（以下，WS）が"ソフトウエア薬機法承認"されている，などである。

2. 必要な物品

この方法の中でインターネットを利用する場面はあるが，個人情報の送受はない。以下に，利用する物品を記載する。なお，5MPディスプレイ2面をまとめて1面として認識させている場合は，1面ずつの認識に設定し直す必要がある（1面集約ディスプレイでも同様の再設定は可能）。

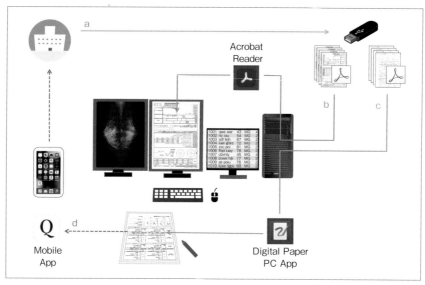

図1　データの流れ
a：検診施設から第一読影医へ画像（DICOM）・問診票（PDF）・所見用紙（PDF）を送る。
b：読影WSを介して問診票を5MPディスプレイ上に表示させる。
c：読影WSを介して所見用紙を電子ペーパーに取り込む。
d：記入の終わった所見用紙（PDF）をスマートフォンへ取り出し，検診施設に送信する。

① ドキュメントスキャナ

問診票をPDF化するのに用いる。複合型コピー機は通常この機能を備える。複写用紙は"重送検知機能"のない製品で扱えるが，読み取り速度は遅い。

② PDF編集ソフトウエア

①でスキャンした問診票に"透かし"（後述）をかけるのに用いる。施設のPCにインストール後，オフライン環境で使用する。"Adobe Acrobat X"などを使用しているが，類似ソフトウエアでも"透かし"は入る。

③ PDFリーダー

"Adobe Acrobat Reader"を利用する。問診票PDFを読影WS上で開くのに用いる。インストーラをダウンロードし，読影WSへオフラインでインストールする。"Microsoft Edge"の組み込みPDFリーダーやそのほかの多くのリーダーは，Acrobat Readerに比べるとページ送りしにくい。なお，システム薬機法承認の読影WSには新たなソフトウエアをインストールできないので注意が必要である。

④ 電子ペーパー（富士通社製A4サイズ
　　製品名"QUADERNO"）

電子ペーパーでは，PDF書類にスタイラスペンで加筆できる。PDF化した所見用紙に書き込みを行うのに用いる。薄い板状の製品で，軽い。書き味は紙と

鉛筆に近く，液晶タブレットのガラス面でペンが滑るような感じはない。ガラス面の厚さも感じない。必要なソフトウエアのインストーラをメーカーのサイトからダウンロードし，オフラインで読影WSへインストールする。また，第一読影医は自分のスマートフォンに電子ペーパー用のアプリをインストールしておく。

3. 方　法（図1）

紙書類は段階的に減らすことにする。受診者による直筆の問診票記入は従来どおりとし，MG撮影時の申し送り（皮膚病変など）も現場でそこへ書き込んでよい。

問診票を回収し，①のドキュメントスキャナを用いて検診日（または団体）単位で，読影時の画像表示順と同じ順番になるよう並べ，一連のPDFファイルにする。その後，②のPDF編集ソフトで灰色図形を約50％の透過度で全面に被せ，"透かし"とする。空の所見用紙もPDF化するが，こちらは"Microsoft Office"のExcelデータを紙出力からPDF出力に変更するだけであった（透かしは不要）。画像，問診票，所見用紙（すべてデータ）をUSBメモリにコピーし，"行き"は配達業者により第一読影医へ送る。

第一読影医は，所見用紙データを読

影WS上で④の電子ペーパーに取り込む。USBメモリと電子ペーパーを読影WS上で有線接続し，専用ソフトウエアを介してメモリ内の所見用紙PDFを電子ペーパーにコピーすればよい。コピー後，接続は切ってもよい。

USBメモリ内の問診票データは，③のAcrobat Readerで開くよう設定し，ウインドウを移動して5MPディスプレイ上に表示されるようにする。サブモニタが十分に広ければ必ずしもそこでなくてもよいが，高輝度ディスプレイ上でも透かしをかけてあれば眩しくない。A4紙書類が5MPディスプレイの大きさで表示され，暗い中でも字は見やすい。CTRL＋Lでフルスクリーン表示され，マウスまたは矢印キーだけでページ送りできる。

サブモニタ上には受診者リストを展開しておき，問診票は画像表示に先立ち一括して5MPディスプレイ上で連続閲覧する。有症状者や技師の申し送りが記載された受診者は，その都度リストから当該症例を開き，記載事項が画像に影響しているか確認する。画像観察ウインドウは，フォーカスされれば最前面表示となり問診票は隠れるので読影に支障はない。有所見ならその場で電子ペーパーに結果を記入する（デバイス画面上部の表示をなぞれば当該ページへ容易に

到達する)。このようにして問診票に最後まで目を通すと，残りは問診内容に特記事項のない受診者だけになるため，読影試験のように連続読影してよい。先の既読症例は飛ばす。筆者は連続読影しながらの記入はあまり行わない。有所見でないかぎり，次症例の画像を表示する際，同時に電子ペーパーのページめくりだけを行う。有所見の時のみ記入する。最後の症例に到達したら，残りはすべて「異常なし」の簡素な記入を待つのみであるから，所見用紙の1ページ目に戻り，キーボードの矢印キーで画像を送りながら「乳房の構成，比較読影の有無」と「カテゴリー1」を電子ペーパー上で連続的に記入して終了する。誤った描線は消せるので書き損じは発生しないが，そのままではPDF書類としてまだ描線を編集できる状態なので注意する（Microsoft Print to PDFなどで「PDF印刷」すると固定された描線となる）。

　読影後，スマートフォンの電子ペーパー用アプリを起動し，結果記入を終えた所見用紙（PDF）をWi-FiかNFC（near field communication）経由で電子ペーパーから取り出す。"iCloud Drive"などに作成した施設との共有フォルダへ置くなどで，結果返却となる。インターネットを利用するが，所見用紙に個人を特定できる情報はない。次の読影医は，問診票の現物を待たず第二読影を始められる。個人情報が見えるのはオフライン操作時のみで，読影直後に結果返却できる（現在は，筆者・施設側双方にネットワークハードディスクを設置し，データはすべてVPN回線で送受しており，配達を廃止している）。なお，この検診施設が住民検診を請け負う市町村は，いずれも結果のデータ納品を要求するが，市町村により指定するデータ形式が異なるため，まず一律に書類でデータ収集し，納品用の各データに出力する運用となっている。

◎

　検診画像の施設内読影では問診内容，検査歴・結果，精密検査歴・結果などを把握し，緻密で効率的に読影できる環境を構築することが望ましい。出張検診，外部委託読影で紙書類をベースに運用せねばならない場合でも，手書き問診票の閲覧法に工夫の余地はある。将来導入されるレポートシステムには，これらの情報を得やすい仕組みが望まれる。併用検診利用者やリスクのある受診者を先に見分け，その都度まとめて先行読影すると，連番どおりの従来読影時に起きやすかった情報の見落としや画像の参照漏れなどを回避できる。

●参考文献
1) 須田波子，森田孝子，遠藤登喜子，他：マンモグラフィ読影結果の画面入力──現状と精度管理の方向性について. 日本乳癌検診学会誌，24（1）：22-27, 2015.
2) 煎本正博，町田智子，中島康雄，他：遠隔画像診断サービスによる検診マンモグラフィ読影──地方での読影医不足を解決する切り札になるために. 日本乳癌検診学会誌，22（1）：40-44, 2013.
3) 土井卓子，井上謙一，三角みその，他：鎌倉市が検診事業の一環として行っているbreast awareness. 日本乳癌検診学会誌，31（1）：7-12, 2022.

2. チャットボット問診による個別化乳がん検診の実際

入駒 麻希 社会福祉法人聖隷福祉事業団保健事業部聖隷健康診断センター医務部産婦人科

　常染色体顕性遺伝（優性遺伝）形式を示す遺伝性乳がん卵巣がん症候群（hereditary breast and ovarian cancer syndrome：HBOC）は，乳がん，卵巣がんの易罹患性にかかわる *BRCA 1* および *BRCA 2* をはじめとする生殖細胞系列の複数の遺伝子の病的バリアントに起因する疾患である。2020年4月の診療報酬改定で，一定条件を満たす乳がんとすべての卵巣がん発症者に対する *BRCA* 遺伝学的検査の保険適用が拡大した。それにより *BRCA* 病的バリアント保持者であることが明らかとなった患者家族（未発症者）に対する発がんリスクを正しく評価することも重要となっている。

　BRCA 1 および *BRCA 2* 病的バリアント保持者の乳がん累積罹患リスクは，それぞれ70歳で57％，49％とされる。また，卵巣がん累積罹患リスクは，それぞれ70歳で40％，18％とされる[1]。*BRCA 1/2* 病的バリアント保持者は，乳がん・卵巣がんだけでなく，一般集団に比べて前立腺がん，膵がん発症リスクの増加も報告されている。HBOCは生殖細胞系列変異を示す常染色体顕性遺伝（優性遺伝）形式を示す疾患であるため，一人ひとりの既往歴・家族歴の聴取，さらに，3世代にわたる家系内の遺伝性疾患の発症の有無や発症時の年齢など，正確な問診聴取を行うことで，HBOCのリスクの有無を知ることができる。

　BRCA 1/2 それぞれの日本人の病的バリアント保持の頻度については，非がんコントロール集団において *BRCA 1* 病的バリアント保持者が0.04％，*BRCA 2* 病的バリアント保持者が0.17％との報告がある[2]。非発症保因者（未発症者）においても1000人に約1～2人の頻度で病的バリアント保持者であることから，このような方に対して"2年に1回のマンモグラフィ検診"で十分だろうか？　早期発見および早期治療のためには，遺伝性腫瘍のリスクを層別化し，それぞれのリスクに合った検診メニュー，検診間隔といった個別化検診および予防が求められる。本稿では，われわれの施設で行っているチャットボット問診を使用し，米国National Comprehensive Cancer Network（以下，NCCN）ガイドラインに基づいた遺伝学的リスク自動判定と遺伝医療に関する教育，遺伝学的検査，個人のリスクに応じた適切な個別化検診プランの提供を行う"SEIREI-CARE プログラム"について紹介する。

SEIREI-CARE プログラムについて

　"SEIREI-CARE"は，Seirei Comprehensive Assesment, Risk and Education の略で，"遺伝学的保因リスクに関する知識と包括評価"を意味している。本プログラムは，日本で初めて，がん未発症者である検診受診者に対して，これまで医師や看護師，カウンセラーなど医療関係者が対面で行っていた既往歴・家族歴などの問診を，検診受診者が自身の端末（スマートフォン/ PC/ タブレットなど）でチャットボット問診を行い，得られた既往歴・家族歴を科学的根拠に基づいた国際的基準に照らし合わせ，遺伝性腫瘍のリスクがある方に発症前遺伝学的検査を提供するプログラムである（図1）。

　現在，本プログラムで検診受診者に提供しているチャットボット形式による問診は，米国の遺伝子検査サービス会社 Ambry Genetics 社が2019年より米国で展開している未病検診プラットフォーム「CARE Program」をベースとしている。CARE Program は，医療者が受診者を管理する医療者ポータルサイトと，受診者が問診回答を行うチャットボットの2つのインターフェイスから成る。医療者ポータルサイトに受診者の個人情報が登録されると，登録されたメールアドレスに，個別にカスタマイズされたチャットボットのリンクが添付された招待メールが届く。受診者は，自身の

〈0913-8919/22/¥300/ 論文 /JCOPY〉

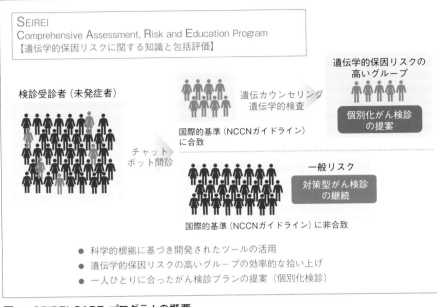

図1　SEIREI-CARE プログラムの概要
（画像提供：コニカミノルタ REALM 株式会社）

向（トモシンセシス含む）＋乳房超音波検査（年一回）"を推奨している。

SEIREI-CARE プログラムの実績

　2021年4月から，われわれの施設で本プログラムをHBOC発症リスクの「見える化」を目的として婦人科検診受診者を対象に開始した。事前に婦人科検診問診表を郵送する際に，本プログラムの案内を同封し，検診受診者の自由意志でプログラム参加を募った。2021年4～10月の開始後半年間の実績を報告する。対象期間中の婦人科検診受診者総数1万3063名中，本プログラムの登録者は1348名（婦人科検診全体の10.3％）であった。チャットボット問診でNCCNガイドライン合致者350名，合致率26％であった。NCCNガイドライン合致者には，看護師からNCCNガイドラインに合致した内容を本人に説明し，遺伝カウンセリングを勧めているが，実際に遺伝カウンセリングを希望された方はわずか33名，合致者の9.4％に過ぎなかった。さらに，遺伝カウンセリングを受けた33名でMGP検査を希望されたのは5名〔NCCN合致者の1.43％（5/350）〕であった。施行したMGP検査はBRCANext 1名，CancerNext 1名，PancNext 3名であり，MGP検査結果は全例で陰性であった。本プログラムの運用に当たっては，われわれの施設（聖隷健康診断センター／聖隷浜松病院臨床遺伝センター）と京都大学医学部附属病院遺伝子診療部が毎月定期的に合同会議（オンライン）を行い，本人へ提示する個別化検診プランについての方針を決めている。

乳がん検診受診者を対象とした発症前遺伝学的検査の課題

　SEIREI-CARE プログラムは，遺伝学的保因リスクを有する乳がん検診受診者を対象に，発症前遺伝学的検査を提供するプログラムであるが，チャットボット問診を自由意志での参加としたところ，プログラム登録がわずか10％と少な

端末を使ってチャットボットにアクセスし，登録された受診者IDでログインすることで問診に回答できるようになる。問診は，自身の健康情報，自身および家族のがん病歴を中心に選択形式で回答するようになっており，5～10分程度で終えられるようになっている。問診回答は，即時にNCCNガイドラインの遺伝学的検査実施基準[3),4)]に照合され，合致する場合，自身もしくは家族のがんが遺伝性腫瘍の可能性があると判断し，遺伝医療の専門家への相談（遺伝カウンセリング）が推奨される。その場合，受診者はそのままチャットボット内で遺伝性腫瘍，遺伝学的検査に関する情報および短いビデオ教育を閲覧することができる。また，医療者側は，医療者ポータルサイトを使って受診者の回答状況，結果をリアルタイムに閲覧することができ，受診者の来院前に回答を把握した上で，面談に当たることが可能となる。このCARE Programの大きな利点は，専門知識を持った医療スタッフの人手を介さず，NCCNガイドラインの検査対象基準に合致する被検者を自動で選定でき，かつ基本的な遺伝教育を同時に行うことができることである。

　本プログラムの大きな特徴の一つがEducation（教育）を行うことである。プログラム利用者は"遺伝性疾患について""遺伝子について"など，1～2分の

教育動画をWebサイトやチャットボット内で閲覧し，さらに，NCCNガイドライン基準に合致した受診者は，問診終了後に"遺伝カウンセリングを受けることでのメリット／デメリット""遺伝学的検査について""個別化がん検診について"などの動画を閲覧し，遺伝医療に関するリテラシー向上のための教育も同時に行っている。NCCNガイドライン基準に合致した受診者には，臨床遺伝専門医や認定遺伝カウンセラーによるカウンセリングを受けていただくよう推奨し，遺伝カウンセリングの中で遺伝学的検査について検討する。遺伝学的検査を希望された場合は，同日採血を行い，約2か月後に臨床遺伝専門医より結果説明を行い，リスクに応じた個別化がん検診プランを提案させていただく流れとなっている（図2）。

　遺伝カウンセリングは，連携機関である京都大学医学部附属病院遺伝子診療部（Zoomを利用した遠隔診療）で実施している。発症前遺伝学的検査については，多遺伝子パネル検査（Multi-Gene Panel：MGP検査）による包括的なリスク評価を行っている。MGP検査でHBOC診断が確定したがん未発症者には，個別化がん検診プランとして，"25～39歳：造影乳房MRI検査＋乳房超音波検査（年一回）""40歳以上：造影乳房MRI検査＋マンモグラフィ2方

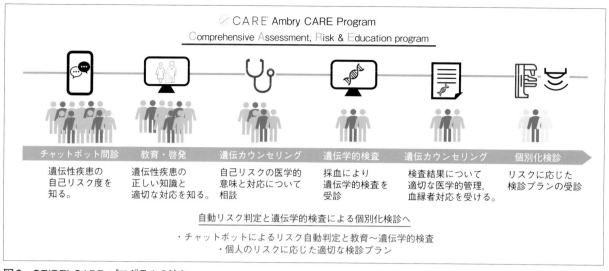

図2　SEIREI-CARE プログラムの流れ
（画像提供：コニカミノルタREALM株式会社）

く，まだまだ非発症保因者（未発症者）を含めて，一般の検診受診者が遺伝医療および遺伝性腫瘍について考える習慣が少ないことが見えてくる。医療者側からの一般女性に向けての遺伝性疾患に関する情報提供量が乏しく，かつ検診受診者は発症していない未病の段階で遺伝性疾患のリスクの医学的意味やその対応を考えるということが難しい印象を受ける。

本プログラムは，未病の段階で遺伝性疾患のリスクを判定し，リスクに応じた個別化検診プランを提供することが目的であるが，NCCNガイドライン合致者で遺伝カウンセリングを受けたのはわずか9.4％と低かった。NCCNガイドラインの遺伝学的検査実施基準に合致し，遺伝学的保因リスクが高いと診断されても，未発症者である検診受診者に遺伝カウンセリングの必要性を理解していただくことが難しい印象を受けた。

そこで受診者に"本プログラムに登録したきっかけ（登録者全員を対象）""遺伝カウンセリングを希望した/希望しない理由（NCCNガイドライン合致者を対象）"についての意識調査アンケートを行った。登録したきっかけは"近親者にがんが多く心配"という理由が最も多く41％であった。しかし，合致者で遺伝カウンセリングを希望しない理由は，"もう少し考えてから決めたい""現時点で優先事項にならない"が196名（69.5％）を占めており，がん未発症者にとって，

将来的ながん発症のリスクが日々の生活よりは優先されない，もしくは現実味がないという現状が明らかになった。遺伝カウンセリングを希望した理由は"遺伝性のがんについて理解を深めたい（不安や疑問を解消したい）""自分のために遺伝学的検査を受ける必要性があるか知りたい""自分にあった個別化乳がん検診を受けたい"などであった。未発症の検診受診の段階では，"近親者にがんが多い"という漠然とした不安・心配は感じているが，チャットボット問診の結果である"遺伝学的保因リスクが高い"ということがどういう意味を持つのか，さらに，その後の自分自身の遺伝学的リスクを正しく評価し，それに対応した個別化検診を行うことの必要性についてはまだまだ優先順位が低い印象を受けた。

対応として，検診受診者に対し，遺伝学的な話だけではなく，検診者が抱えるがんに対する不安を相談できる場として遺伝カウンセリングを案内することでカウンセリングのハードルを下げることや，公開講座などによる検診者全体に向けて啓発の場を設けるなど，個別，集団として遺伝性腫瘍や遺伝医療に対するリテラシーを上げることで，"見えない発症リスク"を見える化し，それぞれのリスクに合った個別化検診および予防医療を進めていきたい。

また，これからの課題として，遺伝学的な説明だけでなく，未発症者の検診受診者が抱えるがんに対する不安を相談

できる場として遺伝カウンセリングをしっかりと提供するための遺伝医療に携わるスタッフの育成や，自費のリスク低減手術などを視野に入れた病院施設との連携も不可欠である。さらに，病的変異（バリアント）陽性者の家族へのカウンセリング，遺伝学的検査や個別化検診プランの提供も必要となる。

われわれの施設では，同じ事業団である聖隷浜松病院臨床遺伝センターとの連携を行うことで，本プログラムをきっかけに，がんのハイリスク者に対して，未病の段階から検診受診者とその家族を，予防・検診（個別化検診），診断，リスク低減手術へと長期的にフォローしていく体制構築も進めている。

●参考文献
1）Chen, S., Parmigiani, G. : Meta-analysis of *BRCA1* and *BRCA2* penetrance. *J. Clin. Oncol.*, 25（11）: 1329-1333, 2007.
2）Momozawa, Y., et al. : Germline pathogenic variants of 11 breast cancer genes in 7,051 Japanese patients and 11,241 controls. *Nat. Commun.*, 9（1）: 4083, 2018.
3）NCCN Guidelines Genetic/Familial High-Risk Assessment : Breast, Ovarian, and Pancreatic Version 1. 2022.
4）NCCN Guidelines Genetic/Familial High-Risk Assessment : Colorectal Version 1. 2021.

3. Multi-Gene Panel検査による乳がんリスクの可視化

大内　憲明　東北大学大学院医学系研究科

日本では，がん対策基本法（2006年法律第98号）に基づき，2019年度からの第3期がん対策推進基本計画「分野別施策・がん医療の充実」にがんゲノム医療が盛り込まれた。このことを受けて，2020年4月より遺伝性乳がん卵巣がん症候群（hereditary breast and ovarian cancer syndrome：HBOC）が疑われる乳がん・卵巣がん患者に対する*BRCA1/2*遺伝子検査，およびHBOCのがん既発症者に対するリスク低減乳房切除術（risk-reducing mastectomy：RRM）・乳房再建術，ならびにリスク低減卵管卵巣摘出術（risk-reducing salpingo-oophorectomy，RRSO）が保険収載となり，遺伝子情報に基づくリスク診断および未発症臓器への治療は，すでにがん診療の一部として行われている。しかし，*BRCA1/2*以外にも乳がんリスクにかかわる遺伝子の存在は知られており，近年では，バイオバンクを用いた研究などで日本人データも蓄積されつつある[1]。

一方，米国では，2014年から乳がん患者に対して複数の遺伝子を同時に調べる多遺伝子パネル検査（Multi-Gene Panel：MGP検査）が*BRCA1/2*単独の検査よりも多く実施されるようになり，今や主流となっている[2]。米国・National Comprehensive Cancer Network（NCCN）ガイドラインには，*BRCA1/2*以外に*ATM*，*BARD1*，*CDH1*，*CHEK2*，*NF1*，*PALB2*，*PTEN*，*STK11*，*TP53*遺伝子について，乳がんリスクへの乳房造影MRIなどを用いた対策が記載されている[3]。

本稿では，現在のMGP検査の流れを作ったAmbry Genetics社（以下，AG社）が提供するMGP検査を紹介する。同社は，2007年に世界で最初に次世代シーケンサ（next generation sequencer：NGS）を取り入れ，2011年には，それまで研究のみに使われていた全エクソーム解析を臨床検査として米国で提供を開始し，2012年に世界で最初に遺伝性腫瘍を対象としたMGP検査を始めている。

MGP検査の技術・手法

AG社のMGP検査は，多サンプル処理に対応した半自動化プロセスを採用し，検体や解析データの品質管理を徹底することで，安定かつ高品質な検査を実現している。検査工程は，ライブラリ調製，NGSによるシーケンシング，バリアント解析，およびバリアント評価・報告書作成に大別される。

まず，ライブラリ調製工程において，医療施設から収集された検体からのゲノムDNA抽出および断片化，インデックスアダプタの付加，ベイトキャプチャ法およびPCRによる検査対象遺伝子領域の増幅が行われる。調製されたライブラリに対してNGSによるシーケンシングが行われ，断片化したDNAの塩基配列情報が取得される。NGSが出力した解析結果は，データ解析パイプライン（以下，パイプライン）へインプットされ，検体ごとのバリアント解析結果に変換される。NGSの出力データには複数検体のDNA断片（リード）が混在しているため，まずインデックス配列を手掛かりに，検体ごとのリードに振り分ける。次に，各検体のリード1つ1つをリファレンス配列の一致する箇所にマッピングした後，バリアント型（一塩基多型，コピー数多型，など）を特定する。さらに，外部データベースを参照し，特定したバリアントの遺伝子領域を同定する（アノテーション）。同社では，検体の受領から，各工程におけるサンプル情報の厳密な管理を実施している。例えば，検体取り違えを防止するため，NGS実施前にマスアレイ法を用いて検体のsingle nucleotide polymorphisms（以下，SNP）情報を複数取得し，NGS工程でも同じSNPを含む領域をキャプチャしているため，両方を比較することで検体取り違えの検出が可能となる。その後，検体ごとの解析結果を出力し，バリアント評価および報告書作成へ進む。

本検査の特長として，サンガー法やmultiplex ligation-dependent probe amplification（以下，MLPA）法などを用いた検査精度の向上が挙げられる[4]。NGSで検出された一塩基多型および挿入・欠失に対しては，データ品質（ヘテロ比，カバレッジ）が一定の基準を満たさない場合にのみサンガー法を実施し，コピー数多型に対してはMLPA法などが実施される。追加確認で検出されないバリアントは無効とすることで，偽陽性率を低く抑えることが可能となる。これらの分析手法は，NGSに比較して高精度なバリアント検出が可能であるが，処理能力が大幅に劣るため，一定条件下のNGS解析結果のみをサンガー法など

による追加確認の対象とすることで，処理能力と検査精度を両立している。

バリアント評価および報告書作成は，同社が独自に開発したバリアント評価システム（Ambry Variant Analyzer：AVA）により実行される。パイプラインが出力したバリアント解析結果，およびサンガー法などを実施した場合はその結果も併せてAVAに入力され，最終的な解析結果として確定される。その後，専門知識を持ったバリアント評価チームがバリアントの病的意義づけを行い，臨床的意義の説明を付した報告書が作成され，医療施設へ送付される。

バリアント評価について

バリアント評価には，米国の医学系学術団体である American College of Medical Genetics and Genomics（ACMG），Association for Molecular Pathology（以下，AMP）と College of American Pathologists（CAP）が2015年に共同で発表したACMG/AMPガイドラインが世界中の研究所で利用されている。一方，The Clinical Genome Resource（以下，ClinGen）のワーキンググループは，このガイドラインをさらに洗練，進化させることで，バリアント評価をより客観的・量的に行う手法の開発に取り組んでおり，AG社ではClinGenワーキンググループの推奨を採用し，独自に作成した評価基準を用いてバリアント評価を実施している。

AG社のバリアント評価チームは，遺伝カウンセラー，Ph.D.やM.D.のバリアントサイエンティスト，American Board of Medical Genetics and Genomics（ABMGG）で認定を受けたラボディレクターから成り，AVAを使用して独自の評価基準から多角的なエビデンス収集を行い，それぞれに重みづけを行って，総合的にバリアントの病的意義を判定している。バリアント評価を行う際に収集するエビデンスは，バリアントの病原性に関するエビデンス，RNAやタンパク質の機能や構造への影響に関するエビデンス，そして，バリアントの集団における頻度や進化的保存などの生存適応度を測るエビデンスに大きく分類できる[5]。病原性

や機能に関するエビデンスは公的データベースが乏しく，遺伝子検査のリーディングカンパニーであるAG社の長年の経験，研究データの蓄積がバリアント評価をする上での特徴の一つになっている。

バリアントの評価は，病的意義によって① Variant Pathogenic（以下，VP），② Variant Likely Pathogenic（以下，VLP），③ Variant of Unknown Significance（以下，VUS），④ Variant Likely Benign（VLB），⑤ Variant Benign（VB）の5段階に分類され，最終的に陽性，VUS，陰性の3種類で結果を報告する。VP/VLP（陽性）と分類された場合は，変化のある遺伝子に合わせた医学的管理や血縁者の遺伝学的検査など，臨床的な行動を取るための判断基準となる。臨床的に問題となるのはVUSで，これは病的な意義が現時点では未確定なバリアントである。VUSは将来的に評価が変わる可能性があるものの，がんリスク上昇の原因となるかは不明なため，このVUSをできるだけ減らすことが重要となってくる。

VUS削減の取り組み

AG社は独自にVUS削減の取り組みも実施している。がん患者で見つかったバリアントの病的意義判定に，患者血縁者の検査が役立つと判断された場合に，米国では“家系解析プログラム”が適用できる。家系解析プログラムの検査対象は，基本的にはがん発症者および未発症の年長者であるが，乳がんの場合は若年発症者や，卵巣がんのような稀少がんの発症者では特に推奨される。そのほかのVUS削減の取り組みとして，AG社を含む米国4施設がラボ内部データを共有し，VUS再評価を実施した事例がある。このパイロットプロジェクトでは，施設間で評価不一致のあったバリアントについて再評価を行うことで，全バリアントにおける評価一致率が88.3%から91.7%に向上し，データ共有によるバリアント評価の確度向上が示された[6]。

VUS削減のため，RNA解析研究も実施している。NGSでのRNA解析によってスプライシング異常の質的な評価に量的な評価も加えることで，より正確

にスプライシング異常の病原性を評価可能となっている。実際に，スプライシング領域のバリアント評価におけるVUSは，RNA解析前後で88%から14%まで大幅に低減された[7]。このような研究を背景として，AG社は，2019年に“＋RNAinsight”というDNA/RNAを同時に検査するサービスを米国で初めて開始している。サービス初期に検査を実施した1000例を対象としたコホート研究では，従来のDNA検査では見逃されていたイントロン上の病的バリアントやスプライシング異常の検出によって，遺伝性腫瘍の診断率が向上したことが報告されている[8]。

MGP検査における
臨床性能の実際

AG社では，患者の病歴や家族歴によって，臨床医が判断し選択できる搭載遺伝子の異なる複数のMGP検査を提供しており，日本でもコニカミノルタREALM社を通して依頼することができる（表1）。

同社のWebサイトで公開されているMGP検査を受けた過去14万7994症例のデータによると，乳がん患者における遺伝子変異の検出率は，人種を限定しない場合，CHEK2（2.66%），BRCA2（1.83%），BRCA1（1.74%），ATM（1.24%），PALB2（0.95%），アジア人に限定した場合，BRCA1（1.99%），BRCA2（1.8%），PALB2（1.11%），CHEK2（0.77%），ATM（0.67%）の順に高い値を示す（表2，3）。各MGP検査における変異検出率や乳がん患者の家族歴も人種によって異なる傾向が示されており（図1，2），人種や家族歴を考慮した上で適切なMGP検査を選択することが重要であると言える[9]。

以上，MGP検査による乳がんリスクの可視化について最先端の取り組みを具体的に解説した。今後，MGP検査を用いて，個々のがんリスクをより精密に評価し，適切なサーベイランスや治療方針の決定につなげることで，がんの早期発見・早期治療による死亡率低減，医療費抑制などへの寄与が期待される。

表1　AG社が提供しているMGP検査例
MGP検査メニューごとに検出できる遺伝子（バリアント）の種類が異なっている。

CancerNext-Expanded 77 Genes	CancerNext 36 Genes	BRCANext 18 Genes	ColoNext 20 Genes	PancNext 13 Genes
AIP				
ALK				
APC	APC		APC	APC
ATM	ATM	ATM		ATM
AXIN2	AXIN2		AXIN2	
BAP1				
BARD1	BARD1			
BLM				
BMPR1A	BMPR1A		BMPR1A	
BRCA1	BRCA1	BRCA1		BRCA1
BRCA2	BRCA2	BRCA2		BRCA2
BRIP1	BRIP1	BRIP1		
CDC73				
CDH1	CDH1	CDH1	CDH1	
CDK4	CDK4			
CDKN1B				
CDKN2A	CDKN2A			CDKN2A
CHEK2	CHEK2	CHEK2	CHEK2	
CTNNA1				
DICER1	DICER1			
EGFR				
EGLN1				
EPCAM	EPCAM	EPCAM	EPCAM	EPCAM
FANCC				
FH				
FLCN				
GALNT12				
GREM1	GREM1		GREM1	
HOXB13	HOXB13			
KIF1B				
KIT				
LZTR1				
MAX				
MEN1				
MET				
MITF				
MLH1	MLH1	MLH1	MLH1	MLH1
MSH2	MSH2	MSH2	MSH2	MSH2
MSH3	MSH3		MSH3	
MSH6	MSH6	MSH6	MSH6	MSH6
MUTYH	MUTYH		MUTYH	
NBN	NBN	NBN		
NF1	NF1	NF1		
NF2				
NTHL1	NTHL1		NTHL1	
PALB2	PALB2	PALB2		PALB2
PDGFRA				
PHOX2B				
PMS2	PMS2	PMS2	PMS2	PMS2
POLD1	POLD1		POLD1	
POLE	POLE		POLE	
POT1				
PRKAR1A				
PTCH1				
PTEN	PTEN	PTEN	PTEN	
RAD51C	RAD51C	RAD51C		
RAD51D	RAD51D	RAD51D		
RB1				
RECOL	RECOL			
RET				
SDHA				
SDHAF2				
SDHB				
SDHC				
SDHD				
SMAD4	SMAD4		SMAD4	
SMARCA4	SMARCA4			
SMARCB1				
SMARCE1				
STK11	STK11		STK11	STK11
SUFU				
TMEM127				
TP53	TP53	TP53	TP53	TP53
TSC1				
TSC2				
VHL				
XRCC2				

表2　乳がん患者における遺伝子ごとの変異検出率： 人種の限定なし（7万9328症例）

	Gene	# Tested	# Positive	% Mutation
1	CHEK2	62660	1666	2.66%
2	BRCA2	77400	1414	1.83%
3	BRCA1	77400	1350	1.74%
4	ATM	62639	776	1.24%
5	PALB2	65902	627	0.95%
6	APC	20578	139	0.68%

表3　乳がん患者における遺伝子ごとの変異検出率： アジア人限定（4220症例）

	Gene	# Tested	# Positive	% Mutation
1	BRCA1	4177	83	1.99%
2	BRCA2	4177	75	1.8%
3	PALB2	3522	39	1.11%
4	CHEK2	3263	25	0.77%
5	ATM	3260	22	0.67%
6	PMS2	1850	8	0.43%
7	TP53	4220	17	0.4%
8	MLH1	1850	5	0.27%
9	BARD1	3084	8	0.26%
10	RAD50	3084	8	0.26%

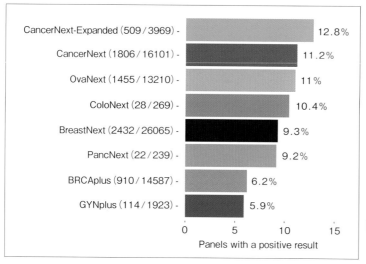

図1 乳がん患者における MGP 検査メニューごとの変異検出率：人種を限定しない場合（7万9328症例）

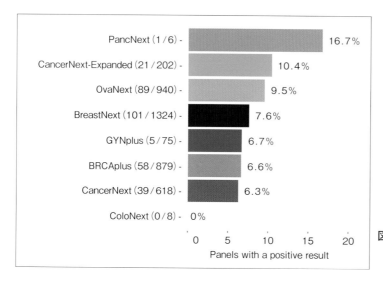

図2 乳がん患者における MGP 検査メニューごとの変異検出率：アジア人限定（4220症例）

●参考文献
1）Momozawa, Y., et al. : Germline pathogenic variants of 11 breast cancer genes in 7,051 Japanese patients and 11,241 controls. *Nat. Commun.*, 9（1）: 4083, 2018.
2）Kurian, A., et al. : Time trends in receipt of germline genetic testing and results for women diagnosed with breast cancer or ovarian cancer, 2012-2019. *J. Clin. Oncol.*, 39（15）: 1631-1640, 2021.
3）NCCN Guidelines Genetic/Familial High-Risk Assessment : Breast, Ovarian, and Pancreatic. Version 1.2022.
4）Wenbo, M., et al. : Sanger confirmation is required to achieve optimal sensitivity and specificity in next-generation sequencing panel testing. *J. Mol. Diagn.*, 18（6）: 923-932, 2016.
5）Pesaran, T., et al. : Beyond DNA : An integrated and functional approach for classifying germline variants in breast cancer genes. *Int. J. Breast Cancer*, 2016 : 2469523, 2016.
6）Harrison, S.M., et al. : A survey assessing adoption of the ACMG-AMP guidelines for interpreting sequence variants and identification of areas for continued improvement. *Genet. Med.*, 19（10）: 1096-1104, 2017.
7）Karam, R., et al. : Assessment of diagnostic outcomes of RNA genetic testing for hereditary cancer. *JAMA Netw. Open*, 2（10）: e1913900, 2019.
8）Landrith, T., et al. : Splicing profile by capture RNA-seq identifies pathogenic germline variants in tumor suppressor genes. *NPJ Precis. Oncol.*, 4 : 4, 2020.
9）Hart, S.N., et al. : Multi-gene panel testing prevalence tables for cancer mutations. 2019 https://www.ambrygen.com/providers/resources/prevalence-tool

特集

Women's
Imaging
2022

Breast
Imaging vol. 17

Ⅱ 乳がんリスクの「見える化」の最新動向

4. 原発乳がんにおける治療選択
——再発リスク因子を可視化し，共有する

田根　香織／広利　浩一　兵庫県立がんセンター乳腺外科

近年の画像検査と薬物療法の進歩により，原発乳がんの生存率は年々向上している[1]。転移再発乳がんは基本的に治癒が望めないため，原発乳がんにおいては，なるべく再発をさせないような治療，つまり術後再発の可能性をできるだけ低下させる初期治療を行うことが重要である。

われわれ乳がん診療医は，①画像で検出される目に見えるがんをしっかり取り除くこと（局所制御），②術前・術後補助療法により微小転移を根絶させること，が原発乳がんにおいて術後再発を予防するための治療の要であると考える。

本稿では，乳がん診療に携わる臨床医が，原発乳がんの根治をめざした治療法の選択において，どのような臨床病理学的なリスク因子を可視化し，どのように治療方針を決定しているかについて述べる。また，実際の治療計画の考え方について，最後に症例提示を行う。

治療方針の選択において考慮すべき因子

原発乳がんに対する治療方針の選択に当たっては，患者と腫瘍，それぞれに関する種々の考慮すべき因子が挙げられる[2],[3]。

患者側の因子として，患者の全身状態（performance status），ADL（activities of daily living），年齢，既往歴，合併症，内服薬の有無と種類，閉経状況，血液検査のデータ（全血球計算，肝・腎機能など），経済状況，患者の希望などがある。また，化学療法や抗HER2療法を含む分子標的療法を行う上では，医療機関までの通院時間やアクセス方法，家族のサポート体制についての情報も必要になるであろう。

腫瘍に関する因子としては，腫瘍の組織型，病期（T：腫瘍径，N：リンパ節転移の有無と転移個数，M：遠隔転移の有無），病理学的グレード分類（核グレード分類，組織学的グレード分類），ホルモン受容体（estrogen receptor：ER，progesterone receptor：PgR）/HER2（human epidermal growth factor receptor-2）発現の有無と陽性率，脈管侵襲の有無，組織学的波及度，Ki67 labeling index，組織学的治療効果判定（術前補助療法施行例），乳房部分切除術後の病理組織学的断端診断などが挙げられる。

1. 病期分類

乳がんの病期分類は，『乳癌取扱い規約第18版』[4]，国際対がん連合（UICC）のTNM分類第8版が広く使用されている。詳細は各規約を確認いただきたいが，TNMで病期が決定する。Tは原発巣の評価であり，最大浸潤径と皮膚所見などで分類される。Nは領域リンパ節の評価であり，触診と画像診断による臨床的な所見により分類される。切除標本における病理学的N因子は，リンパ節転移の個数と最大径で評価される。Mは遠隔転移の有無を表す。当然のことながら，病期が上がるほど生存率は低下し，日本における女性乳がん患者の10年相対生存率は，stageⅠ：99%，stageⅡ：90.7%，stageⅢ：68.6%，stageⅣ：19.4%と報告されている[5]。

2. 病理学的グレード分類

病理学的グレード分類は，T・N因子とは独立した予後因子である。病理学的なグレード分類としては，核グレード（核異型スコア＋核分裂像スコアの合計）と組織学的グレード分類（腺管形成スコア＋核異型スコア＋核分裂像スコアの合計）が使用されており，グレードが高くなるほど生存率は低下する[6]～[8]。

3. ER/PgR/HER2，サブタイプ

乳がんの約7割がエストロゲン依存性増殖を示す。ERは免疫組織化学染色により評価され，1%以上でER陽性と診断，内分泌療法の対象となりうる。

ERとPgRは共に予後因子，内分泌療法の効果予測因子であり，陽性率が高いほど内分泌療法の治療反応性は高く，陽性率が低いほど予後が不良である[9]。また，乳がんの2〜3割でHER2タンパクの過剰発現が見られる（HER2＋）。HER2＋乳癌はリンパ節転移やER陰性が多く，予後不良であった。しかし，アンスラサイクリン系抗がん剤による反応性が良好であり，さらに，抗HER2療法が標準的な治療として使用可能となってからは，HER2＋乳癌の生存率は劇的に改善した。

さて，乳がんはサブタイプに分類され，それぞれ予後や薬剤選択が異なる。遺伝子発現プロファイリングにより，乳がんを生物学的特性が異なったタイプに分類したものが，intrinsic subtype分類である。しかし，日常臨床でintrinsic subtype分類を使用できるわけではなく，臨床病理学的因子や多遺伝子アッセイを用いた，代替サブタイプが提唱されている[10]。つまり，ERとHER2の発現状況にて，ER−HER2−（triple negative：TN），ER−HER2＋，ER＋HER2＋，ER＋HER2−の4つのサブタイプに分類され，ER＋HER2−は，さらに，high receptor/low proliferation/low grade（luminal A-like）：低いグレード・低いKi67・ER/PgR強発現・多遺伝子アッセイにて低リスク，intermediate，low receptor/high proliferation/high grade（luminal B-like）：高いグレード・高いKi67・ER/PgR低発現・多遺伝子アッセイにて高リスク，に分けられる。

臨床医は，これらの代替サブタイプを用いて薬物療法の方針決定を行っている。ER＋HER2−の浸潤癌は内分泌療法の適応であるが，再発リスクが高いと予測される症例には，化学療法追加の必要性についての検討が必要となる。また，HER2＋浸潤癌には化学療法と抗HER2療法（ER＋なら内分泌療法も），浸潤径が6mm以上もしくはリンパ節転移を有するTN乳癌には化学療法が推奨されている[11]。実際の治療方針の決定には，『乳癌診療ガイドライン』[12]や，St. Gallen International Consensus Guidelines[3]，NCCN（National Comprehensive Cancer Network）Guidelines[11]，ESMO（European Society for Medical Oncology）Clinical Practice Guidelines[2]，Pan-Asian adapted ESMO Clinical Practice Guidelines[13]，ASCO（American Society of Clinical Oncology）ガイドライン[14],[15]，AGO（Arbeitsgemeinschaft Gynäkologische Onkologie：German Gynecological Oncology Group）ガイドライン[16]が参考になる。

4. 脈管侵襲

脈管侵襲は，リンパ節転移と局所再発に相関することが報告されている[17]。予後予測因子である可能性はあるが，化学療法を考慮する決定打とはならず，ほかの因子と併せて考える必要がある[14]。

5. Ki67 labeling index

Ki67 labeling indexは，細胞増殖マーカーであり，化学療法や内分泌療法の効果予測因子，また，ER＋HER2−乳癌における予後予測因子である。ER＋HER2−乳癌において，化学療法の追加における判断材料の一つとなりうるが，判定法や適切なカットオフ値は標準化されていない。一般的に，5〜10％以下で低値，30以上で高値とする文献が多い[3],[14],[18]。

6. 術前補助療法施行例における組織学的治療効果判定

術前補助薬物療法には，術前化学療法と術前内分泌療法がある。術前化学療法は，術後化学療法と同等，ないしはややそれを上回る再発抑制効果，死亡率減少効果を示す[19]。術前化学療法のメリットとして，化学療法による腫瘍の反応性が確認できること，腫瘍縮小効果による手術範囲の縮小，そして，病理学的な完全奏効（pathological complete response：pCR）が得られた症例における予後の改善が挙げられるため，TN乳癌やHER2＋乳癌などの，術後補助化学療法が必要となる症例に対しては，積極的に術前化学療法が施行されている。また，近年，pCRを得られなかった症例に対し，術前と異なる薬剤を追加することによる再発率の低下が報告されており，術前化学療法には，術後補助療法において薬剤の選択肢が増えるという利点もある。pCRは，切除標本にて浸潤癌が消失していた場合と定義され，TNやER−HER2＋乳癌における予後予測因子である。

7. 乳房部分切除術後の病理組織学的断端診断

乳房部分切除後の乳房内局所再発は予後不良因子の一つである。病理組織学的断端陽性は局所再発率を増加させるため，外科医は手術適応を慎重に判断する必要がある。乳房部分切除後の断端陽性の診断基準はさまざまで，標準化されていないが，ガイドライン上は，浸潤癌はno ink on tumor（切除断端にがんが露出），また，非浸潤性乳管癌では2mmが用いられることが多い[3],[11],[13],[16]。局所再発率はサブタイプによって異なり，TN乳癌の局所再発率は，ER＋HER2−乳癌より高い[20]。また，薬物療法により局所再発率は低下し，40歳以下では局所再発のリスクが上昇する[21]。

8. 多遺伝子アッセイ

ER＋HER2−乳癌における化学療法の追加の必要性については，これまでさまざまな臨床病理学的な因子を考慮して決定されてきた。近年，種々の多遺伝子アッセイの有用性が報告されており，日本国内でも使用が可能である（2022年6月現在，すべて保険適用外）。日本で使用できる乳がんの再発予測における主な多遺伝子アッセイとしては，Oncotype DX，MammaPrint，Curebest 95GC Breastが挙げられる。Oncotype DXはreverse transcriptase-polymerase chain reaction-based assayであり，生検もしくは手術検体より提出する。その対象はER＋HER2−，N0-1患者で，21遺伝子の発現により0〜100の再発リスクが算出され，low/intermediate/high riskに分けられる。また，化学療法の追加についての上乗せ効果が予測可能であり，予後因子・予測因子の両方の意味があるとされる[3],[11],[12],[15]。

NCCNのガイドラインでは，Oncotype DXはER＋HER−，0.5cm以上かつpN0-1（閉経前患者はpN0）の浸潤

癌を有する患者に推奨されているが[11]，対象患者すべてに検査することは現実的ではなく，腫瘍径やグレード，ER，PgR，HER2，Ki67などの臨床病理学的因子で化学療法を追加するかどうかの判断を行ったり，Oncotype DXの再発リスクを予測する試みが諸外国でなされている。

PREDICTは2022年6月現在，唯一フリーで使用できるオンラインの予後予測ツールである。年齢や腫瘍径，グレード，リンパ節転移の個数などの情報を入力することで，手術単独，薬物療法追加時の全生存率が算出される[22]。イギリスのデータであるが，日本人における有用性が報告されている[23]。

症例提示

1. 症例1

70歳，閉経後女性。既往歴なし。左乳房腫瘤を自覚し，精査目的に受診。精査にて左C区域乳がんcT2N0M0 stageⅡA，針生検：浸潤性乳管癌，NG1，HGⅠ，ER+ J-score 3b（50%以上），PgR+ J-score 3b（50%以上），HER2（0）の診断。術前画像検査上，腫瘍は限局しており，左乳房部分切除術＋センチネルリンパ節生検を施行した。手術病理診断は，浸潤性乳管癌，腺管形成型28mm，pT2N0（0/1）M0，stageⅡA，NG1，HGⅠ，Ly1，V0，f+，Ki67：30%，断端陰性であった。

〈治療方針の考え方〉

本症例は内分泌高感受性乳がんであり，術後補助内分泌療法の適応となるが，化学療法追加の必要性につき検討する必要がある。閉経後，リンパ節転移はなく，グレードは低いものの，pT2で脈管侵襲があり，Ki67が若干高値であった。PREDICT[22]を使用したところ，手術療法のみの10年間の全生存率は74%（他病死が20%）。内分泌療法の上乗せ効果は＋2%で，化学療法を追加した場合の上乗せ効果は＋1.6%であった。化学療法の追加の必要性について悩む症例であり，Oncotype DXについて患者と家族に情報提供したところ，検査を希望され提出した。結果，

再発リスクは6であり，これまでの臨床試験の結果により，内分泌療法単独の9年間の遠隔転移率は3%で，化学療法の上乗せ効果は1%未満と予測された[24), 25]。多職種カンファレンスにても化学療法の省略が推奨され，患者・家族と相談して術後補助薬物療法は内分泌療法のみの方針となった。また，部分切除術後のため，全乳房照射が必要である。

2. 症例2

40歳，閉経前女性。既往歴なし。右乳房腫瘤を自覚し受診。精査にて，右D区域乳がんcT1cN0M0 stageⅠ，針生検：浸潤性乳管癌，NG2，HGⅡ，ER+ J-score 3b（50%以上），PgR+ J-score 3a（10〜49%），HER2（1+）の診断。術前画像診断にて，腋窩リンパ節転移は疑われなかったが，乳頭方向への乳管内進展を疑う所見があり，右乳房全切除術＋センチネルリンパ節生検を施行した。術中診断にて，1個のセンチネルリンパ節に2mm以上の転移（1/2）を認め，腋窩郭清に術式変更となった。手術病理診断は，浸潤性乳管癌，硬性型 21mm，pT2 pN1（sn）（1/18），stageⅡB，NG2，HGⅡ，Ly1，V0，f+，Ki67：35%の診断であった。

〈治療方針の考え方〉

閉経前患者でリンパ節転移あり，pT2，脈管侵襲あり，グレード中等度，Ki67も比較的高値という情報より，化学療法の追加が推奨される。PREDICT[22]で計算したところ，10年間の手術のみの全生存率は80%（他病死2%）。内分泌療法の上乗せ効果は＋5.3%で，化学療法を追加した場合の上乗せ効果は＋4.3%であった。閉経前のリンパ節転移が1〜3個までのER+HER2−の患者は，化学療法を追加するベネフィットがあると報告されている[15), 26]。本ケースも化学療法を追加するメリットがデメリットを上回ると考えられ，多職種カンファレンスにて，術後補助薬物療法として化学療法を行い，化学療法終了後に内分泌療法を開始するという方針が推奨され，患者も化学療法の追加を希望した。また，術後の放射線療法について

は，腋窩リンパ節に転移を認め，胸壁照射・領域リンパ節照射の適応となる。化学療法後に放射線治療を予定している。

◎

原発乳がんの再発を防ぐために，乳がん治療医が実際どのようにリスク因子を可視化し，治療方針を決定しているかについて述べた。患者と腫瘍に関する因子，すべてを加味した個別化医療が必要となるが，新規薬剤や検査法の適応拡大により，治療選択は今後さらに多様化，複雑化することが予測される。患者を中心とした，多職種連携の必要性がますます高くなるであろう。

●参考文献
1) Breast Cancer : Facts & Figures 2019-2020. American Cancer Society. https://www.cancer.org/content/dam/cancer-org/research/cancer-facts-and-statistics/breast-cancer-facts-and-figures/breast-cancer-facts-and-figures-2019-2020.pdf
2) Cardoso, F., Kyriakides, S., Ohno, S., et al. : Early breast cancer : ESMO Clinical Practice Guidelines for diagnosis, treatment and follow-up. Ann. Oncol., 30 (8) : 1194-1220, 2019.
3) Burstein, H.J., Curigliano, G., Thürlimann, B., et al. : Panelists of the St Gallen Consensus Conference. Customizing local and systemic therapies for women with early breast cancer : The St. Gallen International Consensus Guidelines for treatment of early breast cancer 2021. Ann. Oncol., 32 (10) : 1216-1235, 2021.
4) 日本乳癌学会：臨床・病理 乳癌取扱い規約 第18版. 金原出版, 東京, 2018.
5) 院内がん登録生存率集計結果閲覧システム. がん情報サービス. https://hbcr-survival.ganjoho.jp/graph#h-title
6) Tsuda, H., Akiyama, F., Kurosumi, M., et al. : Establishment of histological criteria for high-risk node-negative breast carcinoma for a multi-institutional randomized clinical trial of adjuvant therapy. Jpn. J. Clin. Oncol., 28 (8) : 486-491, 1998.
7) Elston, C.W., Ellis, I.O. : Pathological prognostic factors in breast cancer. I. The value of histological grade in breast cancer : Experience for a large study with long-term follow-up. Histopathology, 19 (5) : 403-410, 1991.
8) Bloom, H.J.G., Richardson, W.W. : Histological grading and prognosis in breast cancer. Br. J. Cancer, 11 (3) : 359-377, 1957.
9) Viale, G., Regan, M.M., Maiorano, E., et al. : Prognostic and predictive value of centrally reviewed expression of estrogen and progesterone receptors in a randomized trial comparing letrozole and tamoxifen adjuvant therapy for postmenopausal early breast cancer : BIG 1-98. J. Clin. Oncol., 25 (25) : 3846-3852, 2007.
10) Curigliano, G., Burstein, H.J., Winer, E.P., et al. : De-escalating and escalating treat-

ments for early-stage breast cancer : The St. Gallen International Expert Consensus Conference on the Primary Therapy of Early Breast Cancer 2017. *Ann. Oncol.*, 28 (8) : 1700-1712, 2017.

11) NCCN Guidelines Breast Cancer Version 3.2022
https://www.nccn.org/guidelines/guidelines-detail?category=1&id=1419

12) 日本乳癌学会：乳癌診療ガイドライン2018年版.
https://jbcs.xsrv.jp/guidline/2018/

13) Park, Y.H., Senkus-Konefka, E., Im, S.A., et al. : Pan-Asian adapted ESMO Clinical Practice Guidelines for the management of patients with early breast cancer : A KSMO-ESMO initiative endorsed by CSCO, ISMPO, JSMO, MOS, SSO and TOS. *Ann. Oncol.*, 31 (4) : 451-469, 2020.

14) Henry, N.L., Somerfield, M.R., Abramson, V.G., et al. : Role of Patient and Disease Factors in Adjuvant Systemic Therapy Decision Making for Early-Stage, Operable Breast Cancer : Update of the ASCO Endorsement of the Cancer Care Ontario Guideline. *J. Clin. Oncol.*, 37 (22) : 1965-1977, 2019.

15) Andre, F., Ismaila, N., Allison, K.H., et al. : Biomarkers for Adjuvant Endocrine and Chemotherapy in Early-Stage Breast Cancer : ASCO Guideline Update. *J. Clin. Oncol.*, 40 (16) : 1816-1837, 2022.

16) Ditsch, N., Kolberg-Liedtke, C., Friedrich, M., et al. : AGO Recommendations for the Diagnosis and Treatment of Patients with Early Breast Cancer : Update 2021. *Breast Care (Basel)*, 16 (3) : 214-227, 2021.

17) Rakha, E.A., Martin, S., Lee, A.H., et al. : The prognostic significance of lymphovascular invasion in invasive breast carcinoma. *Cancer*, 118 (15) : 3670-3680, 2012.

18) Nielsen, T.O., Leung, S.C.Y., Rimm, D.L., et al. : Assessment of Ki67 in Breast Cancer : Updated Recommendations From the International Ki67 in Breast Cancer Working Group. *J. Natl. Cancer Inst.*, 113 (7) : 808-819, 2021.

19) Rastogi, P., Anderson, S.J., Bear, H.D., et al. : Preoperative chemotherapy : Updates of National surgical Adjuvant Breast and Bowel Project Protocols B-18 and B-27. *J. Clin. Oncol.*, 26 (5) : 778-785, 2008.

20) Lowery, A.J., Kell, M.R., Glynn, R.W., et al. : Locoregional recurrence after breast cancer surgery : A systematic review of receptor phenotype. *Breast Cancer Res. Treat.*, 133 (3) : 831-841, 2012.

21) Buchholz, T.A., Somerfield, M.R., Griggs, J.J., et al. : Margins for Breast-Conserving Surgery With Whole-Breast Irradiation in Stage I and II Invasive Breast Cancer: American Society of Clinical Oncology Endorsement of the Society of Surgical Oncology/American Society for Radiation Oncology Consensus Guideline. *J. Clin. Oncol.*, 32 (14) : 1502-1506, 2014.

22) Predict Breast Cancer.
https://breast.predict.nhs.uk

23) Zaguirre, K., Kai, M., Kubo, M., et al. : Validity of the prognostication tool PREDICT version 2.2 in Japanese breast cancer patients. *Cancer Med.*, 10 (5) : 1605-1613, 2021.

24) Sparano, J.A., Gray, R.J., Makower, D.F., et al. : Adjuvant Chemotherapy Guided by a 21-Gene Expression Assay in Breast Cancer. *N. Engl. J. Med.*, 379 (2) : 111-121, 2018.

25) Paik, S., Tang, G., Shak, S., et al. : Gene expression and benefit of chemotherapy in women with node-negative, estrogen receptor-positive breast cancer. *J. Clin. Oncol.*, 24 (23) : 3726-3734, 2006.

26) Kalinsky, K., Barlow, W.E., Gralow, J.R., et al. : 21-Gene Assay to Inform Chemotherapy Benefit in Node-Positive Breast Cancer. *N. Engl. J. Med.*, 385 (25) : 2336-2347, 2021.

5. 病理学の視点から見た乳がんリスクの可視化

山口　倫*1／三原勇太郎*2／田中　眞紀*3
山口　美樹*3／渡邉　秀隆*3／森田　道*4

*1 久留米大学医学部附属医療センター病理診断科・臨床検査室　*2 久留米大学医学部病理学講座
*3 JCHO久留米総合病院外科・乳腺外科　*4 長崎大学移植消化器外科

病理検体から見える・わかる乳がんのリスクとして，近年では，遺伝子パネルを含めたゲノム解析などがあり，目覚ましい進歩を遂げている。これらが乳がん治療を支える時代が到来するのも遠いことではないと思われるが，現状ではコストのかかるものである。一言で乳がんと言っても，さまざまな形や多彩な像（heterogeneity）を呈し，リスクも異なる。本稿では，従来の病理標本から何が見えるのか，どのように乳がんリスクにかかわっているか，という視点から述べたい。

癌腫瘍形態の可視化（肉眼型）

腫瘍の肉眼形態は，何らかの意味があってかたどられているはずであろう。癌の腫瘍形態は，腫瘍の割面によって示され，他臓器では癌の肉眼型として記されている。胃がん，大腸がん，肝がん，腎がんなどでは取扱い規約に採用され，特に消化器がんなどでは，内視鏡分類と肉眼型の対比などが詳細に行われている。乳がんでは今日まで重要視されていないが，われわれは拙著などで肉眼型分類を提唱している[1]。肉眼型は，腫瘍形状を表す分類で，乳がんでも画像所見と合致し有用なものと考えられ，われわれはそれぞれの肉眼型に鑑別すべき，良悪性を推察する組織型を示している（図1 a，b）。今後，肉眼型分類の浸透を期待している。

癌腫瘍形態の顕微鏡レベルにおける可視化（組織型）

乳がんの大きなくくりの中には，再発や転移のリスクが基本的にない非浸潤癌と，癌細胞が間質へ広がる浸潤癌がある。さらに，組織の形状，増殖形態や分化する方向によって分類したものが組織型とされる。組織型分類には，本邦の取扱い規約分類や世界標準のWHO分類がある。

乳がんを形態的，増殖パターンなどで組織型に分類することにより，長い間，臨床病理学的な事項や予後との関連性が解析されてきた。例えば，浸潤性微小乳頭癌は，リンパ管侵襲が高率であり，リンパ節転移の可能性が高くなる（図2）。浸潤性小葉癌は間質へ潜るように浸潤し，しばしばスキップして広範囲に広がることから，外科切除断端に注意を要する（図3）。乳がんは，通常，腺癌であるが，扁平上皮成分など他成分へ化生分化を示す化生癌は一般的に予後不良である（図4）。また，組織型は画像所見との関連性も見出されている。例えば，本邦の取扱い規約分類における硬性型は，線維成分を豊富に有し，不規則に脂肪織へ浸潤する。また，腫瘍の中心に一定の線維瘢痕を示すことから，マンモグラフィにおけるスピキュラや超音波像における不整な形状を示す腫瘤として描出される。

癌細胞の顔つきの可視化（グレード）

グレードとは癌細胞の顔つきのことで，通常，浸潤癌のリスクを見る簡便な評価法である。グレード（病理学的悪性度）によって予後が異なることが示されている。これには，組織学的グレード（histological grade。現在，nottingham gradeとも呼ばれる）と核グレード（nuclear grade）がある。組織学的グレードとは，管腔構造スコア（1〜3），核異型性スコア（1〜3），核分裂像数スコア（1〜3）があり，各スコアの合計9点を満点とし，総スコア3〜5がグレードⅠ，6，7がグレードⅡ，8，9がグレードⅢと，3段階で表記する[2]。グレードⅠは顔つきが良く，グレードⅢは顔つきが悪い（図5）。

核グレードは，管腔構造スコアがない分類で，症例によって若干グレードⅠ，Ⅱが異なるが，多くが組織学的グレードと同様である。また，非浸潤癌（ductal carcinoma in situ：DCIS）もグレード分類がある[3]。これには，核異型度によるグレード分類や，高異型度（group 3）と中等度・軽度のグループに分け，後者をcomedo壊死の有無によってgroup 1，2に分けるVan Nuys classificationがある[4]。現在，本邦を含み，低リスクDCISの無治療前向き試験が世界的に行われている。

a

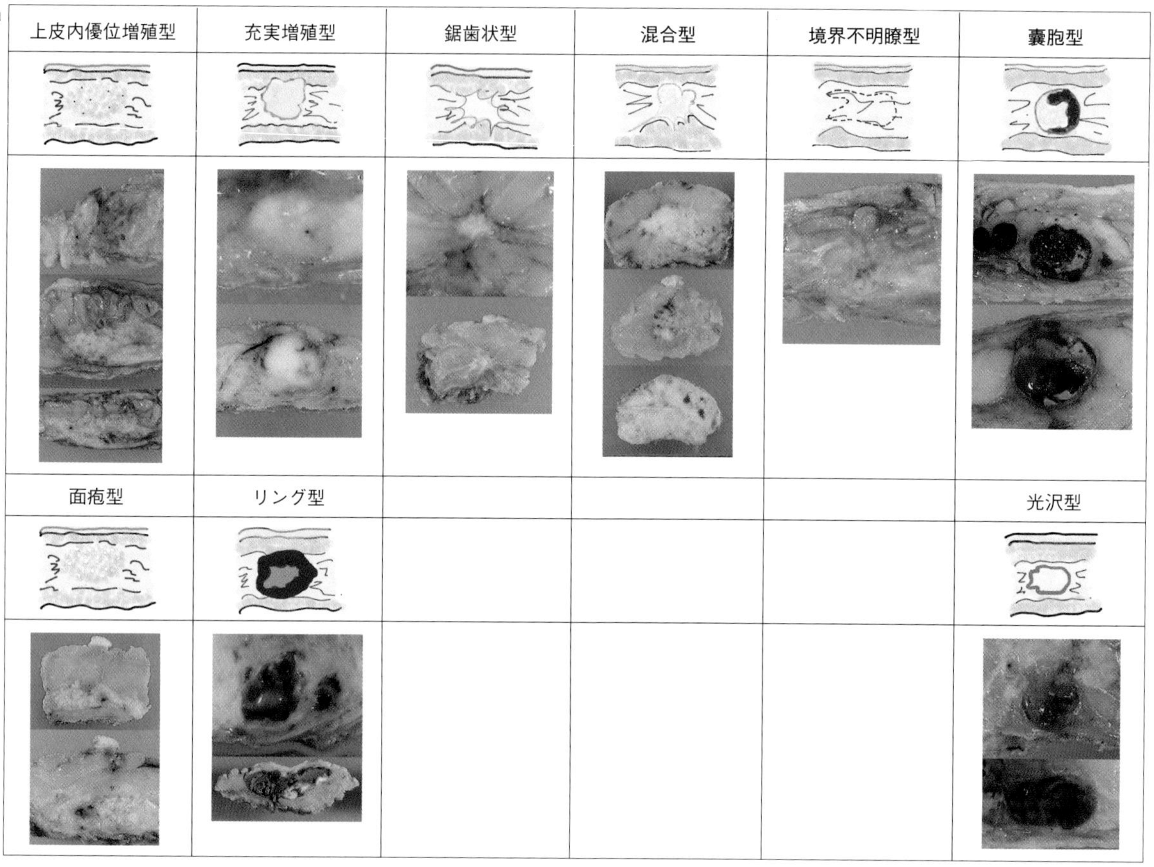

上皮内優位増殖型	充実増殖型	鋸歯状型	混合型	境界不明瞭型	囊胞型

面疱型	リング型				光沢型

b

	上皮内優位増殖型	充実増殖型	鋸歯状型	混合型	境界不明瞭型	囊胞型
悪性	・低異型度（LG）DCIS（luminal） ・上皮内成分優位の浸潤癌 ・LG微小浸潤癌	・充実乳頭癌 ・髄様癌類似癌 ・basal like癌 ・化生癌	・狭義の"硬癌" ・浸潤性小葉癌 ・篩状癌/管状癌 ・LG腺扁平上皮癌 ・線維腫様化生癌	・さまざまな癌（広義の"硬癌"） 　非特殊型 ・浸潤性微小乳頭癌 ・浸潤性小葉癌	・DCIS ・浸潤性小葉癌	・被包型乳頭癌 ・充実乳頭癌
良性	・乳腺症	・線維腺腫 ・葉状腫瘍 ・ductal adenoma（乳管腺腫）	・radial sclerosing lesion ・adenosis ・ductal adenoma	・ductal adenoma ・腺筋上皮腫	・乳腺症	・乳頭腫 ・囊胞 ・葉状腫瘍

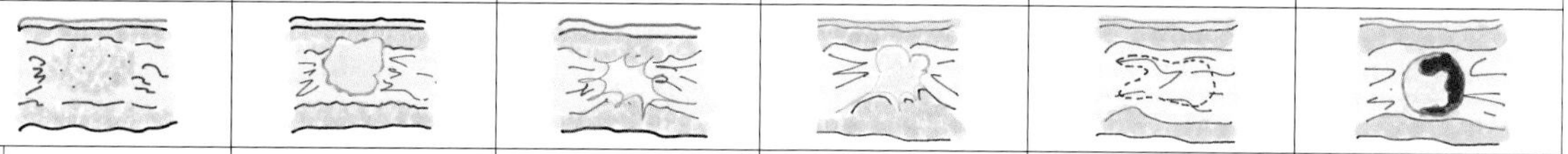

	面疱型	リング型				光沢型
悪性	・高異型度（HG）DCIS（HER2） ・上皮内成分優位の浸潤癌（comedo） ・HG微小浸潤癌	・高異型度充実型浸潤癌 ・basal-like癌 ・化生癌 ・中心無細胞癌 ・多形癌				・粘液癌 ・粘液を伴う充実乳頭癌
良性	・乳腺症	・線維腺腫 ・葉状腫瘍				・粘液腫状線維腺腫

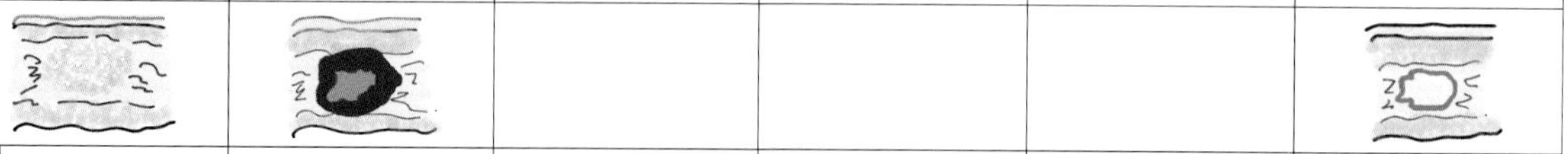

図1　肉眼分類から考える良悪性鑑別疾患

a：表皮内優位増殖型，充実増殖型，鋸歯状型，混合型，境界不明瞭型，囊胞型に分類し，面疱型は上皮内優位増殖型に面疱を容れた亜型である。リング型は充実圧排性の腫瘤内に無細胞領域，壊死を伴う亜型である。光沢型も囊胞内や結合組織に粘液が産生された亜型とする。

b：各肉眼型には，それぞれ良性と悪性の鑑別疾患がある。

（参考文献1）より引用改変）

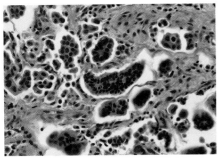

図2　浸潤性微小乳頭癌（HE強拡大）
極性が反転した微小乳頭状構造を有する癌胞巣が裂隙を有し，増殖を示す。遊離しやすく，リンパ管侵襲を来すことが多い。

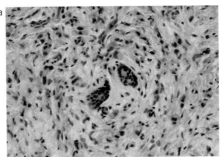

図3　浸潤性小葉癌
a：HE。正常の末梢乳管周囲を取り巻くように配列する胞体豊富ながん細胞の増殖。
b：E-cadherin。正常の末梢乳管はE-cadherinの発現（茶色）を認めるが，周囲がん細胞は陰性である。

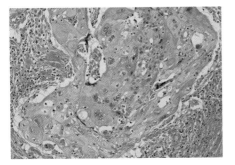

図4　扁平上皮癌（HE強拡大）
好酸性の核異型を有する扁平上皮へ分化したがん細胞が角化を伴い増殖を示す。

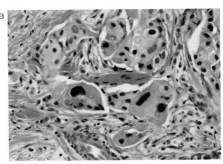

図5　組織学的グレード〔高異型度（a），低異型度（b）〕
a：核分裂像を伴う大小不同な核異型を有する高異型度癌細胞（グレードⅢ）
b：腺腔を形成する，核異型低度な癌（グレードⅠ）

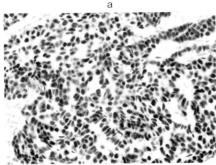
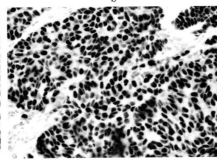
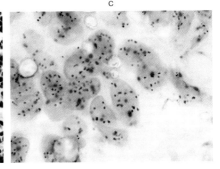

図6　癌細胞形質の可視化
a：免疫組織化学染色（ER）。癌細胞の核にER（茶色）が陽性である。
b：免疫組織化学染色（PR）。癌細胞の核にPR（茶色）が陽性である。
c：dual color in situ hybridization法（HER2）。癌細胞にコントロール（赤）に対し，HER2遺伝子（黒）の増幅を認める。

癌細胞形質の可視化（免疫組織化学染色，in situ ハイブリダイゼーション）

癌細胞の病理検体から免疫組織化学染色（IHC）やin situハイブリダイゼーション（ISH）が行われる。これらで評価できるものとして，特に，治療との関連を示す，サブタイプ（後述）が規定される，女性ホルモンレセプター（以下，HR）〔エストロゲンレセプター（以下，ER）／プロゲステロンレセプター（以下，PR）〕の有無や，HER2タンパク過剰発現・遺伝子増幅，増殖活性を表すKi67などがある（図6）。Ki67は，腫瘍細胞と発現細胞のラベリングインデックスで表す。そのほか，神経内分泌への分化，筋上皮細胞や基底細胞への分化，アポクリンへの分化などを証明するマーカーがある。

癌細胞本質の可視化（サブタイプ）

乳がんは，形態的にも本質（特性）においても多様性（heterogeneity）を有する腫瘍である。近年，網羅的遺伝子発現解析による遺伝子発現パターンから，乳がんは特性の異なるいくつかのグループに分かれ，予後が異なることが明らかになった。これをintrinsic subtype（遺伝子によるサブタイプ）と言う[5]。この遺伝子サブタイプに近似し代替させたものが，臨床的サブタイプである。上記のER/PR/HER2の発現の組み合わせ，およびほかの臨床病理学的因子（Ki67，グレード，腫瘍量など）を考慮した上で，臨床的に代替させ，遺伝子によるサブタイプに近似させる[6]。

代表的なintrinsic subtypeと臨床的サブタイプとの相関は，おおむね以下の

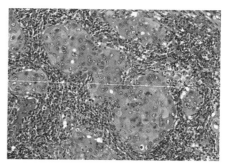

図8 腫瘍浸潤リンパ球（TIL）
癌腫瘍胞巣の周囲に高度のリンパ球浸潤を認める。

---

luminal乳癌*

luminal A-like（low Ki67）
ER（＋）/PR（＋）/HER2（－）/low Ki67（or LG）

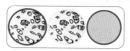

補助療法：追加治療なし
もしくはホルモン（内分泌）療法

luminal B-like（high Ki67）
ER（＋）/PR（＋）/HER2（－）/high Ki67（or HG）

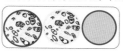

補助療法：ホルモン療法＋化学療法

luminal B-like（high Ki67）
ER（＋）/PR（－）/HER2（－）/high Ki67（or HG）

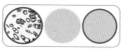

補助療法：ホルモン療法＋化学療法

luminal B-like（HER2＋）（HER2 陽性HR（＋）と同じ）
ER（＋）/PR（＋/－）/HER2（＋）

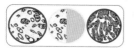

補助療法：抗HER2療法＋ホルモン療法＋化学療法

＊luminal A-likeとB-likeの区別には欧米では多遺伝子アッセイが推奨される。

HG：high grade　LG：low grade

HER2陽性乳癌

HR陽性（luminal B HER2（＋）と同じ）
ER（＋）/PR（＋/－）/HER2（＋）

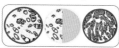

補助療法：抗HER2療法＋化学療法＋ホルモン療法

HR陰性
ER（－）/PR（－）/HER2（＋）

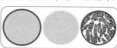

補助療法：抗HER2療法＋化学療法

triple negative乳癌

triple negative
ER（－）/PR（－）/HER2（－）

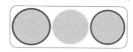

補助療法：化学療法が基本

図7　臨床的サブタイプの図示（luminal乳癌，HER2陽性乳癌，triple negative乳癌）
ER/PR/HER2発現の組み合わせによって，サブタイプが分類され，サブタイプに準じて治療が行われる。
（参考文献1）より引用転載）

とおりである．①luminal乳癌≒（臨床的）HR陽性，②HER2陽性乳癌≒（臨床的）HER2陽性（HR陽性，陰性含む），③basal-like乳癌≒（臨床的）triple negative乳癌（ER，PR，HER2の3つがいずれも陰性）である[1),5),7)]。サブタイプにより予後を推測し，薬物治療が選択される。サブタイプの関係性を図7に示す。

腫瘍微小環境：TILについて

　近年，腫瘍とその周囲微小環境は，相互に腫瘍の縮小や増殖にかかわっていることが明らかになってきており，注目されている。なかでも，腫瘍浸潤リンパ球（tumor infiltrating lymphocytes：TIL）（図8）は，癌免疫療法である免疫チェックポイント阻害薬が臨床応用されていることから，現在，最も関心が持たれている。すなわち，がん周囲のリンパ球浸潤の多寡が腫瘍の免疫応答を表しており，術前療法を含む治療効果や予後にかかわっていることが明らかになっている[8)]。さらに，TILにおけるPD-L1の一定の発現を示す症例は，免疫チェックポイント阻害薬を使用する

ことにより，PD-1/PD-L1経路をブロックし，治療効果を示す。現在，triple negative乳癌での治療応用が可能である。

◎

　ゲノム時代の到来が間近であるが，百年単位の長い歴史を持つ病理組織標本からも臨床に役立つ多くの情報が得られる。病理標本は，目で見てがんを評価することができる。これがまさにリスクの可視化にもつながると考えられる。病理の情報を，病理医の記載のみならず，肉眼や組織像を直接目で見てがんのリスクを感じていただきたい。

●参考文献
1）山口　倫：乳癌サブタイプと乳腺病理—これからの画像診断，乳腺診療のために—．アトムス，東京，2019.
2）Elston, C.W., et al. : Pathological prognostic factors in breast cancer. I. The value of histological grade in breast cancer : Experience from a large study with long-term follow-up. *Histopathology*, 19（5）: 403-410, 1991.
3）WHO Classification of Tumours Editorial Board : Breast Tumours. WHO Classification of Tumours, 5th Ed., Volume 2, IARC Publications, Lyon, 2019.
4）Silverstein, MJ., Poller, D.N., Waisman, J.R., et al. : Prognostic classification of breast ductal carcinoma-in-situ. *Lancet*, 345（8958）: 1154-1157, 1995.
5）Perou, C.M., et al. : Molecular portraits of human breast tumours. *Nature*, 17 : 406（6797）: 747-752, 2000.
6）Coates, A.S., et al. : Tailoring therapies-improving the management of early breast cancer : St Gallen International Expert Consensus on the Primary Therapy of Early Breast Cancer 2015. *Ann. Oncol.*, 26（8）: 1533-1546, 2015.
7）山口　倫，森田　道，田中眞紀：サブタイプの理解．新乳房画像診断の勘ドコロ，pp42-45，メジカルビュー社，東京，2016.
8）山口　倫，赤司桃子：腫瘍浸潤リンパ球tumor infiltrating lymphocytes（TIL）．病理と臨床，36（10）: 982-986, 2018.

1. マンモグラフィにおける乳がんリスクの「見える化」
1）マンモグラフィと高濃度乳房問題の最新動向

平　　成人　　川崎医科大学乳腺甲状腺外科学

乳房は乳腺上皮成分，およびこれを取りまく膠原線維を主体とする間質組織，脂肪組織から構成されている。これらの構成比率はX線の透過度に影響し，マンモグラフィで可視化される乳房構成に反映される。X線透過性の低い領域をdense areaと呼び，間接的に乳房全体に占める乳腺実質の割合を示している（mammographic density：MD）。日本乳がん検診精度管理中央機構の乳房構成の判定方法によると，脂肪性（fatty），乳腺散在（scattered），不均一高濃度（heterogeneously dense），極めて高濃度（extremely dense）の4段階に分類することを提唱し，不均一高濃度と極めて高濃度を"高濃度乳房（dense breast）"と定義している。

従来，MDと乳がんリスクとの関連性に関する疫学研究の報告が多数あり，2006年に報告された42の研究報告のメタアナリシスによると，MDが5％未満を基準とした乳がん相対リスク比（95％信頼区間）は，5〜24％で1.79（1.48〜2.16），25〜49％で2.11（1.7〜2.63），50〜74％で2.92（2.49〜3.42），75％以上で4.64（3.64〜5.91）と，MDと乳がんリスクには強固な関連性が示されている[1]。すなわち，マンモグラフィで可視化される乳房構成は，客観的に定量化することができる乳がんリスク因子である。本稿では，MDと乳がんリスクとの関連性評価におけるエビデンスと課題について，われわれの実施した研究とともに解説する。

MDの評価

MDと乳がんリスクとの関連性を論ずる上で，最も重要な課題はMDの評価方法である。

古くは1976年のWolfeの報告で，MDを乳房構成と濃度比から4カテゴリーに分類評価し，乳がんリスクとの関連性を報告している[2]。Boyd分類では，MDの濃度比から6カテゴリーに分類している[3]。Tabár分類では，MDを乳房構成パターンから5カテゴリーに分類している[4]。BI-RADS（Breast Imaging Reporting and Data System）では，MDを濃度比から4カテゴリーに分類している[5]。近年では，ソフトウエアを用いた絶対値の算出，閾値を用いた分類から，MDをデジタルデータとして，MDと乳がんリスクとの関連性を検討した報告が多く見られるようになっている。

MDに影響する要因

これまで欧米諸国を中心に，乳がんと食物・栄養との関連が精力的に検討され，膨大なエビデンスが蓄積されている。これらのエビデンスを基に因果関係を評価した報告書として代表的なものに，世界がん研究基金（World Cancer Research Fund：WCRF）／米国がん研究協会（American Institute for Cancer Research：AICR）が行った「食物・栄養・身体活動とがん予防：国際的な視点から」がある[6]。最新の報告書によると，閉経前女性の乳がんリスクに関連する因子として，身体活動，若年期・閉経前の肥満，授乳は乳がんリスク減少と関連し，飲酒，高身長，出生時高体重は乳がんリスク増加と関連する。また，閉経後女性の乳がんリスクに関連する因子として，身体活動，授乳，若年期の肥満は乳がんリスク減少と関連し，成人期の肥満，閉経後の体重増加，高身長，飲酒は乳がんリスク増加と関連する。それでは，これらの因子は，乳がんリスクとの強固な関連性が報告されているMDとどのように関連するのであろうか。MDは，これら乳がんに関連するライフスタイルを反映した代替指標なのか。あるいは，これらと独立したリスク因子なのか。乳がんリスク因子とMDとの関連性に関する報告はいまだ少ない。

飲酒は閉経前後の乳がんリスク増加と関連するが，飲酒とMDとの関連についてのメタアナリシスの報告によると，定性的に評価したpercent breast densityとアルコール摂取量との回帰係数（95％信頼区間）は1.81（1.07〜3.04）と摂取量が多いほどMDが高くなる可能性を示唆された[7]。

われわれは，日本人女性におけるライフスタイルと乳房構成との関連性の検討を行った[8]。乳がん既往のないマンモグラフィ検診受診女性522名を対象に，生活歴・ライフスタイルに関する29項目の質問票による調査を行い，MDとの関連性を解析した。対象者の平均年齢は53.3歳，219名が閉経前，303名が閉

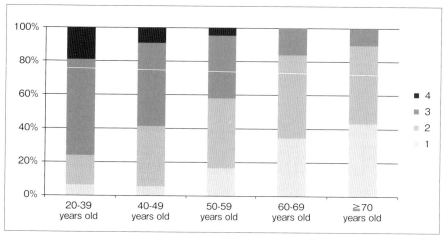

図1　年齢層における MD の分布
MD は BI-RADS に準じ，＜25％を C1，25〜50％を C2，51〜75％を C3，＞75％を C4に分類。
（参考文献8）より引用転載）

表1　MD に影響を及ぼす因子の解析
順序ロジスティック回帰分析により，推定値と標準誤差を算出
（参考文献8）より引用転載）

factor	univariate analysis (all subjects, age-adjusted)			multivariate analysis (all subjects)			multivariate analysis (premenopausal)			multivariate analysis (postmenopausal)		
	estimate	standard error	p value	estimate	standard error	p value	estimate	standard error	p value	estimate	standard error	p value
body weight	−0.084	0.011	＜.0001	0.013	0.024	0.6006	0.043	0.039	0.2634	−0.011	0.032	0.731
BMI	−0.258	0.030	＜.0001	−0.271	0.065	＜.0001	−0.403	0.116	0.0005	−0.196	0.080	0.0143
age at first menstruation	0.161	0.062	0.0092	0.118	0.068	0.0827	0.201	0.117	0.0858	0.116	0.087	0.1809
number of deliveries	−0.365	0.090	＜.0001	−0.321	0.129	0.0128	−0.340	0.223	0.1267	−0.388	0.165	0.0186
no history of breast feeding	0.205	0.103	0.0463	0.016	0.154	0.9188	0.152	0.268	0.5707	−0.068	0.197	0.7289
no familial history of breast cancer	0.289	0.135	0.0328	0.275	0.144	0.0571	0.461	0.251	0.0664	0.175	0.179	0.3281

経後女性であった。MDは，BI-RADSの基準に従い4段階に分類した。MDに最も大きな影響を及ぼす因子は年齢であり，年齢とともにMDは低下する（図1）。年齢調整した多変量順序ロジスティック回帰分析の結果，MDに影響を及ぼす年齢以外の有意な因子は，body mass index（以下，BMI）と出産数であった。出産数が多いほど，また，BMIが高値になるほどMDは低下していた。閉経状態で層別した解析の結果，閉経前女性では，BMIのみがMDと有意に関連し，BMIが高値になるほどMDは低下していた。閉経後女性では，BMIと出産数が乳房構成と有意に関連し，BMIが高値になるほど，また，出産数が多いほどMDは低下していた（表1）。

閉経後女性において，出産歴は乳がんリスクの減少と関連すると考えられて

おり，MDはこの代替指標となっている可能性が示唆された。一方で，肥満は乳がんリスクの増加と関連すると考えられているが，MDの低下と関連しており矛盾した結果が得られた。また，加齢は最も重要な乳がん発症リスクであるものの，MDの低下と関連している。

現在のところ明言はできないが，MDは乳がんリスクに関連するライフスタイルの影響を受けるものの，その方向性に一貫性はなく，MDそのものが独立したリスク因子であることが推察される。

日本人女性における MD と乳がんリスクとの 関連性に関するエビデンス

前述したように，国際的にはMDは乳がんリスクと強固な関連性を有すると認

識されている。では，日本人女性においてもこれらの関連性は認められるのであろうか。

2003年，Nagaoらは，症例対照研究（症例237名：対照742名）において，Wolfe分類とコンピュータによるMDの定量化データと乳がんリスクとの関連性を報告している。Wolfe分類による低MD群に対する高MD群の相対リスク（95％信頼区間）は，2.2（1.02〜4.77）と有意なリスク増加が認められた。また，コンピュータによるMD分類においては，高MD群では低MD群に比べ，有意なリスク増加を認めている[9]。

2005年，Nagataらは症例対照研究（症例146名：対照659名）において，マンモグラフィのデジタルデータを用い，MDを濃度比から5段階に分類し，乳がんリスクとの関連性を報告している。閉

表2　閉経後女性におけるBMI（4分位）で層別したMDと乳がんリスクとの関連性

MDはBI-RADSで評価。年齢，出産歴，授乳歴で調整した多変量順序ロジスティック回帰分析でオッズ比と95％信頼区間（95％CI）を算出。
（参考文献12）より引用改変）

breast density	BMI＜20.3kg/m²		BMI20.3～22.2kg/m²		BMI22.3～24.5kg/m²		BMI＞24.5kg/m²	
	OR	(95% CI)	OR	(95% CI)	OR	(95% CI)	OR	(95% CI)
C1	1	ref	1	ref	1	ref	1	ref
C2	0.8	(0.38～1.7)	1.28	(0.7～2.36)	1.68	(0.96～2.97)	1.92	(1.17～3.15)
C3	0.55	(0.26～1.19)	0.65	(0.32～1.33)	1.39	(0.71～2.73)	1.58	(0.83～2.99)
C4	0.5	(0.19～1.32)	2.23	(0.78～6.36)	8.76	(2.38～42.4)	11.89	(1.5～245.1)
p for trend	0.06		0.93		0.02		0.01	

経前女性では，MDと乳がんリスクとの関連性に一貫した傾向は認められなかったが，閉経後女性ではMD0％に対するMD25～50％のリスク比は3，MD50～100％のリスク比は4.2と，MDは独立したリスク因子であることが示されている[10]。

2008年，Komatsuらは，症例対照研究（症例205名：対照223名）において，Wolfe分類とオリジナルソフトウエアによるMDの定量化データと乳がんリスクとの関連性を報告している。Wolfe分類によるMD分類と乳がんリスクには，弱い関連性が認められた。また，MDの定量化データを4分位に分類し，乳がんリスクとの関連性を解析したところ，最も高いMD群の最も低いMD群に対するリスク比は3.02と，MDは独立した乳がんリスク因子であることが示されている[11]。

われわれの実施した症例対照研究から得られた知見

前述したように，BMI高値はMDの低下と関連する一方で，乳がんリスクの増加と関連する。この矛盾を明らかにする目的で，われわれは症例対照研究（症例530名：対照1043名）において，ライフスタイル調査，血液サンプルを用いた遺伝子多型の解析，マンモグラフィのMD評価を行い，MDと乳がんリスクとの関連性を解析した[12]。MDはBI-

RADSの基準に準じ，C1～4の4段階に評価し，多変量順序ロジスティック回帰分析によりオッズ比と95％信頼区間を算出した。

年齢，BMI，出産数，授乳経験を調整因子とした多変量解析の結果，閉経前ではMDと乳がんリスクには有意な関連性は認めらなかった。一方，閉経後女性では，C1に対するオッズ比はC2で1.9，C3で1.31，C4で2.85，傾向検定のp値は0.03と，MDが高値になるほど乳がんリスクは増加する有意な傾向が認められた。

さらに，閉経後女性に限定し，BMIを4分位に分類した層別解析を実施したところ，高BMI群で，MDと乳がんリスクには顕著な関連性が認められた（表2）。

われわれの研究結果を要約すると，「MDは閉経後女性の独立した乳がんリスク因子であり，特に肥満女性の高MD例では，乳がんリスクが高い」と言うことができる。

遺伝的素因とMD

前述したわれわれの症例対照研究では，遺伝子多型と乳がんリスクとの関連性解析を実施し，ESR1遺伝子近傍に位置するrs2046210とrs3757318，TNRC9遺伝子近傍に位置するrs3808662は，日本人女性の乳がんリスクに関連することを明らかにした[13]。

これら乳がんリスクに関連する遺伝子多型とMDとの関連性を解析した[14]。症例群において，ESR1遺伝子近傍に位置するrs2046210とrs3757318のリスクアレル保因者と非保因者では，MDの分布に相違が認められ，リスクアレル保因者ではMD高値の割合が有意に高かった（図2）。また，対照群では統計学的に有意でないものの，同様の傾向が認められている。したがって，MDには乳がんリスクに関連する遺伝的な素因が影響を及ぼしている可能性が示唆された。

MD評価による "乳がんリスクの見える化" の展望と課題

欧米のメタアナリシス，また，本邦で実施された研究報告は一貫してMDと乳がんリスクとの関連性を示しており，MDは独立した乳がんリスク因子であると言える。われわれの研究結果からは，特に閉経後の肥満女性におけるMDと乳がんリスクとの関連性は強い。

スクリーニングマンモグラフィにおける高MDは乳がんの検出感度に影響を及ぼすため，閉経後肥満女性の高MD例に対し，エコー検診を追加することの有用性の検討などは，実施に値する研究課題と考えられる。課題として，乳房構成，MDの評価方法はまちまちであり，リスクを的確にとらえられる評価方法の標準化が課題と言える。

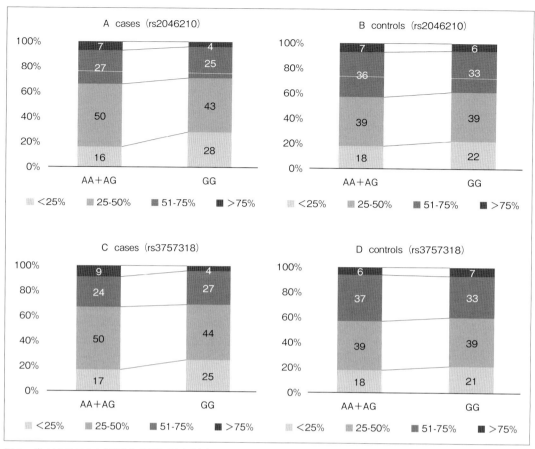

図2　乳がんリスクに関連する遺伝子多型（rs2046210, rs3757318）とMDとの関連性
MDはBI-RADSで評価。case群ではrs2046210, rs3757318遺伝子多型によりMDの分類分布に有意な差が認められ
（おのおのの*p*値はrs2046210で0.04, rs3757318で0.044, chi-square test）, リスクアレル保因者のMDが高い傾向
が認められる。
AA＋AG：リスクアレル保因者　GG：リスクアレル非保因者
（参考文献14）より引用転載）

●参考文献
1）McCormack, V.A., dos Santos, S.I. : Breast density and parenchymal patterns as markers of breast cancer risk : A meta-analysis. *Cancer Epidemiol. Biomarkes Prev.*, 15（6）: 1159-1169, 2006.
2）Wolfe, J.N. : Risk for breast cancer development determined by mammographic parenchymal pattern. *Cancer*, 37（5）: 2486-2492, 1976.
3）Boyd, N.F., Lockwood, G.A., Byng, J.W., et al. : Mammographic densities and breast cancer risk [review] . *Cancer Epidemiol. Biomarkers Prev.*, 7（12）: 1133-1144, 1998.
4）Gram, I.T., Funkhouser, E., Tabár, L. : The Tabár classification of mammographic parenchymal patterns. *Eur. J. Radiol.*, 24（2）: 131-136, 1997.
5）Breast imaging reporting and data system （BI-RADS） atlas. 5th ed. Reston, VA, American College Of Radiology, 2013.
https://www.acr.org/Clinical-Resources/Reporting-and-Data-Systems/Bi-Rads
6）Breast cancer : How diet, nutrition and phys-ical activity affect breast cancer risk. In total, we analysed 119 studies from around the world, comprising more than 12 million women and over 260,000 cases of breast cancer. World Cancer Research Fund International.
https://www.wcrf.org/diet-activity-and-cancer/cancer-types/breast-cancer/
7）Ziembicki, S., Zhu, J., Tse, E., et al. : The Association between Alcohol Consumption and Breast Density : A Systematic Review and Meta-analysis. *Cancer Epidemiol. Biomarkers Prev.*, 26（2）: 170-178, 2017.
8）Ishihara, S., Taira, N., Kawasaki, K., et al. : Association between mammographic breast density and lifestyle in Japanese women. *Acta. Med. Okayama*, 67（3）: 145-151, 2013.
9）Nagao, Y., Kawaguchi, Y., Sugiyama, Y., et al. : Relationship between mammographic density and the risk of breast cancer in Japanese women : A case-control study. *Breast Cancer*, 10（3）: 228-233, 2003.
10）Nagata, C., Matsubara, T., Fujita, H., et al. : Mammographic density and the risk of breast cancer in Japanese women. *Br. J. Cancer*, 92 （12）: 2102-2106, 2005.
11）Kotsuma, Y., Tamaki, Y., Nishimura, T., et al. : Quantitative assessment of mammographic density and breast cancer risk for Japanese women. *Breast*, 17（1）: 27-35, 2008.
12）Nishiyama, K., Taira, N., Mizoo, T., et al. : Influence of breast density on breast cancer risk : A case control study in Japanese women. *Breast Cancer*, 27（2）: 277-283, 2020.
13）Mizoo, T., Taira, N., Nishiyama, K., et al. : Effects of lifestyle and single nucleotide polymorphisms on breast cancer risk : A case-control study in Japanese women. *BMC Cancer*, 13 : 565, 2013.
14）Kawada, K., Taira, N., Mizoo, T., et al. : Relationships of physical and breast cancer phenotypes with three single-nucleotide polymorphisms (rs2046210, rs3757318, and rs3803662) associated with breast cancer risk in Japanese women. *Breast Cancer*, 28（2）: 478-487, 2021.

1. マンモグラフィにおける乳がんリスクの「見える化」
2) マンモグラフィにおける AI診断支援の展望

井上　謙一 湘南記念病院乳がんセンター

マンモグラフィにおいて，最大の目的は乳がんを見つけることである。そのためにカテゴリー分類や乳房構成判定アトラス，CAD（computer-aided detection/diagnosis）などが発達してきた。各マンモグラフィ機器メーカーも，乳がんを発見しやすい画像変換や繊細なコントラスト調整に労力を傾けてきた。しかし，それでも乳がんを漏れなく発見することは困難であり，どうしても偽陰性の問題は発生してしまう。そのため，多くのマンモグラフィを用いた研究論文では，いかにして乳がんを検出するかの検討がなされている。実際に，読影するに当たり，精度を保つため，2人のマンモグラフィ読影認定医による二次読影が必要とされている。他国でも多くは同様の読影方法を採っており，その精度としては，感度77〜87％，特異度89〜97％となっている[1]。

一方で，読影者の負担軽減や人件費の抑制を背景に，CADと呼ばれるマンモグラフィの読影を補助するツールが開発されてきた。CADを用いることで，BI-RADS（Breast Imaging Reporting and Data System）に従って評価することができ，読影者間での読影結果を一致させやすいという利点もある[2]。2008年には，米国の74％の医療機関がCADを利用しており，その利用料が年間4億ドルにのぼるという試算もある[3]。一方で，従来のCADは必ずしも精度を改善させず，むしろ偽陽性を増やしてしまうデメリットを抱えるとの報告も存在している。

そこで，近年，画像認識技術が飛躍的に発展してきた人工知能（AI）を用いて，マンモグラフィから病変を検出する手法が開発されてきた。

例えば，Al-masniらは，YOLOというAIのアルゴリズムを用いて，マンモグラフィから腫瘤を96.33％の精度で検出し，良悪性鑑別を85.52％の精度で分類できたと報告している[4]。

Kooiらは，既存のCADよりも，AIの技術である畳み込みニューラルネットワークを用いた方が認識率は高いと報告しており[5]，実際に，商用AI-CADも2017年頃から登場している。今後CADの多くはAI-CADがとって代わり，その精度を向上させていくと思われる。そして，それを人間の目に「見える化」することで，より多角的な見え方を提示する可能性が秘められている。そのいくつかの例を提示していく。

病変の見える化

われわれは，神奈川県内の乳がん診療に携わっている医療機関で構成される研究グループKBOG（Kanagawa Breast Oncology Group）において，多施設共同研究による臨床試験「畳み込みニューラルネットワークを用いた，マンモグラフィの自動読影判定に関する多施設共同研究」を立ち上げた[6]。この研究では，神奈川県内の9施設から1000例を超える症例を集積し，AIに学習させた。また，このシステムをインターネット上に構築し，悪性を疑う部分を赤く光らせることで病変の検出をサポートできるAIを，世界中どこでも利用できるようにした（図1，ただし，現在は研究段階であり，利用できるのはKBOGメンバーのみとしている）。

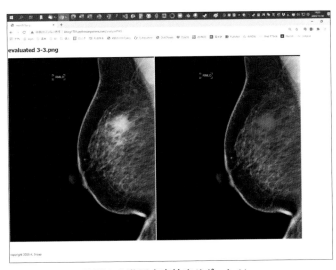

図1　KBOGが開発した乳房病変検出サポートAI

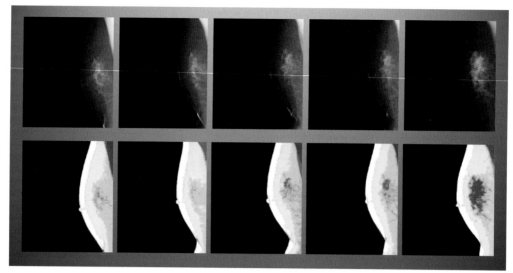

図2　同一患者におけるマンモグラフィ画像の経過的変化
　　a：マンモグラフィ画像
　　b：乳腺の輝度値を層別化したカラーマップ

さらに，同様の技術を用いて，CSPOR-BC（Comprehensive Support Project for Oncological Research of Breast Cancer）による臨床試験「ディープラーニングを用いたコンピューター自動診断システム（DLADS）の性能評価試験」を立ち上げた[7]。この研究では，日本全国からマンモグラフィ画像を，病変の位置を示すアノテーション画像も含めて多数収集，AIで解析した。中間解析結果については，2022年2月5日に行われた，第31回日本乳癌画像研究会の特別企画「マンモグラフィ読影—JAPAN AI-CADのある未来〜DLADS中間報告〜」において，「DLADSの中間解析結果と乳房構成AIの中間解析結果」として報告した。さらに，2022年6月30日に行われた第30回日本乳癌学会学術総会のシンポジウム6「乳癌画像診断におけるAIの開発動向について」において最終結果報告を行った。

比較読影の見える化

マンモグラフィの精度を上げる方法の一つとして，比較読影がある。例えば，今回のマンモグラフィで腫瘤を疑う所見を認めた場合，過去画像と比較することでカテゴリー分類が変化することがある。以前には認めなかった場合は新出病変の可能性が高く，反対に，以前からサイズに変化がなかった場合は良性の可能性が高いと判断できる。

図2上段のマンモグラフィ画像は，同一の患者をほぼ毎年検査した画像を並べている。これだけだと病変ははっきりせず，かろうじて最後のマンモグラフィで背景濃度が上昇していることが見て取れる。実際に，この症例は広範囲な非浸潤性乳管癌と診断された。

しかし，これをAIを用いて乳腺の輝度値を層別化したカラーマップに置き換えてみると（**図2下段**），数年前から少しずつ乳腺の背景濃度が上昇しているのが明らかである。

人間の網膜には明度に反応する杆体と，色調に反応する錐体が存在する。網膜の95％は杆体で占められているため，明暗には敏感であるが，色調には鈍感である。医用画像はグレースケール化することで微妙な明暗の差を見やすくし，同時に画像のサイズを減少させている。しかし，明暗の差がわずかであった場合，人間の目にはその差を検出することが困難な場合も存在する。そこで，手法の一つとして，**図2下段**のカラーマップのように層別化することで，明暗の差のコントラストをより明瞭にし，見える化することもできうる。

これは言い換えると，われわれは読影する際に，マンモグラフィ画像の持つポテンシャルを十分に活用できていないのかもしれないという可能性が考えられる。同時に，見える化した上で比較読影を行うことで，乳腺や腫瘤の背景濃度の上昇を追うことができ，より早期に病変の存在を推定できるようになる可能性も示唆される。

読影優先順位の見える化

AI-CADの特殊例として，乳がんが存在している可能性をマンモグラフィ画像ごとに数値で評価し，その数値に従ってマンモグラフィを読影する順番をソートすることで，乳がんの可能性を「見える化」するものもある。これは，トリアージ型CAD（CADt）と呼ばれ，乳がんの疑いが高い画像から読影することで，読影医の集中力が効率良く活用され，結果的に精度や読影速度が改善すると言われている。

ドイツで開発されたAI-CADである"Vara"[8]は，さらにそれを進め，明らかな正常乳腺画像を抽出，除外し，疑いのある病変のみを医師に提示する（**図3**）。そうすることで医師が読影できる枚数が増え，集中力も持続する。Varaは119万枚ものマンモグラフィ画像を用いて構築されており，システム単体で感度84.2％，特異度89.5％の精度を持つ。また，読影医が利用することで，感度を2.6％，特異度を1％向上させたと報告している。さらに，63％のトリアージ性能も果たしている。

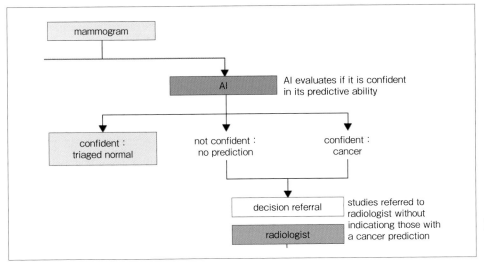

図3　Varaのトリアージフロー
　　チャート
（参考文献8）より引用転載）

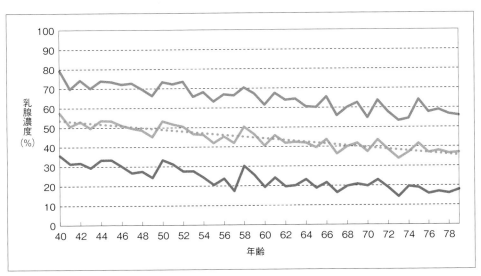

図4　年齢ごとのdence breastの
　　程度のグラフ
実線は平均濃度±1SDの範囲。
破線は近似直線。

乳房構成の見える化

　高濃度乳房（dense breast）問題の最新動向に関しては，本企画の別稿で詳細に述べられているためここでは詳細には記載しないが，乳房内の脂肪組織をベースとしたdense breastの程度を，AIを用いて定量化した報告[9]がある。これを用いて年齢ごとのdense breastの程度をグラフとして「見える化」し，2019年11月8〜9日に行われた第29回日本乳癌検診学会学術総会のシンポジウム2「乳がん検診はAIとどのように関わっていくのか」にて報告した（図4）。

　この結果からは，dense breastの割合は閉経にかかわらず，加齢に伴い直線的に低下していく可能性が示唆されている。

◎

　マンモグラフィ画像だけでも，AIをベースとした手法を用いることで，さまざまな角度から検証することが可能となる。これらを組み合わせることで，今まで人間の目には明らかではなかったマンモグラフィ画像の持つポテンシャルを十分に引き出し，より精度を向上させることができうると思われる。

●参考文献
1）Ribli, D., Horváth, A., Unger, Z., et al. : Detecting and classifying lesions in mammograms with Deep Learning. Sci. Rep., 8（1）: 4165, 2018.
2）Timmers, J.M.H., van Doorne-Nagtegaal, H.J., et al. : A dedicated BI-RADS training programme : Effect on the inter-observer variation among screening radiologists. Eur. J. Radiol., 81（9）: 2184-2188, 2012.
3）Lehman, C.D., Wellman, R.D., Buist, D.S., et al. : Diagnostic Accuracy of Digital Screening Mammography With and Without Computer-Aided Detection. JAMA Intern. Med., 175（11）: 1828-1837, 2015.
4）Al-masni,M.A., Al-antari, M.A., Park, J.M., et al. : Detection and classification of the breast abnormalities in digital mammograms via regional convolutional neural network. 2017. Ann. Int. Conf. IEEE Eng. Med. Boil. Soc., 2017 : 1230-1233, 2017.
5）Kooi, T., Litjens, G., van Ginneken, B., et al. : Large scale deep learning for computer aided detection of mammographic lesions. Med. Image Anal., 35 : 303-312, 2017.
6）井上謙一：乳がん検診でAIをどのように使えばよいのか AIによるマンモグラフィの病変検出. 日本乳癌検診学会誌, 30（2）: 131-136, 2021.
7）Yamaguchi, T., Inoue, K., Tsunoda, H., et al. : A deep learning-based automated diagnostic system for classifying mammographic lesions. Medicine (Baltimore), 99（27）: e20977, 2020.
8）Leibig, C., Brehmer, M., Bunk, S., et al. : Combining the strengths of radiologists and AI for breast cancer screening : A retrospective analysis. Lancet Digit Health, 4（7）: e507-e519, 2022.
9）井上謙一，川崎あいか，小清水佳和子，他：ディープラーニングを用いたdense breastの自動定量化に関する検討. 日本放射線技術学会雑誌, 77（10）: 1165-1172, 2021.

1. マンモグラフィにおける乳がんリスクの「見える化」
3）造影マンモグラフィと乳がんリスク

結縁　幸子　神鋼記念病院乳腺科

　乳がんのスクリーニング検査として世界中の多くの女性がマンモグラフィ（以下，MG）検査を受ける。そして，ある女性がデンスブレストであると判明する。デンスブレストでは，MG検査における乳がん検出率が低下するリスクだけではなく，デンスブレストそのものが乳がん発症のリスク要因となることも知られている[1]。デンスブレストの女性は，2つの異なる観点で乳がんに関連するリスクを有している。ある女性に明らかとなった"デンスブレスト"がはらむリスクに対し，医療者はどのように対応したらいいのか。この問題に対し提案できる新しい検査方法が登場した。造影マンモグラフィ（contrast-enhanced mammography：CEM）である。

デンスブレストとCEM

　CEMの原理である"エネルギーサブトラクション技術"は，正常乳腺濃度を消し去ることで乳腺内の造影病変を検出することが可能になる。図1に，ヨードのX線吸収曲線を示す。人体構造と異なり，ヨードは33.2keV付近にk吸収端を持つ。CEMでは，ヨード系造影剤を静注後，k吸収端の上下2種類の異なるX線エネルギー（低管電圧・高管電圧）でMGを撮影し，それらを差分して差分画像（recombined image：Recom）を作成する（図2）。低管電圧画像（low-energy image：LE）は従来の2D-MGとほぼ同等の画質であり，2D-MGの代用となる。Recomでは，造影効果のない乳腺実質の濃度が消し去られ，ヨード系造影剤のコントラストが強調される（図3）。たとえ，デンスブレストであったとしてもRecomの診断能には影響せず，デンスブレスト対策としても威力を発揮することができる。

　CEMではLEとRecomの両方を読影に使用する。LEで乳房構成の評価やMG本来の形態診断を行い，Recomでは血流情報を直接的に付加し，造影MRIに近い乳がん検出能を提供することができる。多数の研究結果により，CEMが2D-MGよりも優れた乳がん診断能を有していることが示されている[2]。Cozziら[3]によるシステマティックレビューとメタアナリシスは，60の研究（約1万1000人分）を含み，結論として，CEMは高い乳がん検出能を示した。乳がん検出能のROC解析によるAUCは0.94と高く，オーバーオールの感度は95％，特異度は81％と良好である。個々の研究や文献では，デンスブレストにおける診断，検診MGのリコール症例（FADや構築の乱れ，石灰化など）に対する診断，乳がん術前広がり診断，術前化学療法の効果判定，乳房温存術後の経過観察，中間〜高リスク群のスクリーニング，MRI禁忌症例の精査など，さまざまなシナリオにおいてCEMが使用され，その有用性・実用性の高さが報告されている[2]。

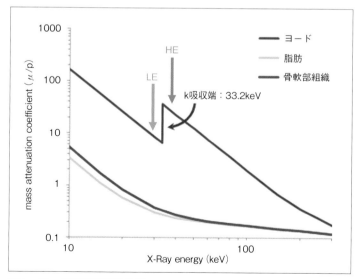

図1　ヨードのX線吸収曲線
人体構造と異なり，ヨードは33.2keV付近にk吸収端を持つ。CEMではk吸収端の上下2種類の異なるX線エネルギー（低管電圧：LE，高管電圧：HE）が撮影に用いられる。

〈0913-8919/22/￥300/論文/JCOPY〉

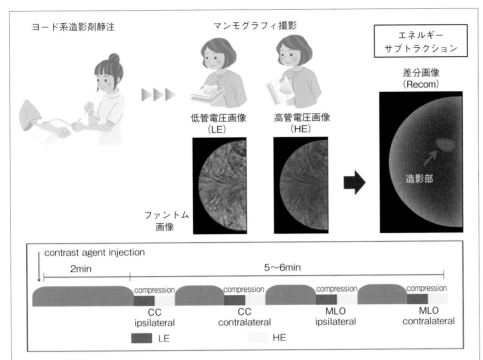

図2　CEMの検査方法
ヨード系造影剤を静注後，2種類のX線エネルギー（LE，HE）を用いて連続的にマンモグラフィを撮影し，それらを差分するとヨード系造影剤のコントラストを強調した画像（Recom）を作成できる。この技術をエネルギーサブトラクション技術と呼ぶ。下段はCEMの標準的な検査プロトコールである。

（図中ラベル：ヨード系造影剤静注／マンモグラフィ撮影／エネルギーサブトラクション／低管電圧画像（LE）／高管電圧画像（HE）／差分画像（Recom）／造影部／ファントム画像／contrast agent injection／2min／5〜6min／compression／CC ipsilateral／CC contralateral／MLO ipsilateral／MLO contralateral／LE／HE）

乳がん発症中間〜高リスク群に対するスクリーニング検査としてのCEM

　米国の場合，乳がん発症リスクは *BRCA 1/2* 遺伝子変異陽性に限らず，乳がん既往歴やデンスブレスト・濃厚家族歴などを含むリスクアセスメントツールモデルを用いて評価される。リスクに応じた層別化検診として，*BRCA* 遺伝子変異陽性者などの乳がん発症生涯リスクが20％以上の高リスクグループ，若年期（10〜30歳）に胸部放射線治療歴がある女性に対して造影MRIによるスクリーニングが推奨されている。一方，2021年のNCCNガイドラインでは，造影MRI実施困難な場合の代替方法としてCEMが推奨されるようになった[4]。加えて，費用対効果比の観点から造影MRIが推奨されない中間リスク群（発症リスク15〜20％：乳がん既往歴，乳がん濃厚家族歴，デンスブレスト）に対しても，CEMによるスクリーニングが注目されるようになった。

　これまでの報告によると，中間リスク群におけるCEMの診断能は感度90.5％であり，2D-MGの感度52.4％を大きく上回った[5]。中間〜高リスク群における

CEMと造影MRIの診断能の比較では，307人中，造影MRIの乳がん検出が3人，CEMの乳がん検出が2人，特異度は造影MRIが94.1％，CEMが94.7％の結果であった[6]。また，中間リスク群におけるCEMの乳がん検出率は15.5人/1000人で，造影MRIと同等であった[7]。超音波検査（以下，US）との比較では，CEMの特異度40％はUSの特異度8％を大きく上回る[8]。スクリーニング検査としてのCEMは，2D-MG＋USよりも診断能が高く，造影MRIよりも効率性と経済性が優れる。CEMが諸外国で有望視される理由である。

　さらに，昨今，CEMガイド下生検の技術開発が実現した。欧米では，MRI-detected lesionに対するMRIガイド下生検のニーズが高いが，効率性や経済性の面でハードルが高く，CEMガイド下生検の技術開発への期待が大きかった。乳がん発症中間〜高リスク群に対するスクリーニング検査としてのCEM導入の動きを背景に，今後，世界各国でCEMガイド下生検が普及する可能性があるだろう。

CEMにおけるBPE

　造影MRIと同様に，CEM検査でも

BPE（background parenchymal enhancement）が出現する。Soganiら[9]は，CEMにおけるBPEレベルが造影MRIにおけるBPEレベルと同程度であることを報告し，CEMにおけるBPE増強の要因として，閉経前，デンスブレスト（extremely dense），BPE減弱の要因として，閉経後，放射線治療後，ホルモン療法（タモキシフェンなど）を挙げている。閉経前女性の月経周期とCEMにおけるBPEレベルの関係性の有無については，文献上意見が分かれているが，Zhaoら[10]は，CEMにおけるBPEレベルの月経周期による変動を報告し，造影MRIと同様に月経周期8〜14日にCEMを実施することが望ましいとしている。自施設の経験からも，造影MRIと同様，CEMの診断を最も悩ませる要素はBPEであり，BPEは閉経前女性ではほぼ必発である（**図4**）。自施設のCEMによる乳がん術前広がり診断能の成績では，moderate〜marked BPEレベル群における診断能は，minimal〜mild BPEレベル群の診断能に比し明らかに低下した[11]。CEMの診断において，BPE対策は重要な課題の一つであると考えている。

　先日，ACRよりBI-RADS MGの補足という形で，CEM読影に対する新し

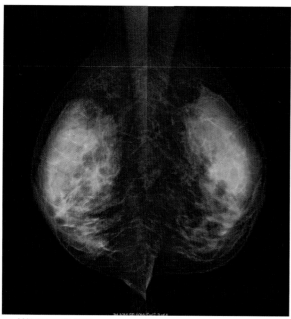
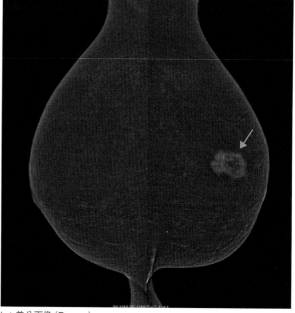

a：低管電圧画像（LE）　　　　　　　　　　　　　　　　　　b：差分画像（Recom）

図3　65歳，閉経後女性，左浸潤性乳管癌，luminal-B like タイプ
　　CEMのLE（a）では，乳房構成は不均一高濃度，左乳房Mに辺縁不整な腫瘤の存在を疑うが，背景乳腺濃度との濃度差が少なく確信度が高くない。Recom（b）では，正常乳腺濃度がきれいに消失している。BPEはminimalレベルで，LEにて腫瘤を疑った左乳房Mに辺縁不整な造影腫瘤が描出され（↓），rim enhancementを呈する。lesion conspicuity（病変の目立ちやすさ）はhighでよいだろう。

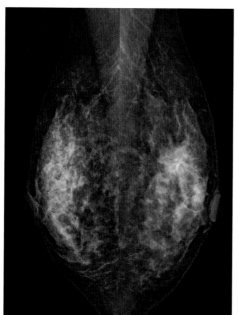
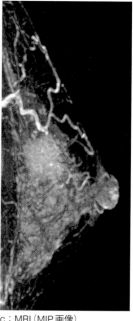

a：低管電圧画像（LE）　　　　　　　　　　b：差分画像（Recom）　　　　　　　　c：MRI（MIP画像）

図4　39歳，閉経前女性，左浸潤性乳管癌，luminal-B like タイプ
　　CEMのLE（a）で乳房構成は不均一高濃度，左乳房Mにスピキュラを伴う腫瘤が認められる。Recom（b）ではスピキュラを伴う内部不均一な腫瘤が明瞭に造影されているが（↓），moderateレベルのBPEが鱗雲状に出現しており，病変の広がり診断を難しくしている。lesion conspicuity（病変の目立ちやすさ）はmoderate〜highだろうか。同症例の造影MRIのMIP画像（c）を提示する。造影MRIでも強いBPEが出現していた。

いLexiconが発表された[12]。これまではBI-RADS MGとBI-RADS MRIを組み合わせた評価法が提案されていたが，CEMとMRIから得られる情報が同一ではないため，固有のLexiconが求められていた。このLexiconでは，CEMで得られた画像所見について，①LEのみで認められる所見，②Recomのみで認められる所見，③Recomで随伴する造影効果があるLEの所見，の3つに分類し評価する形式となっている。また②，③では，Lesion Conspicuityという評価項目があり，病変の目立ちやすさをBPEと比較し評価する（図3，4）。CEMではKinetic curve assessmentが困難なため採用された項目と思われる。このCEM Lexiconからも，CEMの診断においてBPEが無視できない重要な評価項目であることがわかる。
　　先述のとおり，乳がん発症中間〜高リスク群に対するスクリーニング検査とし

てCEMの導入が期待される中，BPEと病的造影効果を客観的に区別する手法についての研究成果が望まれる。今のところ，まとまった報告や確立された診断方法はないが，enhancement parameterに関する研究，radiomics・人工知能（AI）の導入に関する研究が増加している。

CEMにおける
BPEと乳がんリスク

　造影MRIにおけるBPEレベルの強さは，乳がんリスクの高さとの関連性が報告されている[13], [14]。CEMにおいても造影MRIと同様にBPEが出現することから，CEMのBPEレベルと乳がんリスクとの関連性についての報告が見られる。Sorinら[15]は，516人のスクリーニングまたは診断目的で実施したCEM検査のBPEレベルと乳がん発見率を調査し，

若年者やデンスブレストの女性においてBPEレベルが強い傾向にあること，そして，moderate〜marked BPEレベルの女性では乳がん発見率が高く（オッズ比：2.24，95%CI 1.23〜4.09，p＝0.008），BPEが独立した乳がんリスク因子であることを報告した。CEMでは，LEを用いてデンスブレストか否かを評価することができるが，RecomにおけるBPEレベルの情報を付加することにより，乳がんリスクに対しいっそう適切な層別化を可能とするかもしれない。すなわち，デンスブレストでBPEレベルが強い女性は乳がんリスクが高いが，デンスブレストでもBPEレベルが弱い場合は乳腺組織の活動性は低く，デンスブレストの成因は間質の線維化であり，乳がんリスクは高くないかもしれない[15]。乳がんリスク評価におけるBPEの意義について，さらなる研究が望まれる。

CEMによる
乳がんリスク評価の展望

　これまで述べたように，CEMは単独で，"デンスブレスト"と"BPEレベル"に関連する乳がんリスク評価が可能である。CEMは造影MRIと比較し，検査のアクセシビリティが良く，安価かつ短時間で実施できる検査であるほか，被検者の忍容性も高いことが報告されている[2], [16]。効率性と経済性に優れることから諸外国で実用化が進んだCEMは，乳がんリスクに対する層別化においても一翼を担うかもしれない。残念ながら，現在もなお日本国内でCEMは臨床使用できない。日本の医療現場でもさまざまな観点からリスク・ベネフィットに関してもう少し敏感になり，諸外国と同様に賢くCEMを導入できればと思う。

●参考文献
1) Pettersson, A., Graff, R.E., Ursin, G., et al. : Mammographic density phenotypes and risk of breast cancer : A meta-analysis. J. Natl. Cancer Inst.,106 (5) : 1-11, 2014.
2) Jochelson, M.S., Lobbes, M.B.I. : Contrast-enhanced mammography : State of the art. Radiology, 299 (1) : 36-48, 2021.
3) Cozzi, A., Magni, V., Zanardo, M., et al. : Contrast-enhanced mammography : A systematic review and meta-analysis of diagnostic performance. Radiology, 302 (3) : 568-581, 2022.
4) National Comprehensive Cancer Network Clinical Practice Guidelines in Oncology (NCCN Guidelines®). Breast Cancer Screening and Diagnosis. Version: 1.2021 https://www.nccn.org/guidelines/category_2
5) Sorin, V., Yagil, Y., Yosepovich, A., et al. : Contrast-enhanced spectral mammography in women with intermediate breast cancer risk and dense breasts. Am. J. Roentgenol., 211 (5) : W267-W274, 2018.
6) Jochelson, M.S., Pinker, K., Dershaw, D.D., et al. : Comparison of screening CEDM and MRI for women at increased risk for breast cancer : A pilot study. Eur. J. Radiol., 97, 37-43, 2017.
7) Sung, J.S., Lebron, L., Keating, D., et al. : Performance of dual-energy contrast-enhanced digital mammography for screening women at increased risk of breast cancer. Radiology, 293 (1) : 81-88, 2019.
8) Klang, E., Krosser, A., Amitai, M.M., et al. : Utility of routine use of breast ultrasound following contrast-enhanced spectral mammography. Clin. Radiol., 73 (10) : 908.e11-908.e16, 2018.
9) Sogani, J., Morris, E.A., Kaplan, J.B., et al. : Comparison of Background Parenchymal Enhancement at Contrast-enhanced Spectral Mammography and Breast MR Imaging. Radiology, 282 (1) : 63-73, 2017.
10) Zhao, S., Zhang, X., Zhong, H., et al. : Background parenchymal enhancement on contrast-enhanced spectral mammography : Influence of age, breast density, menstruation status, and menstrual cycle timing. Sci. Rep., 10 (1) : 8608, 2020.
11) Yuen, S., Monzawa, S., Gose, A., et al. : Impact of background parenchymal enhancement levels on the diagnosis of contrast-enhanced digital mammography in evaluations of breast cancer : Comparison with contrast-enhanced breast MRI. Breast Cancer, 29 (4) : 677-687, 2022.
12) Contrast Enhanced Mammography (CEM) 2022 (A supplement to ACR BI-RADS® Mammography 2013). https://www.acr.org/Clinical-Resources/Reporting-and-Data-Systems/Bi-Rads
13) Dontchos, B.N., Rahbar, H., Partridge, S.C., et al. : Are qualitative assessments of background parenchymal enhancement, amount of fibroglandular tissue on MR images, and mammographic density associated with breast cancer risk? Radiology, 276 (2) : 371-380, 2015.
14) King, V., Brooks, J.D., Bernstein, J.L., et al. : Background parenchymal enhancement at breast MR imaging and breast cancer risk. Radiology, 260 (1) : 50-60, 2011.
15) Sorin, V., Yagil, Y., Shalmon, A., et al. : Background parenchymal enhancement at contrast-enhanced spectral mammography (CESM) as a breast cancer risk factor. Acad Radiol., 27 (1) : 1234-1240, 2020.
16) Zanardo, M., Cozzi, A., Trimboli, R.M., et al. : Technique, protocols and adverse reactions for contrast-enhanced spectral mammography (CESM) : A systematic review. Insights Imaging, 10 (1) : 76, 2019.

2. 超音波診断装置における乳がんリスクの「見える化」
1）リスクに基づいた乳房超音波検査の現状

白岩 美咲 香川県立中央病院乳腺センター

乳がん検診は，これまで多くは，一定の年齢層を対象に一定の間隔で行うという画一的な方法であった。しかし，近年，さまざまな乳がん発症リスクを念頭に置いたリスク層別化乳がん検診への関心が高まっており，多くの国で研究が行われている[1]。リスク層別化乳がん検診がエビデンスに基づいて確立されれば，偽陽性や過剰診断などの不利益を最小限に抑えつつ，費用対効果に優れ，検診の有益性を最適化した非常に有用な検診となりうると考えられる。これまでの乳がん検診は，死亡率減少効果が唯一証明されたマンモグラフィで行われている。リスク層別化乳がん検診においても，マンモグラフィは大きな柱であると考えられる一方，乳がん発症リスクが高い女性については，補完する，あるいは異なる画像技術の使用について検討されており，乳房超音波検査が新たな役割を果たす可能性がある。また，マンモグラフィにおける乳腺濃度のように，乳房超音波検査で評価する乳がん発症リスク因子が今後出てくる可能性があると思われる。乳房超音波検査が果たす役割は大きいと考えられる。

J-START に見る リスク層別化乳がん検診 と乳房超音波検査

世界各国においては，いくつかのリスク層別化乳がん検診のトライアルが進められているが，全国レベルの検診データベースの構築がないわが国においては，同種のトライアルはきわめて困難である。ただし，2007年に開始された，無症状の40歳代の日本人女性を対象とした，検診マンモグラフィに乳房超音波検査を併用した乳がん検診の成績を比較する，参加登録者7万6196名の大規模なランダム化比較試験「乳がん検診における超音波検査の有効性を検証するための比較試験（Japan Strategic Anti-cancer Randomized Trial：J-START）」[2]については，乳がん罹患率が高く，高濃度乳房比率の高い年代である40歳代の日本人女性に対して，マンモグラフィにそれを補完するモダリティである超音波検査を加えたリスク層別化乳がん検診の研究と解釈することが可能との考え方がある[3]。

J-START の初回検診の結果では，がん発見数・発見率は，マンモグラフィ群（以下，MG群）（117例，0.33％）vs. マンモグラフィ＋超音波群（以下，MG＋US群）（184例，0.5％）で，MG＋US群で有意に高く，中間期乳がんはMG群（35例，0.1％）vs. MG＋US群（18例，0.05％）で，MG＋US群で有意に低かった。乳がん発見感度は，MG群（77％）vs. MG＋US群（91.1％）で，MG＋US群で有意に高かった。また，浸潤性乳がんに関しては，発見がん数は，stage Ⅱ以上がMG群（38例）vs. MG＋US群（37例）であったのに対して，stage Ⅰでは，MG群（48例）vs. MG＋US群（93例）と大きな違いが認められた[2,4]。さらに，二次解析で行われた乳腺濃度別の乳がん発見感度では，高濃度乳房でMG群（69％）vs. MG＋US群（93％），非高濃度乳房でMG群（61％）vs. MG＋US群（93％）であり，高濃度乳房のみでなく，非高濃度乳房においてもMG＋US群での感度が有意に高かった[5]。これらの結果からは，乳がん死亡率の減少効果の有無については，長期間の追跡が必要となるが，40歳代の日本人女性に対して，マンモグラフィを補完するモダリティとして，乳房超音波検査が将来の死亡率減少に寄与する可能性が十分に期待できるものであると考えられた。

一方，検診の不利益として偽陽性があるが，J-START の初回検診の結果では，要精検者数はMG群（3153例，8.8％）vs. MG＋US群（4647例，12.6％）で，MG＋US群で1.5倍に上昇し，特異度はMG群（91.4％）vs. MG＋US群（87.7％）で，MG＋US群で有意に低下した[2,4]。リスク層別化乳がん検診の考えにおいても，検診の利益と不利益のバランスは必須であり，乳房超音波検査をマンモグラフィを補完するモダリティとして使用する際には，総合判定などによって特異度を向上させることが必要と考えられる。費用対効果の面においても，特異度を向上させることにより，超音波検査併用検診がマンモグラフィ単独検診より良好となる可能性が報告されている[6]。

高濃度乳房における 乳房超音波検査

世界で行われているリスク層別化乳がん検診のトライアルにおいて，マンモグラフィの乳腺濃度はリスク決定因子とされている。マンモグラフィで高濃度乳房であることは，マスキング効果による乳がんの検出感度の低下に加え，乳がん発症リスクが増加する独立した危険因子であることが知られている[7]。リスク因子であるにもかかわらずマンモグラフィでの検出感度が低いことより，高濃度乳房において，代替あるいは補完するモダリティが検討されるが，乳がん死亡率減

〈0913-8919/22/¥300/ 論文 /JCOPY〉

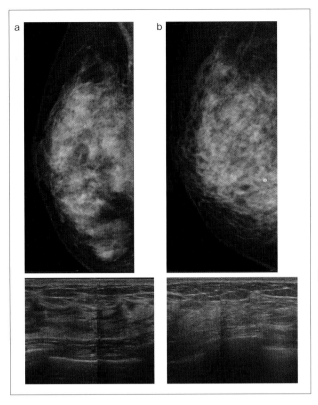

図1　高濃度乳房における組織構成の違い
高濃度乳房のマンモグラフィと超音波画像。いずれもマンモグラフィでは高濃度乳房であるが，超音波画像では，bはaと比較して，腺組織が少なく，間質の線維組織が多くなっている。

少効果のある検査法は現在のところ証明されていない。

一方，乳房超音波検査は低侵襲でもあり，マンモグラフィを補完するモダリティの候補として第一に挙げられることが多い。超音波検査の追加にて，がん発見数・発見率の増加や中間期がんの減少が示され，マンモグラフィ検診の補完としての有益性に言及している研究は多いが，同時に超音波検査では偽陽性率が高いこと，検査施行者への依存性が高いこと，検査・読影の時間や労力の負担が大きいことなどが不利益として挙げられている。解決策としては，超音波検査におけるcomplicated cystのカテゴリー変更や，読影医師が時間の経過とともに，乳がんの検出を減らすことなく偽陽性を減らせるよう学習し，適応してくることにより，偽陽性は減らすことができるとの報告もある[8]。また，検査施行者への依存性に関しては，従来のハンドヘルドの超音波検査に代わり，ABUS（automated breast ultrasound screening）に言及あるいは使用している報告も多い。ABUSでは，画像は自動で乳房全体を網羅したボリュームデータとして取得されており，ハンドヘルドの欠点である再現性・客観性が補われると考えられている。ABUSの乳がん検出能は，ハンドヘルドと同等という報告

が多いが，C'区域の病変の検出がしづらいことは念頭に置く必要がある。また，多量のボリュームデータを有することにより読影時間の延長が懸念されるが，人工知能（AI）などの活用が待たれるところである。

繰り返しになるが，乳房超音波検査の高濃度乳房における乳がん死亡率減少効果は証明されていない。しかし，日本の超音波検査技術は高いこと，装置が進化し，画質の向上が認められること，また，日本人の乳房の大きさは小さめであること，超音波検査は低侵襲で簡便であり，頻回の検査が可能であること，検査費用が比較的安価であることを鑑みると，高濃度乳房におけるマンモグラフィを補完するモダリティとして，乳房超音波検査の果たす役割は無視できないのではないかと考えられる。

超音波検査で評価する乳がんリスク予測因子

マンモグラフィで評価する乳がんリスク予測因子として乳腺濃度があるが，これまで超音波検査で評価する乳がんリスク予測因子として確立されたものはない。マンモグラフィでは，乳腺実質は周囲の脂肪組織に比べX線透過性が低く，これらの組織構成がコントラストとして反

映されている[7]。しかし，腺組織と間質の線維組織の区別がマンモグラフィでは困難であるため，類似した乳腺濃度であったとしても，一方は小葉が発達した腺組織が豊富な乳腺（**図1a**），他方は小葉が退縮した間質の線維組織に置き換わった乳腺（**図1b**）の可能性がある。Leeら[9]は，これらは超音波検査では区別できるとして，超音波画像上で，乳腺実質（線維腺組織）内の腺組織の割合が25％未満のminimal，25％以上50％未満のmild，50％以上75％未満のmoderate，75％以上のmarkedの4つに分類し，マンモグラフィで高濃度乳房であった8483人の女性において，レトロスペクティブに行った研究を報告している。結果であるが，moderateおよびmarkedは，minimalおよびmildに対して，がんリスクの増加と関連しており，また，腺組織と小葉の退縮については，超音波画像上での腺組織の割合が多い方が小葉の退縮の程度が少なく，逆相関しているというものであった。この結果は，超音波検査で評価する腺組織成分の割合が，高濃度乳房女性における乳がんリスク予測因子の可能性があることを示唆しており，今後のさらなる検討が待たれるところである。

●参考文献
1) Harkness, E.F., et al. : Risk-based breast cancer screening strategies in women. Best Practice & Research Clinical Obstetrics and Gynaecology, 65 : 3-17, 2020.
2) Ohuchi, N., et al. : Sensitivity and specificity of mammography and adjunctive ultrasonography to screen for breast cancer in the Japan Strategic Anti-cancer Randomized Trial（J-START）: A randomised controlled trial. Lancet, 387（10016）: 341-348, 2016.
3) 植松孝悦 : リスク層別化乳がん検診. 日本乳癌検診学会誌, 30（1）: 39-45, 2021.
4) 鈴木昭彦, 他 : J-STARTの解釈と個別化検診への応用. 日本乳癌検診学会誌, 26（1）: 8-11, 2017.
5) Harada-Shoji, N., et al. : Evaluation of Adjunctive Ultrasonography for Breast Cancer Detection Among Women Aged 40-49 Years With Varying Breast Density Undergoing Screening Mammography : A Secondary Analysis of a Randomized Clinical Trial. JAMA Netw. Open, 4（8）: e2121505, 2021.
6) 大貫幸二 : 費用効果分析からみた超音波併用乳がん検診の精度管理と個別化. 日本乳癌検診学会誌, 26（1）: 30-34, 2017.
7) BQ17. マンモグラフィの乳房構成は乳癌発症リスクと関連するか? 日本乳癌学会編 : 乳癌診療ガイドライン2 疫学・診断編2018年版. pp86-87, 金原出版, 東京, 2018.
8) Butler, R.S., et al. : Screening Breast Ultrasound : Update After 10 Years of Breast Density Notification Laws. Am. J. Roentgenol., 214（6）: 1424-1435, 2020.
9) Lee, S.H., et al. : Glandular Tissue Component and Breast Cancer Risk in Mammographically Dense Breasts at Screening Breast US. Radiology, 301（1）: 57-65, 2021.

2. 超音波診断装置における乳がんリスクの「見える化」

2）乳房超音波検査における AI診断支援の現状と将来展望

藤岡　友之＊1, 2／森　　美央＊2／山鹿　絵美＊2
八嶋　夕絵＊2／久保田一徳＊2, 3

＊1 東京医科歯科大学大学院医歯学総合研究科先端人工知能医用画像診断学講座
＊2 東京医科歯科大学放射線診断科　＊3 獨協医科大学埼玉医療センター放射線科

近年，科学技術の進歩とともに人工知能（AI）がめざましく発展している。乳房超音波領域でも，AIに関する研究が盛んに行われており，すでに臨床で実用可能な画像診断AIが開発されている。本稿では，乳房超音波領域におけるAIの研究動向を概説した後，本邦で初めて医薬品医療機器総合機構（以下，PMDA）に承認を受けた，乳房超音波画像から乳がんの検出支援を行うAIシステムを紹介する。

乳房超音波領域の AIの研究動向

近年，AIによる医用画像診断の領域では，ディープラーニングと呼ばれるニューラルネットワークの技術を用いた研究が盛んに行われている。画像分類，物体検出，セグメンテーション，画像生成といった分野で成果が出ており，これらを乳がん画像診断領域へ臨床応用することが期待されている。最近はハイスペックなPCが手ごろな価格で入手できるようになったことや，インターネットや書籍などによる学習コンテンツが充実してきたこともあり，以前と比べると研究しやすい環境が整ってきている。

筆者のグループでは，これまでディープラーニングを用いた画像分類についての研究を行い，「乳房超音波で検出された腫瘤の良悪性鑑別」[1]「乳房超音波エラストグラフィにおける腫瘤の悪性鑑

別」[2]「超音波における乳がんの腋窩リンパ節転移の良悪性鑑別」[3] などの診断精度の検証を行ってきた。

「乳房超音波で検出された腫瘤の良性鑑別」の研究では，ディープラーニング（GoogLeNet-BNを使用）による診断は，感度95.8％，特異度87.5％，AUC＝0.913であり，放射線科医と同等以上の診断パフォーマンスを示すことがわかった。また，「乳房超音波エラストグラフィにおける腫瘤の悪性鑑別」の研究では，ディープラーニング（DenseNet169を使用）による診断は，感度85.7％，特異度78.9％，AUC＝0.898であり，放射線科医の視覚評価による診断よりも高い診断パフォーマンスを示すことが証明された。さらに，「超音波における乳がんの腋窩リンパ節転移の良悪性鑑別」の研究をディープラーニング（Xceptionを使用）で行った。診断結果は感度94％，特異度88％，AUC＝0.966であり，放

射線科医と同等以上の診断精度を示した（図1）。初学者はAIの診断支援を加えることで，読影成績が有意に上昇することもわかった。

また，近年は，AIの技術を画像生成に用いることも期待されている。画像生成とは，AIが本物そっくりの仮想画像を作成することである。われわれは，約1000枚の超音波画像を収集し，敵対的生成ネットワーク（GAN）という技術を使い仮想画像の作成を行い，専門医でも見間違えるような生成画像を作成することに成功した[4]（図2）。

医用画像は個人情報が含まれることから，データを収集することや，蓄積することに膨大な時間や費用がかかってしまうことが問題となっている。AIを用いた画像生成技術で作成された質の高い生成画像により，これらの問題を解決することができ，初学者の教育用の画像や，さらにはAIをトレーニングするため

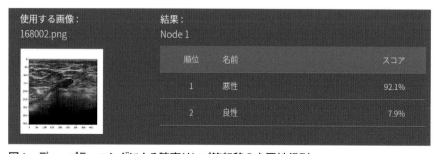

図1　ディープラーニングによる腋窩リンパ節転移の良悪性鑑別
腋窩リンパ節の超音波画像を入力するとディープラーニングが良性，悪性の画像分類を行う。本症例は，悪性（＝転移陽性）の可能性が92.1％であるとディープラーニングは判定している。実際に腋窩リンパ節転移陽性であり，ディープラーニングが正しく診断できていた。

〈0913-8919/22/¥300/論文/JCOPY〉

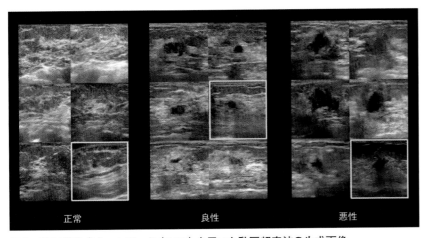

図2 敵対的生成ネットワーク（GAN）を用いた乳房超音波の生成画像
黄色枠で囲まれた画像は本物の画像で，そのほかはすべてGANにより作成された仮想画像である。
見分けが難しいような本物そっくりの画像を作成することができた。

正常　　　　　　良性　　　　　　悪性

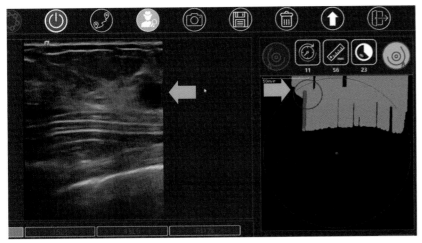

図3 乳房超音波画像から乳がんの検出を支援するAIシステム
左側はBモード画像，右側はAIによるルートマップ・画像解析である。プローブの軌跡はルートマップで表示される。また，乳がんが疑われる部位がある場合はリアルタイムに関心領域としてイメージ画面に表示されるとともに，ルートマップ上に病変の位置が記録される（➡で示す関心領域が病変候補である）。

の仮想画像を作成することも可能となるかもしれない。

このように，乳房超音波領域におけるAIの研究は日々進歩しており，今後は実臨床で使用可能なさまざまなAIが世の中に出回ると思われる。医療者がAIをよく知り，上手に使いこなさないといけない時代が近い将来訪れるかもしれない。

乳房超音波画像から乳がんの検出支援を行うAIシステム

まだ広くは知られていないと思われるが，2020年11月24日に，本邦で初めて乳房超音波画像診断用のAIシステムがPMDAの承認を受けていた。TaiHao Medical社という台湾のメーカーで開発されたAIによる乳房超音波画像から乳がんの検出を支援するシステムで，台湾や米国，中国ですでに承認を受けている。

このシステムは，超音波画像診断装置のプローブの軌跡をルートマップとして表示するとともに，リアルタイムに乳がんが疑われる部位を関心領域としてイメージ画面に表示することが可能である。また，ルートマップ上に病変の候補が記録されるため，効率的に病変を拾い上げることができる（図3）。

日本で行われた臨床試験には，ベテラン医師3名，若手医師3名，臨床検査技師3名の合計9名が参加し，それぞれAIの支援あり，支援なしの状況で，乳房超音波画像の読影を行った。AIの診断支援がない場合は感度83.7%，特異度65.7%，AUC＝0.630，AIの診断支援がある場合は感度95.4%，特異度86.6%，AUC＝0.773であり，AIの診断支援を入れることで診断精度が有意に上昇することがわかった（p＜0.001）。

筆者の知るかぎりでは，本邦でPMDAから承認されている乳房超音波領域のAIシステムはまだ一つだけであるが，米国ではすでに複数のAIシステムが承認されており，さらに，病変の診断支援を行うAIがすでに米国食品医薬品局（FDA）から承認を受けている状況である。本邦でも，今後たくさんの乳房超音波の病変検出や診断を支援するAIシステムが導入されることが予想される。

◎

乳房超音波領域のAIの研究は盛んに行われており，近い将来，AIをうまく使いながら診療しないといけない時代が訪れるであろう。研究や臨床試験の段階では，有能なAIは優れた診断パフォーマンスを発揮し，AIを取り入れることで診断精度が上昇することが示されている。しかしながら，施設ごとに患者層，画像診断装置，検査者，読影者は異なっているので，AIを取り入れた場合にすべての施設で同じように診療の質が向上するのかについてはまだわかっていない。AIを臨床に導入する場合はAIについてよく知り，どのように使ったらいいのかを施設ごとに検討する必要がある。

本稿により，読者がAIについて興味を持ってもらい，研究や臨床の一助になれば幸いである。

●参考文献
1) Fujioka, T., Kubota, K., Mori, M., et al. : Distinction between benign and malignant breast masses at breast ultrasound using deep learning method with convolutional neural network. *Jpn. J. Radiol.*, 37（6）: 466-472, 2019.
2) Fujioka, T., Katsuta, L., Kubota, K., et al. : Classification of Breast Masses on Ultrasound Shear Wave Elastography using Convolutional Neural Networks. *Ultrason. Imaging*, 42（4-5）: 213-220, 2020.
3) Ozaki, J., Fujioka, T., Yamaga, E., et al. : Deep learning method with a convolutional neural network for image classification of normal and metastatic axillary lymph nodes on breast ultrasonography. *Jpn. J. Radiol.*, 2022 （Epub ahead of print）.
4) Fujioka, T., Mori, M., Kubota, K., et al. : Breast Ultrasound Image Synthesis using Deep Convolutional Generative Adversarial Networks. *Diagnostics (Basel)*, 9（4）: 176, 2019.

2. 超音波診断装置における乳がんリスクの「見える化」
3）自動全乳房超音波検査システム（ABUS）の有用性と最近の動向

磯本　一郎　聖フランシスコ病院放射線科

マンモグラフィは乳がん検診において唯一死亡率の減少効果が示されているモダリティであり，本邦でも2000年よりマンモグラフィによる乳がん検診が導入されている。しかしながら，マンモグラフィは乳がんの独立した危険因子とされる高濃度乳房において乳がんの検出能が低下する[1]。このため，このような高濃度乳房に対して，乳房構成に影響を受けにくい超音波検査との併用検診に対する期待が高まっている。世界初・日本発の超音波検査による乳がん検診の有効性を検証するランダム化比較試験であるJ-STARTにより，40歳代女性の乳がん検診において，マンモグラフィに手動で行う超音波検査（hand-held ultrasound：HHUS）を併用することにより，有意に乳がん発見率が上昇し，中間期がんも減少することが報告された[2]。さ

らに，乳房構成にかかわらず，マンモグラフィにHHUSを加えることで，有意に乳がん発見率が上昇することも報告され，マンモグラフィ検診の補助的検査としてのHHUSの有用性が示されている[3]。

一方，HHUSは検査施行者の診断能に依存し，客観性や再現性に乏しいことから，精度管理を行う上では大きなリスクを伴っている。また，多人数の検査をこなさなければならない検診の場において，マンパワー不足や検査施行者の育成に時間を要することも課題である。このため，自動走査で全乳房の画像データを取得することにより，客観性や再現性に乏しいHHUSのリスクを回避できる自動全乳房超音波検査システム（以下，ABUS）が，高濃度乳房に対するマンモグラフィ検診の補助検査として注目されている[4]。

ABUSの検査の実際

ABUS装置は，仰臥位もしくは腹臥位で行う2つのタイプに分けられる。現在は仰臥位で行うタイプが主流であるが，近年，腹臥位で行う装置も臨床応用されている（図1）。当院のABUS装置は，仰臥位で行うGE社製「Invenia ABUS」である。プローブは通常のHHUSと比較し，約15cm幅と非常にワイドなことが特徴で，1断層面で広い範囲を描出することが可能である（図2）。このプローブが自動的に約17cm移動し，一度に広範囲の三次元データを取得する。通常は，片側乳房につき正面（AP），外側（LAT），内側（MED）の3回のスキャンが推奨されているが，乳房のサイズによっては追加スキャンが必要な場合もある（図3）。1回のスキャン時間は30秒程度で，位置決めを含め両側乳房に対する検査時間は10〜15分程度である。得られた三次元画像データは専用のワークステーション（以下，WS）へと転送され，WS上で読影を行う。このように

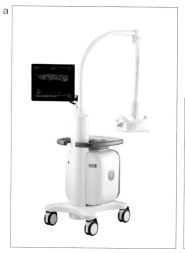
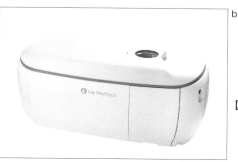

図1　自動全乳房超音波システム
a：仰臥位式。Invenia ABUS R2.0
　（画像提供：GEヘルスケア・ジャパン株式会社）
b：腹臥位式。COCOLY
　（画像提供：株式会社Lily MedTech）

〈0913-8919/22/￥300/論文/JCOPY〉

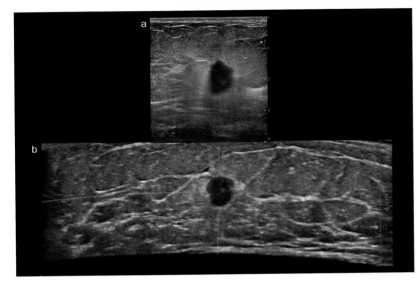

図2　HHUSとABUSの撮像範囲の違い
　　　（同一症例）
　　　a：HHUS
　　　b：ABUS
　　　ABUSの撮像範囲はHHUSよりかなり広い。

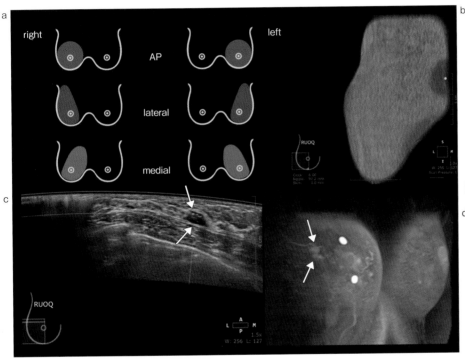

図3　ABUSの撮像方法
　　　a：標準的な撮像方向。片側3回（正面，外側，
　　　　内側）を撮像する
　　　　（画像提供：GEヘルスケア・ジャパン株式
　　　　会社）。
　　　b：右上外側（ROUQ）の撮像。通常の撮像で
　　　　は右乳房の上外側の乳腺が撮像範囲内に
　　　　入っていなかったためにROUQを追加。
　　　c：ROUQの水平断像。内部に点状高エコー
　　　　を伴う乳腺内低エコー域を認める（↑）。
　　　d：造影MRIの斜位MIP像。右乳房上外側に
　　　　限局性非腫瘤性濃染を認める（↑）。最終
　　　　診断は乳管内成分優位の浸潤性乳管癌で
　　　　あった。

ABUSの最大の特長は，CTやMRIと同様に，撮像（画像データ取得）と読影を切り離して行えることである。

読影の実際

当院のABUSでは，得られた三次元データから初期設定では水平断像，冠状断像，矢状断像および3Dボリューム表示が作成されているが（図4），通常は冠状断像と水平断面を上下に並べて読影している。まず，冠状断の画像を選択し，サーベイモードでマウスを動かすと，断層面の位置を表す十字カーソルと連動して水平断像が即座に表示されるため，マウスを前後に動かすことにより，水平断像を連続画像として観察することが可能である。CTと同様に，水平断像を主体に読影しているが，通常のHHUSでは得られない冠状断像においても病変の有無の確認を行い，さらに，病変が同定された場合には，十字カーソルを回転することで任意の断面を表示し，冠状断像も含め病変を多方向から観察している（図5）。また，病変部にマーカーを置くと，3Dボリューム表示にマーカーが投影されて表示されるため，病変の位置や乳頭との位置関係の把握が容易である（図4，6）。画像データは検査1件あたり約1GBと非常に容量が大きいため，生データはABUSのWSのハードディスクに保存し，キー画像（静止画）のみを院内の画像サーバへ転送している。

ABUSの有用性

ABUSは全乳房の三次元データを機械的に自動で取得するため，CTやMRIと同様に客観性や再現性の高い画像診断が可能である。HHUSでは，検査施行者が検査中に異常と認識した病変の

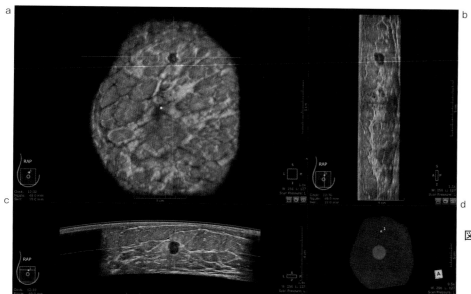

図4 ABUSの初期設定で作成される画像
（70歳代，微小浸潤癌）
a：冠状断像　b：矢状断像　c：水平断像
d：3Dボリューム表示。水平断像での腫瘤
のマーカーが皮膚面に投影されており，
乳頭と病変の位置関係が明瞭である。

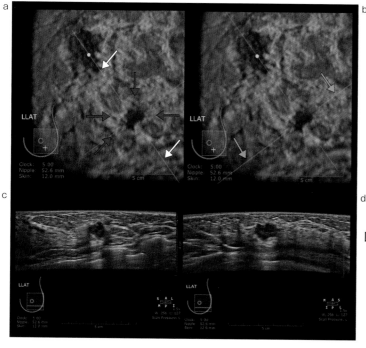

図5 多方向からの病変の観察：60歳代，浸潤性乳管癌（腺
管形成型）
a：左外側の冠状断像。左乳房下外側に構築の乱れ（retraction
phenomenon）を伴う低エコー腫瘤を認める（→）。ABUS
では通常のHHUSでは得られない冠状断像が有用な場合
がある。乳頭（◯）と腫瘤の中央を通る線（⇐）。
b：aの乳頭と腫瘤の中央を通る線と直交する線（→）
c：乳頭と腫瘤の中央を通る断面
d：bと直交する腫瘤の断面

みが記録される。このため，検査精度は
検査施行者の診断能に依存する。また，
異常と指摘した病変以外に病変がない
かの見直しができないなど，客観性や再
現性に乏しいという欠点がある。ABUS
の読影時間は，異常所見がない場合は
3分程度であるが，病変がある場合には
計測や多方向からの観察が必要となるた
め，時間を要することになる。しかしな
がら，ABUSは撮像と読影を別々に行
い，あらかじめWSに全乳房の画像デー
タが保管されているので，後から時間を
かけて読影することが可能である。検査

中に走査，判定および記録を一度に行
うHHUSと異なり，実際には読影の時
間的制約はない。また，過去画像との
対比が容易であり，別の場所や施設に
WSがあれば，遠隔診断も可能である。
　ABUSでは画像取得にかかる時間が
ほぼ一定であり，検査スケジュールを立
てるのに有用である。現在，標準的な撮
像方法は確立されていないが，マンモグ
ラフィと同様に撮像方法のマニュアルが
整備されれば，検査施行者による画質
のバラツキは少なくなり，撮像における
精度管理も容易になるものと思われる。

さらに，超音波検査の実施は医師，診
療放射線技師，臨床検査技師のみなら
ず，看護師，准看護師でも可能であり，
数をこなさなければならない検診の場で
のマンパワー不足の解消にも貢献できる
可能性がある。
　一方で，ABUSでは膨大な画像デー
タが発生するため，読影時間の延長によ
る医師の負担増加が懸念される。しか
しながら，ABUSではすでにABUS専
用のCADが開発されており，CADを利
用することにより診断能を損なうことな
く，読影時間を短縮させることも報告さ

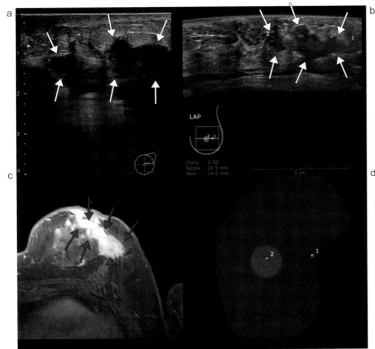

図6　乳がんの広がり診断
（60歳代，硬性型浸潤性乳管癌）
　a：HHUS。左乳頭下から外側に広範囲の不整形低エコー
　　域が認められる（⇧）。病変の全体像の把握は困難で
　　ある。
　b：ABUS。病変の全体像の把握が容易である。病変の
　　外側（1）と内側（2）にマーカーを設置している。
　c：造影MRI水平断像。左乳頭下から外側に広がる濃染
　　域が認められ（↑），ABUSでの病変と同様の広がり
　　を示している。
　d：3Dボリューム表示。水平断像でのマーカーの位置が
　　皮膚面に投影されており，病変の範囲がわかりやすい。

れている[5]。さらに，今後はAIも活用することで診断能の向上が期待される[6]。

　このように，ABUSは乳がん検診の補助的モダリティとしての利用が期待されているが，日常診療においても有用である。ABUSの特長として，幅広いプローブで三次元データが取得できることから，WS上でさまざまな断層面の再構成画像を見ることが可能であり，病変の全体像が把握しやすくなり，病変と乳頭との位置関係の把握も容易である。さらに，仰臥位で撮像されるABUSは手術体位との対比が容易であり，乳がんの広がり診断に有用と考えられる（図6）。次に，術前化学療法の効果判定を含めた病変の経過観察にも有用である。ABUSでは乳房全体の画像データが保存されているので，多方向から前回の画像との比較を行うことが容易である。現在，超音波検査は化学療法の治療効果判定の検査法として推奨されていないが[7]，客観的な評価ができるABUSは治療効果判定に有用と考えられる（図7）。さらに，ABUSはカテゴリー3の病変や多発性の良性病変の経過観察にも有用である（図8）。HHUSでは病変自体を探し，各病変についても大きさや形状の変化を検査中に評価する必要があるが，ABUSではCTやMRIと同様に，後からWSのモニタ上で病変の大きさや形状を評価

できるため，前回との比較が容易であり，客観的な評価が可能である。CTやMRIの画像をモニタで読影することが一般的となっている現在では，むしろ超音波検査もこのようなWS上での読影が主流になっていく可能性がある。また，全乳房の画像データが保存されていることから，実際のHHUSと同様に乳房全体の中から病変を探すことを繰り返し経験できるため，超音波検査の初学者の教育の面においてもABUSは有用と考えられる。

ABUSの現状

　高濃度乳房の女性におけるマンモグラフィ単独とABUSを併用した場合の診断能を比較した報告では，研究背景にバラツキはあるものの，ABUSを併用することにより乳がんの検出感度が向上することが示されている[8]。また，日本乳癌学会の『乳癌診療ガイドライン2018年版』においても，ABUSを併用することで感度が上昇し，ABUSでのみ発見した乳がんの多くが浸潤癌であったことから，ABUSを併用することによる予後の改善が期待されるとしている[9]。一方，ABUSを併用することにより要精査率が上昇し，特異度が低下するとの報告も多い[8]。しかしながら，ABUSでは読影経験が増すことにより乳がん検出能を低

下させることなく，陽性反応適中度が上昇することが報告されており，アーチファクトを含めたABUSの読影に慣れることにより，特異度が向上する可能性も示されている[10]。さらに，ABUSでは全乳房をダブルチェックすることが可能なため，HHUSと比較して読影の精度管理においても優れていると考えられる。

　HHUSとABUSの診断能を比較した研究では，ABUSはおおむねHHUSとほぼ同等の感度と特異度を示すことが示されている[8]。また，ABUSはHHUSと比較して，悪性病変の検出率を低下させることなく良性病変の検出率を低下させることから，特異度を上昇させる可能性も示されている[11]。今後，ABUSがHHUSと同程度以上の診断能を示すことが証明されれば，撮像と読影の両方で精度管理が容易なABUSは，マンモグラフィによる乳がん検診の補助的モダリティとして導入が期待される。

　　　　　　　　◎

　ABUSの有用性に関してはまだまだ検証すべき点も多いが，CTやMRIと同様に，画像データの取得と診断を分離できるABUSは，HHUSの客観性と再現性に乏しいというリスクを回避し，乳がん検診のみならず，日常診療や教育といった点においてもその応用が期待される。

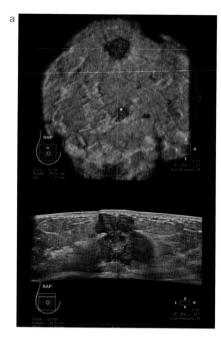
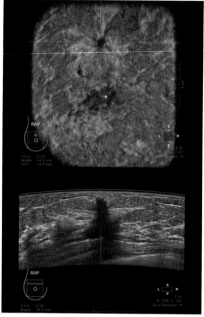

図7　術前化学療法施行例
　　（50歳代，浸潤性乳管癌）
　　a：術前化学療法施行前。右乳房上部に不整形
　　　　腫瘤を認める。
　　b：術前化学療法施行後。腫瘤の縮小や形状変
　　　　化が明瞭である。

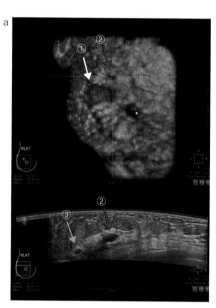
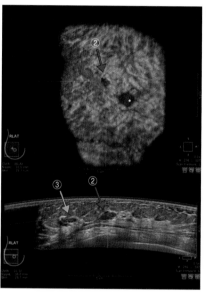

図8　多発病変の経過観察
　　（40歳代，葉状腫瘍境界病変）
　　a：2年前。冠状断像にて右乳房上外側に3cm
　　　　大の低エコー腫瘤（①）を認める。腫瘤の上
　　　　内側に境界明瞭平滑で縦横比の小さな低エ
　　　　コー腫瘤（②）を認める。その外側に小さな
　　　　低エコー腫瘤（③）が認められる。
　　b：今回。右上外側の葉状腫瘍境界病変（a①）
　　　　は摘出されている。腫瘤の上内側に認められ
　　　　た低エコー腫瘤（②）は腫瘤摘出の影響で尾
　　　　側へ移動しているが，大きさ，形状に変化は
　　　　ない。その外側の腫瘤（③）が増大している。
　　　　いずれも葉状腫瘍境界病変であった。
　　ABUSでは腫瘤の大きさ，形状のみならず，位
　　置の変化に関しても前回との比較が容易である。

●参考文献
1）Boyd, N.E., et al. : Mammographic density and the risk and detection of breast cancer. *N. Engl. J. Med.*, 356（3）: 227-236. 2007.
2）Ohuchi, N., et al. : Sensitivity and specificity of mammography and adjunctive ultrasonography to screen for breast cancer in the Japan Strategic Anti-cancer Randomised Trial （J-START）: A randomized controlled trial. *Lancet*, 387（10016）: 341-348. 2016.
3）Harada-Shoji, N., et al. : Evaluation of adjunctive ultrasonography for breast cancer detection among women aged 40-49 years with varying breast density undergoing screening mammography : A secondary analysis of a randomized clinical trial. *JAMA Netw. Open*, 4（8）: e2121505. 2021.

4）Shin, H.J., et al. : Current status of automated breast ultrasonography. *Ultrasonography*, 34（3）: 165-172, 2015.
5）Jiang, Y., et al. : Interpretation time using a concurrent-read computer-aided detection system for automated breast ultrasound in breast cancer screening of women with dense breast tissue. *Am. J. Roentgenol.*, 211（2）: 452-461, 2018.
6）Weigert, J.M. : The Connecticut experiment : The third installment : 4 years of screening women with dense breasts with bilateral ultrasound. *Breast J.*, 23 : 34-39, 2017.
7）固形がんの治療効果判定のための新ガイドライン（RECIST ガイドライン）―改訂版 version 1.1― 日本語訳 JCOG版ver.1.0. http://www.jcog.jp/doctor/tool/RECISTv11J_

20100810.pdf
8）Nicosia, L., et al. : Automatic breast ultrasound: state of the art and future perspectives. *Ecancermedicalscience*, 14 : 1062, 2020.
9）日本乳癌学会 編 : 乳癌診療ガイドライン2 疫学・診断編2018年版．pp191-193, 金原出版, 東京, 2018.
10）Xiang, H., et al. : 3-D Res-CapsNet convolutional neural network on automated breast ultrasound tumor diagnosis. *Eur. J. Radiol.*, 138 : 109608. 2021.
11）Jeh, S.K., et al. : Comparison of automated breast ultrasonography to handheld ultrasonography in detecting and diagnosing breast lesions. *Acta Radiol.*, 57（2）: 162-169, 2016.

Ⅲ 乳がんリスクを「見える化」するモダリティの最新動向

3. MRIにおける乳がんリスクの「見える化」
1) 乳がんのリスク評価における 乳房MRIの役割と動向

後藤眞理子 京都府立医科大学大学院医学研究科放射線診断治療学

乳房MRIは，現在の乳腺診療に欠かすことのできないモダリティの一つである。これまで主たる検査目的は乳がん術前広がり診断であったが，近年のがん検診や診療における遺伝子情報などに基づくリスク層別化・個別化の流れから，診療面での乳房MRIの適応は拡大しつつある。研究面では，乳房MRIを含む乳腺画像情報による乳がん予後・再発リスク評価といった画像バイオマーカーの探求が盛んに行われており，今後臨床導入が進んでくる可能性がある。本稿では，乳房MRIと乳がんのリスクに関するさまざまな話題について，現在の知見から今後の動向の可能性について紹介する。

乳がん発症リスクと 乳房MRI

1. 乳がん発症ハイリスクグループ のMRIサーベイランス

National Comprehensive Cancer Network（NCCN）ガイドラインでは，*BRCA*病的バリアント保持者をはじめとする乳がん発症ハイリスクグループの乳がん検診には，年1回の造影乳房MRIが推奨されている[1]。わが国では，2021年に改訂された『遺伝性乳癌卵巣癌（HBOC）診療ガイドライン』で，*BRCA*病的バリアント保持者のMRIサーベイランスが条件付きで推奨されている[2]。

わが国では2018年から遺伝性乳がん卵巣がん症候群（hereditary breast and ovarian cancer：HBOC）診療の保険収載が開始され，2020年からはHBOC疑いのある新規の乳がん・卵巣がん患者で*BRCA*遺伝学的検査と病的バリアントがあった場合のリスク低減手術，また，乳房ではリスク低減乳房切除術を選択しなかった場合の造影乳房MRIによる乳がんサーベイランスが保険適用となった。一方，現時点ではHBOCがん未発症者に対する*BRCA*遺伝学的検査および乳がんMRIサーベイランスは保険適用外であり，今後の診療体制の整備が急がれる。

2. MRI背景乳腺造影効果と 乳がん発症リスク

乳房造影MRIにおける背景乳腺造影効果（background parenchymal enhancement：BPE）は，BI-RADS（Breast Imaging Reporting and Data System）MRI[3]で定義されている正常乳腺の造影効果の程度を示す用語で，4段階（minimal，mild，moderate，marked）に分類する。BPEと乳がん発症リスクの関連について，Kingら[4]は，乳がん発症ハイリスクグループのサーベイランスMRIを対象として，BPEをmoderate/marked（強い群）とminimal/mild（弱い群）の2群に分けて検討し，強い群では乳がんが発見されるリスクが有意に高かったと報告している。また，BPEと将来の乳がん発症リスクについて検討したArasuら[5]は，BPEが既知の画像的な乳がん発症リスク因子の一つであるマンモグラフィ乳腺濃度とは独立して，将来の浸潤癌発症リスクと関連していることを報告している。

乳房MRI所見による 臨床的な乳がんの リスク層別化

1. 病理組織学的ハイリスク 病変・非浸潤性乳管癌

乳腺における病理組織学的ハイリスク病変とは，異型乳管過形成（atypical ductal hyperplasia：ADH）や異型小葉過形成（atypical lobular hyperplasia：ALH）などを指し，生検後の手術で乳がんと診断される（アップグレードする）リスクがあるさまざまな病変を含む。乳房MRIでは，造影効果が見られない病理組織学的ハイリスク病変は，悪性，特に浸潤癌にアップグレードする可能性をほぼ除外できることが報告されている[6), 7)]。したがって，生検でハイリスク病変と診断された症例に乳房MRIを追加することで，外科切除が不要なハイリスク病変を選別でき，過剰な治療介入を避けられる可能性がある（図1）。

近年では，乳がんの過剰診断・治療（生命予後に影響のないがんを発見・治療すること）が問題となっており，低悪性度DCIS（ductal carcinoma in situ）は過剰診断・治療につながる可能性が高い病変とされている。マンモグラフィ検診で発見される微細石灰化はDCISを示唆する所見であるが，陽性反応適中率は最大で30％程度と低く，特に超音波検査で異常が指摘できない場合に，侵襲の高いステレオガイド下吸引生検を

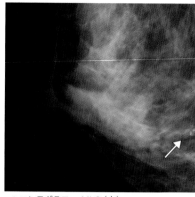
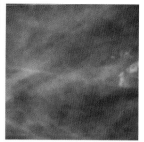

a：マンモグラフィ MLO（右）　　　　b：マンモグラフィ 石灰化（a⇧）拡大

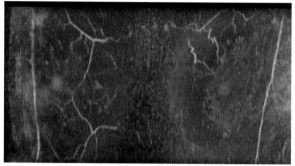
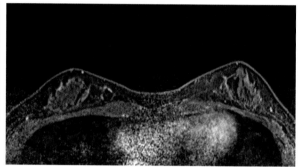

c：乳房MRI早期MIP画像　　　　d：乳房MRI早期相（マンモグラフィ石灰化レベルの断面）

図1　50歳代，女性
マンモグラフィ検診で右石灰化を指摘された（a，b）。生検前のMRIでは石灰化部位に一致する造影効果を認めない（c，d）。
ステレオガイド下生検が施行され，ADHと診断された。その後外科生検が施行されたが，乳がんへのアップグレードはなかった。

施行するかどうかの判断が分かれる。乳房MRIは，治療介入が必要な浸潤癌，高悪性度DCISの検出率が高く，MRI偽陰性の多くが低悪性度DCISであることが報告されており，微細石灰化病変に対して乳房MRIを追加することで，生検・治療介入が必要な群と不要な群を層別化できる可能性がある[8]。

2. 浸潤癌

乳がんは，遺伝子発現プロファイルにより生物学的特性の異なるintrinsic subtypeに分類することができる。臨床的には，免疫組織化学法でホルモン受容体（エストロゲンおよびプロゲステロン受容体），HER2（human epidermal growth factor receptor type 2），Ki67の状態を判定する代替サブタイプ分類が普及しており，治療方針の決定に用いられる。

乳房MRIの所見は，サブタイプによりおおよその傾向があることが知られている（図2）。luminal type（ホルモン受容体陽性）の乳癌は spiculated mass，造影効果は時にpersistent patternを示す。HER2 type ではnon-mass enhancementや多結節性（multifocal），多中心性（multicentric）の病変を示すことが多いとされる。トリプルネガティブ乳癌（ホルモン受容体およびHER2陰性）は境界明瞭な腫瘍が多く，中心性壊死（central necrosis），rim enhancementが特徴である[9,10]。ただし，MRI所見にはオーバーラップがあり，所見のみでサブタイプを正確に分類することは困難である。

そのほか，MRIによる乳がん再発・予後リスク予測におけるT2強調画像でのprepectoralまたはperitumoral edemaの有用性が報告されている[11,12]。prepectoral edemaは病変辺縁から胸筋前に伸展するT2強調画像高信号で，peritumoral edemaは腫瘍の周囲に見られる高信号である（図3）。これらは乳がんのリンパ管侵襲や腋窩リンパ節転移などの予後不良因子に関連し，乳がん再発や転移予測に関連する独立した因子であるとされる。ただし，生検後の症例では処置により生じる浮腫により過大評価になる可能性があり，実臨床での所見の取り方には注意が必要である。

乳がん画像バイオマーカーとしてのMRI

前項ではMRI所見による乳がんのリスク層別化について述べたが，所見は診断レポートに生かせる反面，読影者によって評価が異なることがあり，リスク評価の客観的な指標には向かない。そこで，客観的な画像定量値を乳がん予後予測などの画像バイオマーカーとして活用することを目標とした研究が行われている。

1. 拡散強調画像の定量評価

拡散強調画像のADC（apparent diffusion coefficient）値は最も一般的なMRI定量値で，診療にも普及している。乳がんサブタイプとの関連では，luminal typeの乳癌ではADC値が低く，HER2陽性乳癌は高い傾向が報告されている[13]。これらはレセプター発現状況による細胞膜透過性の違いや腫瘍血流の違いが反映されていると考察されている。一方，Ki67とADC値の関連は不確定

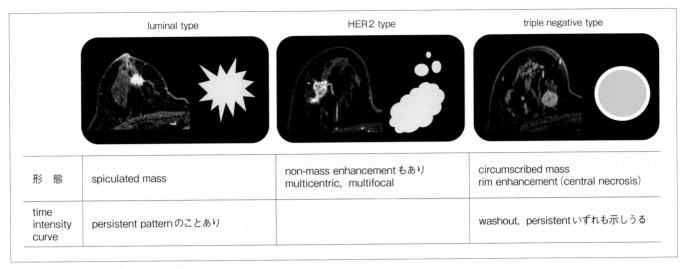

形　態	spiculated mass	non-mass enhancement もあり multicentric, multifocal	circumscribed mass rim enhancement (central necrosis)
time intensity curve	persistent pattern のことあり		washout, persistent いずれも示しうる

図2　乳がんサブタイプ別のMRI所見

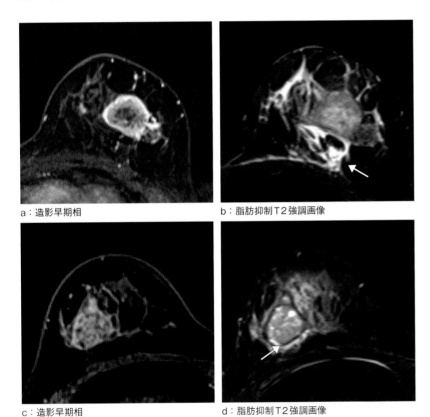

a：造影早期相　　b：脂肪抑制T2強調画像
c：造影早期相　　d：脂肪抑制T2強調画像

図3　Prepectoral, peritumoral edema
　a, b：30歳代, 女性, 左浸潤癌。造影早期相（a）では rim enhancement を示す腫瘤を認める。T2強調画像（b）では病変辺縁から大胸筋前面に至る高信号を認め, prepectoral edema の所見である（⇦）。
　c, d：40歳代, 女性, 右浸潤癌。造影早期相（c）では rim enhancement を示す腫瘤を認める。T2強調画像（d）では病変辺縁に高信号を認め, peritumoral edema の所見である（⇨）。

で, 多施設研究では弱い相関はあるものの, ADC値により Ki67高／低群を分けられるとまでは言えない, という結果が出ている[14]。

ADC値よりも高度な拡散強調画像のモデルとして, intravoxel incoherent motion（IVIM）や non-Gaussian, kurtosis imaging がある。それぞれ微小血管床や細胞膜などの病変の微小環境の評価が可能とされ, 画像バイオマーカーとしての有効性が期待されている。ただし, 乳腺領域ではこれらの定量値を解析するのに必要な高画質の拡散強調画像を安定して得ることが難しく, 臨床的な普及はまだ先になりそうである。

2. ダイナミックMRIの半定量評価

ダイナミックMRIを用いた乳腺病変の半定量評価では, 病変内の washout を示す領域のボリュームや, 造影効果のピーク値が乳がんの無病もしくは無遠隔転移生存率と関連するとの報告がある[15), 16)]。ダイナミックMRI半定量評価の利点は, 市販のソフトウエアで解析可能で臨床導入しやすい点である。欠点としては, 信号強度と造影剤濃度に直接の比例関係がなく, シーケンスにより値が異なる可能性や, 再現性が低いという点が挙げられる。

近年は, compressed sensing や view sharing などのMRI高速撮像法が普及し, 乳房MRIにおいて ultrafast MRI が臨床導入されつつある。ultrafast MRI解析で報告されている半定量値は, 病変造影効果の立ち上がりの最大傾斜（maximum slope：MS）や, 病変への造影剤到達時間（time to enhancement：TTE）, bolus arrival time（BAT）などが挙げられる（図4）。解析には専用ソフトウエアが必要であるが, ultrafast MRI解析値と乳がんの組織学的悪性度, ホルモン受容体状態などとの関連についての報告がいくつか出ており, 特にMSは組織学的悪性度／生物学的予後因子不良群で高値の傾向があるという報告が多い[17]。

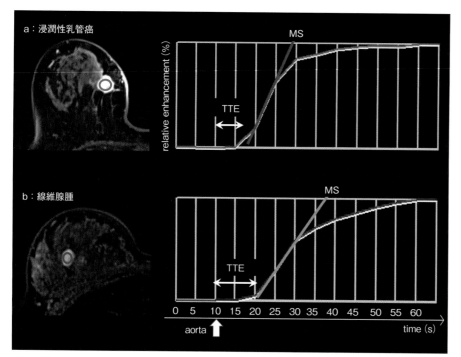

a：浸潤性乳管癌

b：線維腺腫

図4　Ultrafast MRI による inflow curve
浸潤性乳管癌（a）は，線維腺腫（b）に比較し，大動脈に造影剤が到達してから短時間で病変に造影剤の到達が見られ（TTE が短い），造影効果の立ち上がりの最大傾斜（MS）が急峻である。

乳がんのradiomics

　乳がんは臨床的，組織学的に不均一な病態であり，これまでに述べてきた画像から得られる単一の指標で病変の性質全体を説明できないことは想像に難くない。radiomicsは医用画像上の病変の表現型，大きさや辺縁などの形態情報や画素値の度数分布（ヒストグラム），空間的分布（テクスチャ）などの画像特徴量を定量値として抽出し，抽出した多数の画像特徴量を解析，選択して診断モデル構築を行う手法である。がん診療では病理診断や遺伝子情報との関連や治療効果判定，予後予測などへの活用が期待されている。

　乳房MRIのradiomicsに関しては，乳がんのサブタイプ予測，腋窩リンパ節転移予測，生存率予測などを検討した論文が数多く出されている[18]。報告では一見高い診断能を示しているように見えるが，これらは単施設かつ症例の少ない研究が多く，汎用性の高い診断モデルの構築には至っていない。汎用性のためには，標準化されたプロトコルで撮像さ

れた大規模なMRIデータが必要で，乳がんのradiomicsにおける今後の課題と言える。また，radiomicsは大量のデータを扱うため，人工知能（AI）との相性が良く，今後AIを導入した，さらに精度の高い画像バイオマーカーの開発研究が進むことが期待される。

◎

　乳房MRIと乳がんのリスクに関連するさまざまな話題について，現状と今後の動向について述べた。今後のがん診療において，MRIを含めた医用画像に求められることは，精度の高いリスク評価・画像バイオマーカーとしての役割と考えられる。radiomics/AIの手法を用いた研究には大きな期待が寄せられており，今後は臨床医と画像工学や情報系の専門家が連携し，精度の高い画像バイオマーカーの探求が進むことが期待される。

●参考文献
1）NCCN Guidelines Genetic/Familial High-Risk Assessment : Breast, Ovarian, and Pancreatic. Version 1.2022.
2）日本遺伝性乳癌卵巣癌総合診療制度機構 編：遺伝性乳癌卵巣癌（HBOC）診療ガイドライン 2021年版．
https://johboc.jp/guidebook_2021/doc1/1/
3）American College of Radiology Breast Imaging Reporting and Data System（BI-RADS），Vol. 2013, 5th ed. American College of Radiology, Reston, 2013.
4）King, V., Brooks, J.D., Bernstein, J.L., et al. : Background parenchymal enhancement at breast MR imaging and breast cancer risk. *Radiology*, 260（1）: 50-60, 2011.
5）Arasu, V.A., Miglioretti, D.L., Sprague, B.L., et al. : Population-Based Assessment of the Association Between Magnetic Resonance Imaging Background Parenchymal Enhancement and Future Primary Breast Cancer Risk. *J. Clin. Oncol.*, 37（12）: 954-963, 2019.
6）Londero, V., Zuiani, C., Linda, A., et al. : High-risk breast lesions at imaging-guided needle biopsy : Usefulness of MRI for treatment decision. *Am. J. Roentgenol.*, 199（2）: W240-250, 2012.
7）Bertani, V., Urbani, M., La Grassa. M,, et al. : Atypical ductal hyperplasia : Breast DCE-MRI can be used to reduce unnecessary open surgical excision. *Eur. Radiol.*, 30（7）: 4069-4081, 2020.
8）日本医学放射線学会 編：画像診断ガイドライン 2021年版. pp429-431, 金原出版, 東京, 2021.
9）Navarro Vilar, L., Alandete German, S.P., et al. : MR Imaging Findings in Molecular Subtypes of Breast Cancer According to BIRADS System. *Breast J.*, 23（4）: 421-428, 2017.
10）Grimm, L.J., Johnson, K.S., Marcom, P.K., et al. : Can breast cancer molecular subtype help to select patients for preoperative MR imaging? *Radiology*, 274（2）: 352-358, 2015.
11）Uematsu, T., Kasami, M., Watanabe, J. : Is evaluation of the presence of prepectoral edema on T2-weighted with fat-suppression 3T breast MRI a simple and readily available noninvasive technique for estimation of prognosis in patients with breast cancer? *Breast Cancer*, 21（6）: 684-692, 2014.
12）Cheon, H., Kim, H.J., Kim, T.H., et al. : Invasive Breast Cancer : Prognostic Value of Peritumoral Edema Identified at Preoperative MR Imaging. *Radiology*, 287（1）: 68-75, 2018.
13）Iima, M., Honda, M., Sigmund, E.E., et al. : Diffusion MRI of the breast : Current status and future directions. *J. Magn. Reson. Imaging*, 52（1）: 70-90, 2020.
14）Surov, A., Clauser, P., Chang, Y.W., et al. : Can diffusion-weighted imaging predict tumor grade and expression of Ki-67 in breast cancer? A multicenter analysis. *Breast Cancer Res.*, 20（1）: 58, 2018.
15）Kim, J.J., Kim, J.Y., Kang, H.J., et al. : Computer-aided Diagnosis-generated Kinetic Features of Breast Cancer at Preoperative MR Imaging : Association with Disease-free Survival of Patients with Primary Operable Invasive Breast Cancer. *Radiology*, 284（1）: 45-54, 2017.
16）Kim, J.Y., Kim, J.J., Hwangbo, L., et al. : Kinetic Heterogeneity of Breast Cancer Determined Using Computer-aided Diagnosis of Preoperative MRI Scans : Relationship to Distant Metastasis-Free Survival. *Radiology*, 295（3）: 517-526, 2020.
17）Kataoka, M., Honda, M., Ohashi, A., et al. : Ultrafast Dynamic Contrast-enhanced MRI of the Breast : How Is It Used? *Magn. Reson. Med. Sci.*, 21（1）: 83-94, 2022.
18）Ye, D.M., Wang, H.T., Yu, T. : The Application of Radiomics in Breast MRI : A Review. *Technol. Cancer Res. Treat.*, 19 : 1533033820916191, 2020.

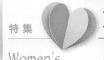

3. MRIにおける乳がんリスクの「見える化」
2）乳房領域における DWIBSの現状と今後

高原　太郎 　東海大学工学部医工学科／（株）ドゥイブス・サーチ代表医師

　本特集の門澤秀一先生の企画意図を拝読してみると，大別して，①乳がんリスクを層別化してスクリーニングする際のリスクと，②病変の示す画像上の特徴から推察される予後リスク評価などがある。本稿では，DWIBS (diffusion weighted whole body imaging with background body signal suppression) 法を用いた非造影MRI乳がん検診の現況について説明した後に，①について述べる。そのほか，普段は意識しないが，乳がんの存在を見逃して正常と通知することにより生じるレピュテーションリスクも社会的に重要と思われるので，最近の経験を踏まえて述べる。

DWIBS法を用いた 非造影MRI乳がん検診

1. 検診DWIになぜDWIBS法 を採用するのか

　臨床で行う乳房MRIは造影検査である。全体で30分近くの時間がかかるので，参考画像でしかない拡散強調画像（以下，DWI）は，短時間撮像できる通常型DWIを選択してきた。これが原因で，DWIは画像が不均一で，信頼に足るものではないという認知が進んだ。

　しかし，DWIBS型のDWIは，適正機種でスキャンすれば，良好で安定した画像が得られる上に，正常乳腺を抑制する効果もある。撮像時間は倍以上必要になるが，造影不要なら12分程度で検査が終わるので検査時間上の効率は高い。問題は読影時間の効率化である。

人的コストでも，リソースの希少さから言っても，これを短くできるかが成否のカギを握る。そのためには安定したMIP画像が必須で，これはDWIBSを用いないと達成できない（図1）。

2. 現況・マンモグラフィと 共存する検診

　非造影MRI乳がん検診は，現在，「無痛MRI乳がん検診（ドゥイブス・サーチ）」という名称で，任意型検診として実施している。2018年に，これを行う会社を設立し，4年余りで累計1万人余りが受診した。現在は，年間1万人ペースに近づいてきている。特に営業は行ってこなかったが，学会発表やTV放送（「世界一受けたい授業」など）を見てくださった医療関係者からの問い合わせを

主なきっかけとして，説明会を実施させていただき，原稿執筆時までに39病院と契約するに至った。平均して毎年10病院近く増えていることになる。後述するように，マンモグラフィと共存し，相補的に運用できる検診であることがわかってきた。

3. 実施方法

　使用しているMRIは，b＝1500 s/mm^{2}のDWIBS法を実施する上で，自前の画質基準を満たす装置で，内訳としてはGE社製とフィリップス社製のものが拮抗している。キヤノンメディカルシステムズ社製装置は，新型の高品位のもの（「Vantage Centurian」と「Vantage Orian」）は，工場設置条件でのテストスキャンでおおむね基準をクリアしたため，

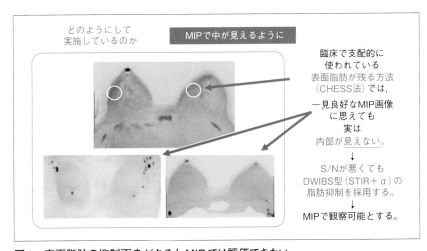

図1　表面脂肪の抑制不良があるとMIPでは評価できない
表面脂肪の抑制不良があると，MIPで内部を観察することが困難になる。保険診療では1枚1枚の元画像をじっくり見る時間があるが，検診では速さが求められるので，MIPで使用できる元画像を取得するのが一つのカギで，DWIBS法を採用する理由となる。

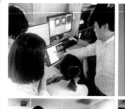
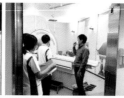
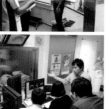
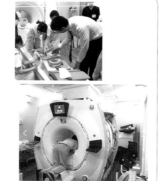

画質を守る活動

・各病院にsite visitして直接指導
・テストスキャンをして画質を確かめ向上させる。
・必要に応じてメーカーによるチューニング再実施

図2　画質を守る活動
導入時に画質評価を行い，必要に応じてサービスエンジニアに磁場調整などをしていただく。同時に，画質をどのように評価するのかについて，MRI担当技師に説明する。さらには，検診がサービスであることを理解していただき，接遇についても説明する。後にアンケートを分析し，接遇がうまくいっているかどうかを検証し，フィードバックする。

近い将来導入できそうである。MRIに詳しくない方は，MRIの装置名（例：GE社製1.5T MRI「SIGNA Explorer」）が同じなら，他院でも同じ画像が得られると信じている。しかし，装置の限界近くまで性能を使い切る時には，非常に個体差が大きい。これは，自動車で平均時速100キロで高速道路を走るのは容易でも，平均時速150キロで走り続けることは難しいのに例えることができる。このため，導入時には画像をチェックして，必要に応じてサービスエンジニアに入っていただき，高い画質を担保してからDWIBS法を実施している（図2）。また，導入後も，すべての画像の画質を読影時にチェックすることをサービスの特徴としていて，不良の兆候がある時には再度調整を行う。

こうして得られた画像を遠隔で読影する。DWIBSで高信号を示す腫瘤は，がんだけではなく濃縮嚢胞も含まれるから，これを除外することができないと実用にはならない。内容液の緩和時間の違いにより生じる，脂肪抑制T1強調画像と脂肪抑制T2強調画像の連続的な信号変化に熟練することが必要である[1]。つまり，非造影MRIは，従来の造影MRIによる乳がん診断学とはまったく異なるので，診断には特別な知識と技術が求められる。このため，Zoomでたびたび読影カンファレンスを実施し，MRIの持つ画像特性を実地で共有し，診断をしてもらっている。

4. 成績概要と将来

これまでに無痛MRI乳がん検診について学会発表などをいただいた4施設の成績は，がん発見率24.8／1000，陽性適中率19.8％という好成績を示している（n＝1247）。科学的な診断成績以外に，顧客満足度の指標であるネットプロモータスコア（以下，NPS）は，最近のアンケート（n＝2542）において，＋34.6という，やはり驚異的な数値を記録している。これは自然にリピーターが獲得できることを意味する。ただし，この好成績は，無痛MRI乳がん検診の"痛くない・見られない・被ばくしない"という特長だけに依存しているのではない。受診後にアンケートを取り，手書きで記入していただいた意見のすべてを音声認識でデジタルに書き起こし，提携病院ごとの対応の悪い部分を把握してフィードバックし，改善していただくという"連続的改善"により達成されてきた。

連綿と続く検診は，とかく"boring"な（退屈な）作業になりがちである。しかし，"乳がん検診の痛みから女性を解放する"というスローガンに求心力があるため，やっていて楽しいという感想をもらっている。良好な診断成績とNPSの両輪が回るので，将来的に拡大していくファンダメンタルズが強いと考えている。

リスク層別化検診としての役割

最近では*BRCA*病的バリアント保持者に対して定期的な造影MRIが推奨されるなど，いわゆるリスク層別化検診が考えられるようになってきている。これは，限られた医療資源の有効利用と言う意味でも重要だろう。

マンモグラフィを用いた対策型検診は，2年に一度，40歳以上を対象に行われてきた。関係各方面の献身的な努力により受診者は増えてきているが，よく知られているように，まだ半数に満たない。増加ペースは10年で10%足らずであり，欧米レベル（80%）に到達するのは困難である。

2021年以降のアンケートで得られた無痛MRI乳がん検診の受診者内訳（n＝2579）では，実に4人に3人が，マンモグラフィ検診を受けた経験がないか，あるいは2年以上受けていない方で占められていた（図3）。いずれも"痛くない・見られない・被ばくしない"という，従来検診の受診忌避要因が本検診にないことを知って受診行動につながっている。つまりは，本検診の特長そのものが，inherentlyに（もともと，生来）リスク層別化検診を誘導するという，きわめて興味深い事実が明らかになってきた。対策型検診としてのマンモグラフィと共存しながらこの任意型検診を行うことで，包括的なリスク低減を実現できることがわかってきたわけである。

*BRCA*病的バリアント保持者に対しては，若年者のうちから繰り返し造影MRIでスクリーニングをすることになっているが，造影剤沈着の問題があり，必要な頻度と想像される約半年ごとに実施する

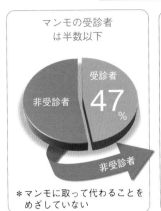
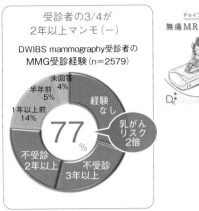
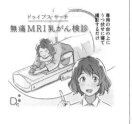

コンセプト：マンモと共存しながら問題解決

マンモの受診者
は半数以下

受診者 **47**%
非受診者
非受診者

＊マンモに取って代わることを
めざしていない

受診者の3/4が
2年以上マンモ（ー）

DWIBS mammography受診者の
MMG受診経験（n=2579）

未回答 4%
半年前 5%
1年以上前 14%
不受診 2年以上
不受診 3年以上
経験なし
乳がんリスク 2倍
77%

ドゥイプス・サーチ
無痛MRI乳がん検診

図3　マンモグラフィと共存する検診・リスク層別化検診
受診者の4人に3人が，マンモ不受診2年以上である（受診経験のない方は33%）。つまり，本検診は，マンモを受けていない層からの受け入れをしているという，共存関係にある。また，マンモ受診をしていないことはすなわちハイリスクであるので，自然とリスク層別化検診になっている。

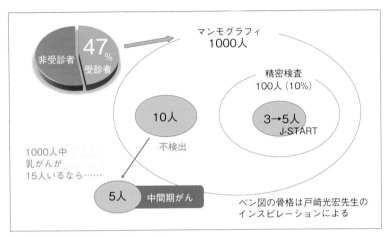

47% 非受診者 受診者
マンモグラフィ 1000人
精密検査 100人（10%）
10人 不検出
3→5人 J-START
1000人中乳がんが15人いるなら……
5人 中間期がん
ベン図の骨格は戸﨑光宏先生のインスピレーションによる

図4　マンモグラフィ受診者1000人の転帰
1000人の受診者のうち，約5人は従来型検診で発見されるが，10人は発見されない（偽陰性）。このうち5人が次の検診までに自分で気づき病院に行って乳がんと診断される（中間期がん）。残りの5人は次の検診ラウンドに回る。
（ベン図の骨格は戸﨑光宏先生のインスピレーションによる。筆者改変）

のは，将来にわたって不可能である。造影MRIの施行インターバルに，マンモグラフィやエコーを中心とするのではなく，検出能が高い非造影MRIによるスクリーニングを中心にすれば，少ない人的コストで中間期がんの低減に寄与することだろう。

レピュテーションリスクを下げる検診としての役割

1. 偽陰性とレピュテーションリスク

いま乳がん検診のトレンドとしては，日本では2016年の「乳がん検診における超音波検査の有効性を検証するための比較試験（J-START）」[2]の結果を踏まえた努力が続いている。すなわち，マンモグラフィは1000人中3.2人を見つけることができ，これにエコーを加えると5.0人になるので，両方を共に実施して

総合検診すると，さらに成績が良くなるといった考えである。両方行うということは，両方に従事する人間・時間・コストが必要で，また，両方の結果を見比べて総合判断するという手間がかかることを意味する。しかし，成績が1.5倍になるのだから行おうというものである。

一方で，ドイツのKuhlらや，そのほかの欧米のグループは，マンモグラフィやエコーによる検診よりも造影MRIによる検診成績が良いことを繰り返し示してきた。Kuhlは，"by far"（はるかに）という形容すら使って繰り返し講演をしている。average riskの女性を対象にした2017年の*Radiology*論文[3]，2019年の*NEJM*論文[4]では，造影MRIが1000人中15.5〜16.5人の乳がんを見出したと報告している。検診後に，次の検診までに自分で乳がんに気づく例（中間期がん）は，マンモグラフィでは5.1人だったが，造影MRIでは0.8人だった[4]。

最近の戸﨑光宏先生の講演では，こ

うしたことを**図4**のようなベン図を用いて説明している。1000人中約5人はマンモグラフィ＋エコーで見出すことができるが，偽陰性が10名発生する。つまり，乳がんが本当は存在するが，"異常なし"というレポートを渡すことになる。この10人のうち，半数の5人は自分でしこりなどに気づいて病院に行き，乳がんと診断されることになる（中間期がん）。自分で触知しているので，2cmを超える可能性が高く，これはstage Ⅱ以上になっている可能性が高いことを意味している。残りの5人は，がんがslow growingであり，次の検診のサイクルに回る，というものである。

ここで重要なのは，受診者にとって，"偽陰性"というのは，"見逃された"という気持ちになることである。そもそもマンモグラフィには，乳腺の量に比例してがんが隠されるという物理的な限界がある。だから，"見逃し"ではなくて科学的な意味合いでの"偽陰性"である。し

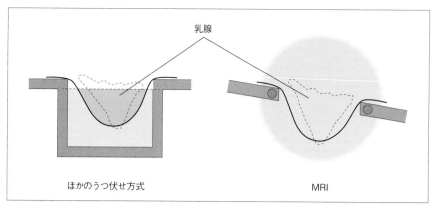

図5　同じうつ伏せ方式でも感度範囲はまったく異なる

MRIでは，コイルの周囲360°に感度があり，胸壁や腋窩もしっかりカバーされる。ほかのうつ伏せ方式は，下垂した部分しかスキャンできず，15％ほどの不検出を生じる（注：MRIのコイルは，現在は片側乳房に対して1つではなく，数個でカバーし，高感度と広範囲を高いレベルで実現しているが，図では簡略化している）。

かし「A病院でマンモを受けたけれど，見逃された。あそこはヤブ医者だ」と受診者が周囲に漏らすことを防ぐのは難しい。換言すれば，1000人中5人がそのように述べるレピュテーションリスクがあるということだ。

こうして考えると，前述した無痛MRI乳がん検診の示した成績は，こういったリスクを下げるのに役立つ蓋然性が高いと考えている。

2. 死角がない＝レピュテーションリスクが低い

乳房MRIはうつ伏せになって撮像をする。これは，乳房専用PETの一部やリングエコーと似ているので，同じような範囲が撮像されるように感じられるが，実際にはまるで異なる。

MRIは，リング状の受信アンテナの周囲360°に感度があるが，ほかの方式は，下垂した乳房の部分の周囲に検出器が配置されているだけなので，その部分しか撮像されない（図5）。ブラインドエリアと呼ばれるスキャン範囲外に存在したために不検出となる腫瘍は，よく知られているように15％ほどある。乳房専用PETでは，感度は劣るが全身PETであ

る程度カバーすることができる。リングエコーはバックアップ方法を模索中だと信じる。人工知能（AI）を用いて検出能の改善ができたとしても，撮像範囲外のデータ欠損部分には無力であるからだ。"15％"は，統計数値と考えればそれほど大きくないと感じるかもしれない。しかし，自分や家族がその15％に入った時を想像すれば，やはりなるべく減らしたいものである。マンモグラフィにも死角は存在する。しかし，マンモグラフィは，それをよく認識した上で日本乳がん検診精度管理中央機構（精中機構）を立ち上げ，撮影・読影両者の場で死角を減らすトレーニング精神を保ってきた。その努力は尊敬に値するし，医学が求めるものだと思う。

ほかの新しい技術であるマイクロ波マンモグラフィは，乳房内に存在する水分を効率良く検出するとされるが，多数認められる囊胞や，生理周期で異なる乳房内の浮腫にも非特異的に反応する。MRIのように，いくつかの撮像法で判断する（マルチパラメトリックな）アプローチ方法を追加しないと，なんでも検出してしまう懸念がある。術者依存性もまだ不明確である。要精査率が高く，陽性

適中率が低い結果になれば，また別の意味のレピュテーションリスクを生じることになる。

◎

MRIは，従来から存在していた技術なので，新しく出現した技術がより良く見えるかもしれないし，AIと聞けばすべてが解決するように錯覚する。しかし，こうして考えると，そもそも論として，物理的なディメンションがほぼ完璧なのは，現在もなおMRIであり，さまざまなリスクを低減させうる力を秘めていると言えるだろう。

●参考文献
1）高原太郎：Ⅲ章 強調と非強調「非強調要素」により信号は変動する．MRI自由自在，pp26-33，メジカルビュー，東京，1999．
2）Ohuchi, N., Suzuki, A., Sobue, T., et al. : Sensitivity and specificity of mammography and adjunctive ultrasonography to screen for breast cancer in the Japan Strategic Anti-cancer Randomized Trial（J-START）: A randomised controlled trial. *Lancet*, 387（10016）: 341-348, 2016.
3）Kuhl, C.K., Strobel, K., Bieling, H., et al. : Supplemental Breast MR Imaging Screening of Women with Average Risk of Breast Cancer. *Radiology*, 283（2）: 361-370, 2017.
4）Bakker, M.F., de Lange, S.V., Pijnappel, R.M., et al. : Supplemental MRI Screening for Women with Extremely Dense Breast Tissue. *N. Engl. J. Med.*, 381（22）: 2091-2102, 2019.

特集

Women's
Imaging
2022

Breast
Imaging vol.17

Ⅲ 乳がんリスクを「見える化」するモダリティの最新動向

3. MRIにおける乳がんリスクの「見える化」
3）腫瘍残存リスクを念頭においた乳房造影MRIによる術前化学療法の治療効果評価

中島 一彰　静岡がんセンター乳腺画像診断科

日本乳癌学会による「全国乳がん患者登録調査報告」によると，2018年次登録症例における転移のない乳がん9万699例のうち，1万2846例（14％）で術前にホルモン療法や化学療法などの補助療法が施行されており，術前補助療法の多く（74％）が化学療法である。乳がん治療の一般的な選択肢となった術前化学療法を行う際には，治療途中や治療後にマンモグラフィ，超音波検査，MRI，PETなどの画像診断によって化学療法の効果が評価される。特に，化学療法後の効果判定においては，造影MRIの診断能が最も優れるとされている[1]。

乳房造影MRIを用いて術前化学療法の治療効果評価を行う場合，"腫瘍残存リスクの規定因子（化学療法のレジメンや乳がんの病理学的性質）を考慮してMRI評価が行えるか"，あるいは"MRIによる評価で腫瘍残存リスクの規定因子（腫瘍サイズ，腫瘍形態，腫瘍の縮小パターンなど）を診断できるか"の視点が重要である。乳房造影MRIによる精度の高い診断を行い，その結果を解釈する際に備えておくべき腫瘍残存リスクの規定因子の知識について解説する。

腫瘍残存リスクの規定因子

近年の乳がん薬物療法の進歩は著しく，特にHER2陽性乳癌では，トラスツズマブとドセタキセルにペルツズマブを上乗せすると，術前化学療法の病理学的完全奏効（pathological complete response：pCR）率は60％を超える[2]。化学療法の奏効率が上昇し，腫瘍が著明に縮小する場合が増えるにつれて，微小な腫瘍残存の有無について画像診断しなければならない場面が増えると考えられる（図1）。

術前化学療法の奏効しやすさ，言い換えると"腫瘍が残存するリスク"は，化学療法のレジメンや乳がんの病理学的性質（サブタイプ，核グレード，組織型

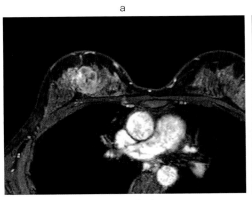
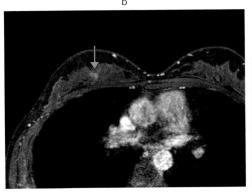
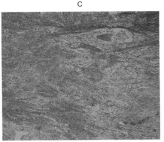

図1　術前化学療法前後の造影MRI
化学療法前のMRI（a）で右乳房に見られるmass（トリプルネガティブ乳癌）は，化学療法後（b）に著明に縮小している（↓）。手術病理組織（c）では瘢痕組織が見られるのみで，腫瘍は消失していた。

表1　乳がんのサブタイプによる造影MRIの残存腫瘍診断能
（参考文献4）より引用改変）

	ER＋/HER2－ (n＝117)	ER＋/HER2＋ (n＝28)	ER－/HER2＋ (n＝42)	TN (n＝89)	計 (n＝276)
感　度 (%)	92	78	77	91	88
特異度 (%)	100	60	67	86	80
正確度 (%)	92	75	74	90	87
陽性適中率 (%)	100	90	85	95	96
陰性適中率 (%)	36	38	53	76	56

ER：エストロゲン受容体　　TN：トリプルネガティブ

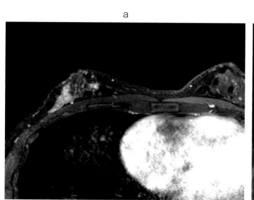
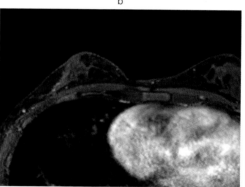
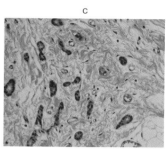

図2　MRI効果判定における偽陰性
　　　化学療法前のMRI（a）で右乳房に見られるmass（luminal乳癌）は，化学療法後（b）に消失しているが，手術病理組織（c）では浸潤癌が残存していた。

など）によって主に規定される。また，造影MRI所見でpCRを予測する因子として，化学療法前の腫瘍サイズ（T因子），腫瘍形態（massかnon-mass enhancementか，限局性か多中心性か），腫瘍の縮小パターン（中心性縮小か断片状の残存か）などが知られており，これらの因子を念頭においてMRIによる効果判定を行う必要がある。特に，化学療法の効果はサブタイプに基づいてある程度予測されるが，効果判定におけるMRIの正診性も腫瘍のサブタイプに左右される[3), 4)]（表1）。

　トリプルネガティブ乳癌は正診性が最も高く，中心性に縮小することが多いため，MRI上の残存腫瘍サイズと病理組織のサイズがよく相関する。一方，luminal乳癌はそもそも化学療法が効きにくく，また，断片化した縮小形態を示して評価が難しいことも多いため，陰性適中率が低く残存腫瘍を過小評価しやすい（図2）。

　MRIと組織学的治療効果を比較する際に注意すべき点として，pCRの定義があり，主に以下の3つがある。

● 乳房と腋窩リンパ節における浸潤癌と非浸潤癌の消失（ypT0，ypN0）
● 乳房と腋窩における浸潤癌の消失（ypT0/is，ypN0）
● 乳房における浸潤癌の消失（ypT0/is）

　MRIの正診性はpCRの定義によって変わるので，論文を読む際には注意する必要がある。例えば，図3の症例では，化学療法で腫瘍は縮小したものの，non-mass enhancementが残存しており，MRI上はCRではない。しかし，手術病理組織では乳管内癌が残存しているものの浸潤癌は消失しており，pCRを浸潤癌の消失と定義した場合には，MRI上のCRとpCRが一致しないということになる。

乳房造影MRIによる術前化学療法の治療効果評価の意義

　pCRは重要な予後予測因子であることが知られている。12の臨床試験を用いたメタアナリシスでは，術前化学療法

によるpCRと長期予後（無事象再発率，全生存率）の関連は，トリプルネガティブ乳癌とホルモン受容体陰性HER2陽性乳癌で最も高いことが示されている[5)]。また，HER2陽性乳癌でpCRが得られなかった場合に，術後療法を追加することで予後が改善することが示されており，その後の治療方針を決めるという点でもpCR判定の意義がある。

　一方，MRIでCRを判定する意義については，Gampenriederら[6)]の検討では，MRIでCRであった場合，CRでない場合に比べて3年無再発生存率が高く（93% vs. 75%），有意差が見られている。特に興味深いのは，pCRだがMRIでCRでない場合は，pCRかつMRIでCRの場合に比べて3年無再発生存率が低い点である。つまり，pCRであったとしても，MRIでCRか否かということが独立して再発を予測する因子ということである。また，Looら[7)]は，luminal乳癌272例を検討し，MRIでCRかどうかが無再発生存率と強く関連することを報告している。luminal乳癌は，化学療法でpCRが得られることが

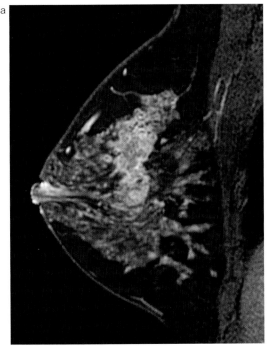
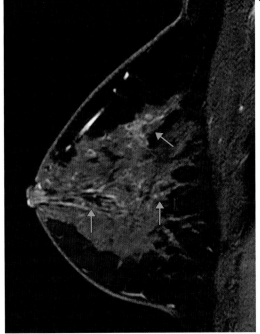
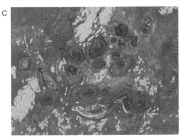

図3 MRIの効果判定とpCRの乖離
化学療法前のMRI（a）で右乳房に見られるmass
（ホルモン受容体陰性HER2陽性乳癌）は，化学
療法後（b）に著明に縮小しているが，non-mass
enhancementが広くまばらに認められる（⬆）。
手術病理組織（c）では，乳管内癌が広範囲に残
存するものの，浸潤癌は消失していた。

少なく，また，ほかのサブタイプほどに
はpCRと予後が関連しないとされている
ことから，MRI上のCRの方がpCRよ
りも有用な予後予測マーカーになりうる
と述べている。

　術前化学療法で腫瘍が消失した場合，
理論上はその後の手術は不要なのである
が，現在のMRIやそのほかの画像診断
による効果判定は，手術省略を許容で
きるほどには精度が高くない。また，術
前化学療法で画像上ほぼCRになった
場合，腫瘍床の組織生検を追加して
pCRを予測する研究もいくつか行われて
いるが，手術を回避するために十分な成
績は今のところ得られていない[8]。しか
し，Leeら[9]の報告では，MRIのCRの
定義を厳しくし，かつ5本以上生検する
ことを必須とした場合には，期待できる
成績が得られている。また，JCOG1806
試験（化学療法後に画像でCRが得られ
たHER2陽性乳癌に対する非切除療法

の有用性を検討する）も進行中である。
各施設でMRIの精度向上をめざすとと
もに，MRIによる効果判定を基にした
治療選択方法について今後の展開に注
目していきたい。

●参考文献
1) Dialani, V., Chadashvili, T., Slanetz, P.J. :
Role of imaging in neoadjuvant therapy for
breast cancer. *Ann. Surg. Oncol.*, 22 (5) :
1416-1424, 2015.
2) Gianni, L., Pienkowski, T., Im, Y-H., et al. :
Efficacy and safety of neoadjuvant pertu-
zumab and trastuzumab in women with locally
advanced, inflammatory, or early HER2-
positive breast cancer (NeoSphere) : A ran-
domised multicentre, open-label, phase 2 trial.
The Lancet Oncol., 13 (1) : 25-32, 2012.
3) De Los Santos, J.F., Cantor, A., Amos, K.D.,
et al. : Magnetic resonance imaging as a
predictor of pathologic response in patients
treated with neoadjuvant systemic treatment
for operable breast cancer. Translational
Breast Cancer Research Consortium trial 017.
Cancer, 119 (10) : 1776-1783, 2013.
4) Nakashima, K., Uematsu, T., Harada, T.L., et
al. : Can breast MRI and adjunctive Doppler
ultrasound improve the accuracy of predicting
pathological complete response after neoad-

juvant chemotherapy? *Breast Cancer*, 28 (5) :
1120-1130, 2021.
5) Cortazar, P., Zhang, L., Untch, M., et al. :
Pathological complete response and long-
term clinical benefit in breast cancer : the
CTNeoBC pooled analysis. *The Lancet*, 384
(9938) : 164-172, 2014.
6) Gampenrieder, S.P., Peer, A., Weismann, C.,
et al. : Radiologic complete response (rCR) in
contrast-enhanced magnetic resonance imag-
ing (CE-MRI) after neoadjuvant chemotherapy
for early breast cancer predicts recurrence-
free survival but not pathologic complete
response (pCR). *Breast Cancer Res.*, 21 (1) :
19, 2019.
7) Loo, C.E., Rigter, L.S., Pengel, K.E., et al. :
Survival is associated with complete response
on MRI after neoadjuvant chemotherapy in ER-
positive HER2-negative breast cancer. *Breast
Cancer Res.*, 18 (1) : 82, 2016.
8) Heil, J., Kuerer, H.M., Pfob, A., et al. : Elimi-
nating the breast cancer surgery paradigm
after neoadjuvant systemic therapy : Current
evidence and future challenges. *Ann. Oncol.*,
31 (1) : 61-71, 2020.
9) Lee, H.B., Han, W., Kim, S.Y., et al. : Predic-
tion of pathologic complete response using
image-guided biopsy after neoadjuvant che-
motherapy in breast cancer patients selected
based on MRI findings : A prospective feasibil-
ity trial. *Breast Cancer Res. Treat.*, 182 (1) :
97-105, 2020.

3. MRIにおける乳がんリスクの「見える化」
4）乳がんのMRIおよび核医学検査における人工知能の活用

片岡　正子　京都大学大学院医学研究科放射線医学講座（画像診断学・核医学）
三宅可奈江　京都大学大学院医学研究科高度医用画像学講座

人工知能（AI）は，画像診断のさまざまな段階で活用が模索されている。放射線診断科全体で見ると，現在，最も現場への活用が進んでいるのは，画質改善のために用いる人工知能であろう。CTやMRIでは，ノイズ低減の手法の一つとして人工知能が活用されている。ノイズの多い画像から高画質の画像を作る学習を行って得た深層畳み込みニューラルネットワークを臨床の画像に適応させ，ノイズの多い画像からノイズを除去できるようなシステムが，臨床用の装置にも組み込まれ，活用されている[1), 2)]。乳房MRIは，呼吸で動く胸壁の近傍臓器であり，詳細な画質と同時に，患者への負担軽減の観点から時間短縮も求められており，その点から撮像時間を延長することなく画質が改善することで，従来見えづらかった構造が鮮明化することが期待される。

診断支援としての期待も高まっている。異常所見の検出では見落としを防ぐ役割を担い，その標的病変を画像として抽出，検出された病変の良性・悪性の診断をスコアなどで表し，診断医のつけるBI-RADS（Breast Imaging Reporting and Data System）カテゴリーに相当するような良悪の確率を提示することもできつつある。いわゆる旧来のコンピュータ支援診断（以下，CAD）の役割と考えられ，マンモグラフィですでに用いられているような診断支援の役割が期待されている。

さらに，術前薬物療法の治療効果予測や予後の予測，リンパ節転移の予測などへの活用を検討したものもある。病変画像を抽出し，しばしばradiomicsとともに用いられる。本特集のテーマでもある，見えないリスクを予測するために，画像診断とほかの予後因子を合わせた予測モデルを作成し，その妥当性が検討されている。

上記の特徴は，マンモグラフィや超音波における人工知能の活用と共通ではあるが，乳房MRIに特徴的な性質としては，三次元の画像である点，複数の画像パラメータを用いるものが多い点が挙げられる。病変や乳腺組織の部分をそれ以外の部分と分けて抽出する，いわゆる領域抽出（セグメンテーション）の作業を自動化し，得られた関心領域（体積）の情報を活用して，定量的な検討を行うことをめざす研究が報告されている。他方，核医学においては，得られる画像そのものはMRIに比較するとシンプルなものが多いが，より進行した症例における全身転移検索で用いられる場合など，広範囲での情報の検出と統合・経時比較そのものが複雑な作業となるため，病変検出と過去画像との比較，disease burdenの定量化なども検討されている。いずれであっても人工知能活用の目的は，診断・予測能の向上，客観性の向上，読影者の作業削減・効率化であると言えよう。人工知能として現在主流であるディープラーニングを用いたもののほかにも，サポートベクターマシーン（SVM）を用いたものや，Random forestなどの広い意味での機械学習に含まれるものも広く活用されている。本稿では，乳がん診療におけるMRIと核医学に関する人工知能の活用の状況を，その目的からまとめ，主に診断支援に焦点を当てて概説する。

MRI

1. CADの発展と乳房MRIにおける良悪性病変分類

CADは，病変の位置を示すCADe（computer-aided detection）が主流であった。人工知能は自動分類の機能において優れており，その導入により病変抽出の自動化や解析精度の向上が得られた。さらに，良悪性などの分類精度を数値化するなど，より質的な診断を提供するCADx（computer-aided diagnosis）へと発展しつつある。正常である可能性が十分高いものを除外する機能を有するなど，トリアージ型のCAD（CADt）は，マンモグラフィ検診において活用が期待されている[3)]。

乳房MRIにおける良悪性病変の分類に関しては，シカゴ大学のグループが研究してきた人工知能を用いた乳房MRI用CADとして，"QuantX"というCADxが米国食品医薬品局（FDA）の認可を得て発売された。これは，病変を疑う部位の領域を自動で抽出，その領域の画像の複数の特徴量を計測した上で，悪性である可能性をQI Scoreという点数で示してくれる。さらに，同じスコアを示す病変の症例画像も示してくれる仕様となっている（https://www.qlarityimaging.com/）。乳房MRIは，いまだ専門とする読影医の少ない状況があり，こうした人工知能を用いたCADを活用することにより，診断精度の向上

〈0913-8919/22/¥300/論文/JCOPY〉

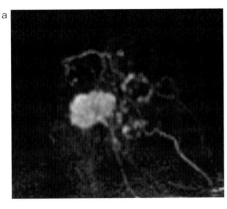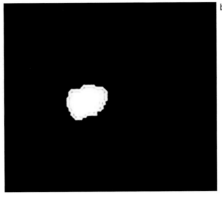

図1　U-Netを用いた乳房造影MRIからの
　　腫瘍部分の自動領域抽出
　a：乳房造影MRI
　b：抽出された腫瘍領域
　信号値の閾値を設定する自動抽出手法では，
　腫瘍に連続する血管の除去が難しいことがあっ
　たが，U-Netを用いた手法では腫瘍部と血管
　部分のパターンを学習し，腫瘍部のみを残す
　ようにトレーニングされているため，より正
　確な領域抽出が可能となる。本例のような腫
　瘍では良好な結果が得られる（自験例）。

が期待される。実際，19名の読影者による読影実験では，QuantXの結果を併せて読影することで，読影医の良悪診断成績が向上し，専門家単独の診断能とほぼ同等か若干上回る成績まで出た，とする報告がある[4]。

2. 乳房MRIにおける領域抽出（セグメンテーション）

従来，何かの定量解析を行う場合，ROIを病変もしくは関心領域に置くことで測定が行われてきた。病変全体もしくは乳腺組織全体を囲むように関心領域を設定することもあったが，手動では大変手間がかかり，研究としては興味深い結果が出ても，それを実際に使うことは困難であった。もちろん，半自動解析のためのアルゴリズムも開発されていた。しかし，深層学習，特に領域抽出に特化したものが発達し，精度が向上したため，多数例をより速く処理できるようになったことは大きい。領域抽出のみを行った研究もあれば，さらに分類を引き続いて行うものもある[5, 6]。MR画像では，その良好なコントラストを利用して，乳房全体や乳房内の乳腺組織（FGT）を抽出するものが報告され，U-Netという領域抽出に頻用されるネットワークが用いられている。腫瘍そのものの抽出も，腫瘍を形成するものであれば比較的良好な結果が得やすいが（図1），他方，非腫瘍性病変の抽出は難しい[7]。

3. 乳がん薬物療法後の病理学的完全奏効（pCR）のMRIによる予測

術前薬物療法の進歩により，薬物療法によって腫瘍が縮小し，時には消失することも経験されるようになってきた。病理学的完全奏効（以下，pCR）が得られた症例では，手術後の予後も良好とされる。さらに，pCRが得られた症例においては手術省略も選択肢に入ってくるこのような状況において，画像診断に求められるのは正確なpCRの予測であるが，造影効果の残存の有無を見るだけでは難しい。診断精度を少しでも向上させるべく，機械学習やテクスチャ解析が試みられている。302例の乳がん症例を対象にした検討では，術前化学療法前のデータを用いた場合の予測能のAUCは0.55，術前化学療法後のデータでは0.97。両者を組み合わせたデータでのAUCは0.97とほぼ変わらないが，陽性適中率（PPV）は83％から100％に向上した[8]。また，I-SPY 2 Trialの浸潤癌の症例データ166例を用いて乳がんおよび乳がん病変の周囲のMRIのテクスチャ特徴量を利用し，治療前および治療早期のMR画像を用いることでpCR予測を試みた検討では，治療前と治療早期の画像を組み合わせること，3〜5ピクセル多めに周囲を領域抽出すること，造影前の画像を用いてサブトラクション画像を作成して用いることなどがpCR予測の向上に貢献した。pCRの早期予測により，各患者のレベルで限定的な治療を回避し，治療方針を最適化できる可能性が出てくる[9]。

4. MRI検診におけるトリアージ型CADの検討

乳房MRIは，乳がんハイリスク女性においてはスクリーニングとして用いられるが，それほど乳がんリスクの高くない女性に対しても，dense breastなどでのsupplemental modalityとして活用が期待されている。ただ，件数が非常に多くなる（しかも多くは正常例）ため，従来法では乳房MRIの読影者不足が懸念される。そこで，放射線科医の仕事量を減らす目的で，マンモグラフィと同様，トリアージ型のCADの開発が望まれる。トリアージには，がんの可能性が高いものや特定が難しいものを優先するソフトトリアージと，がんのないものをワークリストから除外するタイプのハードトリアージが存在する。VerburgらはオランダのDense Trialの4581名のデータを用いて"病変なし"のMRIをトリアージする深層学習を行い，AUCは0.83，病変を含まない39.7％の正常症例を除外することに成功した[10]。また，超高速MRIのMIP画像438名分837例を用いて，がんの疑い病変を含まない"正常例"を自動的に除外するプログラムを作成したところ，AUCは0.81，感度98％の設定で，読影検査数を15.7％減らすことができた[11]。いずれもMIP画像を使っている点が共通しており，必ずしもすべてのデータを用いなくても十分な判別能が得られる点は興味深い。今後，MRIによるスクリーニングが本格導入されるに当たって，必要不可欠な技術と言える。

5. 乳房MRI情報からのリンパ節転移の予測

腋窩リンパ節転移は，乳がんの患者において治療方針・術式に大きく影響する。転移の可能性が比較的低い場合はセンチネルリンパ節生検による診断が行われ，転移の可能性が高い場合には腋窩リンパ節郭清が行われる。これらの

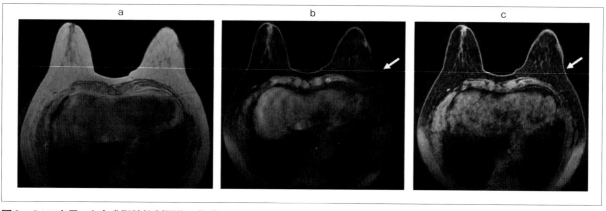

図2 GANを用いた合成脂肪抑制画像の作成

80歳代,女性の術前乳房MRIの例。非脂肪抑制T1強調画像(a)に比較して,脂肪抑制T1強調画像(b)は,磁場の不均一や拍動する心臓の影響などにより,しばしば不均一となる。GANを用いてaより直接作成された合成脂肪抑制画像(c)では,⇐の外側領域も抽出されている。
(Mori, M., Fujioka, T., Katsuta, L., et al. : Feasibility of new fat suppression for breast MRI using pix2pix. *Jpn. J. Radiol.*, 38(11): 1075-1081, 2020. より引用転載)

手技は侵襲的であり,合併症も伴うため,転移の可能性を事前に予測できれば,不要な介入を減らすことができる。しかし,現状の画像診断では,リンパ節転移の診断には限界があり,報告されている感度は高くない。そこで,乳房MRIの情報から腋窩リンパ節転移の可能性を予測するモデルが検討されている。機械学習を用いたradiomicsによる13件の研究をまとめたメタアナリシスでは,感度0.82%,特異度は0.83%であった。十分高い値とは言えないものの,従来のリンパ節サイズと形態に依存した診断法よりも改善が見られ,今後の発展に期待したい[12]。

6. MR画像の生成

ディープラーニングの中でも比較的新しい技術である敵対的画像生成(以下,GAN)は,画像の変換を行うことができるため,画像診断の分野でもMRIからCT画像を作成する目的などに活用されている。乳腺画像領域においても,モダリティ間やMRIの異なるシーケンス間での画像変換に用いられている。例えば,異なるメーカーのMRIを標準化する方法として,CycleGANを基にして,限定された領域のFOVを用いるなどの工夫を加えた手法を用い,形態と組織構造を保ちつつ信号の標準化を行っている[13]。また,pix2pixという画像変換アルゴリズムを用いて,脂肪抑制されていないT1強調画像から合成脂肪抑制T1強調

画像を作成する試みが行われている[14]。脂肪抑制画像は乳房MRIにおいては必須であるものの,しばしばアーチファクトで画質低下し,そういう時にかぎって体動もあるとサブトラクション画像も不良となるため,こうした生成画像の活用も有用と考えられる(図2)。

核医学

1. 骨シンチグラフィを用いた骨転移の検出と定量化

"BONENAVI"(富士フイルム富山化学社)は骨転移の検出と定量化を目的としたソフトウエアであり,その中にartificial neural networkを組み込んでいるものである。深層ではない比較的層の少ないネットワークであるが,以前のソフトウエアよりも性能は向上し,造骨性の転移を主体とする前立腺がん骨転移においては,すでに臨床でも活用されている。乳がんの場合は,骨転移の性状が造骨性・溶骨性いずれも含むため,少し状況は異なるが,乳がん骨転移症例においてもゾレドロン酸による骨転移治療後のbone scan index(BSI)が低下した群(治療反応群)では,有意な生存期間の延長が示されている[15]。

また,乳がん骨転移の検出における複数の畳み込みニューラルネットワークの性能を比較し,DenseNetを用いることで正診率95%を得たとの報告もある[16]。

2. PET/CT ─腋窩リンパ節転移の予測

PET/CTは,全身の悪性腫瘍を把握できる利点から転移の可能性の高い患者に用いられることが多いが,MRIと同様に,PET/CTのデータに人工知能を用いて腋窩リンパ節転移の診断精度を高めようとする取り組みも見られる。407名の患者を対象として,PET/CTの胸部の画像のみ(乳がん病変と腋窩リンパ節は含まれる)を用いて,乳がんなし,乳がんがあるが腋窩リンパ節転移なし,乳がんおよび腋窩リンパ節転移ありの3クラスに分類を試みた報告[17]では,人工知能単独では診断医に及ばなかったものの,人工知能の診断と合わせた総合判断によって,診断能,特に感度の上昇が見られた。

3. 乳房専用PETの診断支援

乳房専用PETは,全身用PETに比較して空間解像度に優れ,術前広がり診断においてMRIよりも特異度に優れるとされ,読影標準化のためのレキシコンも作成されている[3), 18), 19)]。ただし,装置台数は限られ,読影者も限定されるため,診断支援の需要が高い分野である。Satohらは,618乳房を対象に,2方向のMIPを用いてXceptionベースの深層学習モデルを用い,乳がんかどうかを予測するモデルを作成し,感度93%,特異度93%という,熟練読影者と有意

差のない成績が出せることを示しており[20]，読影者不足を補完しうる可能性が示唆される。

4. PET/MRIにおける人工知能の応用

人工知能関連ということでは，PETとMRIを組み合わせた研究が目立つ。情報が多いため，それらをどのように統合活用するかという観点で注目されており，さらにPET/MRI一体型装置が，研究施設主体ではあるが使用されるようになり，データが集まり始めている。102名120症例の乳房病変（悪性101症例）を対象に，PET/MRIから得られた定量パラメータおよびradiomics特徴量を用いた検討では，mean transit time，ADC値およびPETとADC画像から得られたradiomics特徴量を組み合わせたモデルでAUC0.983と高い値を得た[21]。検討症例数は多くなく，今後の研究が待たれる。

5. 米国核医学会（Society of Nuclear Medicine and Molecular Imaging：SNMMI）2022における動向

2022年のSNMMIにおいては，人工知能の乳がん分野における応用では，治療前の^{18}F-FDG PET/CTのradiomics特徴量を利用して，再発リスクを予測する試み[22),23)]や，^{99m}Tc sestamibiを用いた乳房画像の自動定量化の報告があった。核医学一般においては，人工知能研究に使用可能なオープンデータベースが少ないことが問題点として挙げられていたものの，画質向上，腫瘍抽出，真贋支援（検出・分類）の発表があり，今後乳がん画像の分野にも人工知能の活用が進んでくると期待される。

◎

乳がん領域のMRIとPETにおける人工知能の活用については研究段階が多いものの，画質改善・検出・診断支援は，検査件数が増加しつつあるこの領域においては期待される。領域抽出と関連した画像の定量評価は種々の予測モデルに組み込むことも可能で，画像に新たな価値を付与しうる。それらを用いて総合判断を行い検証することが，画像診断医の新たな仕事になりうる。

●参考文献
1) Kidoh, M., Shinoda, K., Kitajima, M., et al.：Deep Learning Based Noise Reduction for Brain MR Imaging：Tests on Phantoms and Healthy Volunteers. *Magn. Reson. Med. Sci.*, 19 (3)：195-206, 2020.
2) Kakigi, T.：Next-Generation Clinical Images Acquired Using ZGO in the Field of Orthopedics. 2020.
https://global.medical.canon/products/magnetic-resonance/aice-customer-experience. (2022年6月閲覧).
3) 日本乳癌学会 編：乳癌診療ガイドライン 疫学・診断編2022年版. 金原出版, 東京, 2022.
4) Jiang, Y., Edwards, A.V., Newstead, G.M.：Artificial Intelligence Applied to Breast MRI for Improved Diagnosis. *Radiology*, 298 (1)：38-46, 2021.
5) Zhang, Y., Chen, J.H., Chang, K.T., et al.：Automatic Breast and Fibroglandular Tissue Segmentation in Breast MRI Using Deep Learning by a Fully-Convolutional Residual Neural Network U-Net. *Acad. Radiol.*, 26 (11)：1526-1535, 2019.
6) Zhang, L., Mohamed, A.A., Chai, R., et al.：Automated deep learning method for whole-breast segmentation in diffusion-weighted breast MRI. *J. Magn. Reson. Imaging*, 51 (2)：635-643, 2020.
7) 片岡正子, 福留拓人, 川瀬貫互, 他：畳み込みニューラルネットワークを用いたUltrafast-DCE MRIでの乳腺腫瘍自動抽出の試み. 日本乳癌画像研究会プログラム・抄録集, 2020.
8) Qu, Y.H., Zhu, H.T., Cao, K., et al.：Prediction of pathological complete response to neoadjuvant chemotherapy in breast cancer using a deep learning (DL) method. *Thorac. Cancer*, 11 (3)：651-658, 2020.
9) Hussain, L., Huang, P., Nguyen, T., et al.：Machine learning classification of texture features of MRI breast tumor and peri-tumor of combined pre- and early treatment predicts pathologic complete response. *Biomed. Eng. Online*, 20 (1)：63, 2021.
10) Verburg, E., van Gils, C.H., van der Velden, B.H.M., et al.：Deep Learning for Automated Triaging of 4581 Breast MRI Examinations from the DENSE Trial. *Radiology*, 302 (1)：29-36, 2022.
11) Jing, X., Wielema, M., Cornelissen, L.J., et al.：Using deep learning to safely exclude lesions with only ultrafast breast MRI to shorten acquisition and reading time. *Eur. Radiol.*, 2022 (Epub ahead of print).
12) Zhang, J., Li, L., Zhe, X., et al.：The Diagnostic Performance of Machine Learning-Based Radiomics of DCE-MRI in Predicting Axillary Lymph Node Metastasis in Breast Cancer：A Meta-Analysis. *Front. Oncol.*, 12 799209, 2022.
13) Modanwal, G., Vellal, A., Mazurowski, M.A.：Normalization of breast MRIs using cycle-consistent generative adversarial networks. *Comput. Methods Programs Biomed.*, 208：106225, 2021.
14) Mori, M., Fujioka, T., Katsuta, L., et al.：Feasibility of new fat suppression for breast MRI using pix2pix. *Jpn. J. Radiol.*, 38 (11)：1075-1081, 2020.
15) Okada, Y., Nakajima, Y., et al.：Bone Scan Index Is a Prognostic Factor for Breast Cancer Patients with Bone Metastasis Being Treated with Zoledronic Acid. *Open J. Radiol.*, 5 (3)：149-158, 2015.
16) Papandrianos, N., Papageorgiou, E., Anagnostis, A., et al.：A Deep-Learning Approach for Diagnosis of Metastatic Breast Cancer in Bones from Whole-Body Scans. *Applied Sciences*, 10 (3)：997, 2020.
17) Li, Z., Kitajima, K., Hirata, K., et al.：Preliminary study of AI-assisted diagnosis using FDG-PET/CT for axillary lymph node metastasis in patients with breast cancer. *EJNMMI Res.*, 11 (1)：10, 2021.
18) Sakaguchi, R., Kataoka, M., Kanao, S., et al.：Distribution pattern of FDG uptake using ring-type dedicated breast PET in comparison to whole-body PET/CT scanning in invasive breast cancer. *Ann. Nucl. Med.*, 33 (8)：570-578, 2019.
19) Miyake, K.K., Kataoka, M., Ishimori, T., et al.：A Proposed Dedicated Breast PET Lexicon：Standardization of Description and Reporting of Radiotracer Uptake in the Breast. *Diagnostics*, 11 (7)：1267, 2021.
20) Satoh, Y., Imokawa, T., Fujioka, T., et al.：Deep learning for image classification in dedicated breast positron emission tomography (dbPET). *Ann. Nucl. Med.*, 36 (4)：401-410, 2022.
21) Romeo, V., Clauser, P., Rasul, S., et al.：AI-enhanced simultaneous multiparametric ^{18}F-FDG PET/MRI for accurate breast cancer diagnosis. *Eur. J. Nucl. Med. Mol. Imaging*, 49 (2)：596-608, 2022.
22) Kawaji, K., Nakajo, M., Jinguji, M., et al.：Application of machine learning analyses using clinical and radiomic features of ^{18}F-FDG PET/CT to predict postoperative recurrence of breast cancer. Society of Nuclear Medicine and Molecular Imaging (SNMMI) Annual Meeting, 2022.
23) Xu, X., Xia, X., Sun, X., et al.：Radiomics signature and clinical parameters of 18F-FDG PET/CT predicting progression-free survival in patients with breast cancer：A preliminary study. Society of Nuclear Medicine and Molecular Imaging (SNMMI) Annual Meeting, 2022.

4. PETにおける乳がんリスクの「見える化」
1）PETによる乳がんリスクの「見える化」とは？

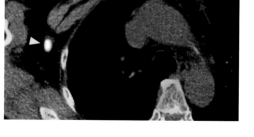

佐藤　葉子　甲府脳神経外科病院附属山梨PET画像診断クリニック

がんの画像診断に広く用いられているFDG-PETは，ブドウ糖代謝亢進部位が陽性像として可視化される。FDGは，腫瘍特異性は低い反面，多くの種類のがんをカバーできる，汎用性の高い優れたPET製剤である。①従来のモダリティでは可視化が難しかった小さな病変をとらえられる，②全身の病勢を視覚的・定量的に簡便に評価できる，というFDG-PETの優れた2点による正確な病態把握が，乳がんリスクの「見える化」であると言えよう。

より小さな病変を可視化する

現在，乳がんの病期診断に用いられている国際対がん連合（以下，UICC）のTNM分類（第8版）は，形態分類が基本となっている。治療前の“病期診断”は，がんの広がりを段階的に示したもので，予後予測および適切な治療法の選択のために用いられるため，正確な診断が予後を左右する。

以前のPET装置は空間分解能が低く，早期乳がんの原発巣の描出も困難であった。しかしその後，time-of-flight（TOF）やpoint-spread-function（PSF）などの画像再構成技術により，PETの分解能は飛躍的に改善し，CT，MRI，骨シンチグラフィといった従来のモダリティでは同定が難しかった小さな病変が可視化されるようになった。PET検査後に病期が変更（多くはup-stage）されることもしばしば経験される。

特にPETが役立つのは，内胸リンパ節転移の同定である。腫大が目立たない，胸壁に埋まったような内胸リンパ節転移は，造影CTでも診断が難しく，FDG-PETが有用である[1]（図1）。

さらに，近年，乳房撮像に特化した高分解能・乳房専用PETも登場した（図2）。乳房専用PETは，全身PETに比べてはるかに分解能が高く[2]，造影MRIと同程度の診断能を持ち[3]，乳がんのスクリーニングにおける有用性も報告されている[4]。

乳がんの病勢を可視化する

FDG-PETは，形態診断に加えて，従来のモダリティより正確に，広い範囲を低侵襲的に乳がんの病勢を評価することができる。これに関連して，FDG集積の程度が，乳がんのサブタイプや予後と関連することも多数報告されている[5]。全身PETでは描出されにくい非浸潤性乳管癌（DCIS）も，乳房専用PETにおける集積程度により，リスクの層別化が可能とされる[6]。最近では，TNM分類にサブタイプや遺伝子パネル検査結果などの乳がんのバイオマーカーを加味した新たな乳がんの病期診断も適用され始めている[7]。

また，現在の乳がん病期診断（UICC第8版）では，遠隔転移が1つでもあれ

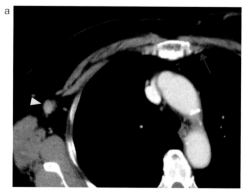

図1　FDG-PETによる内胸リンパ節転移診断
70歳代，女性。左乳がん局所・左腋窩リンパ節再発に対し，ホルモン療法後。造影CT（a）でも右腋窩リンパ節転移（▷）は確認できるが，左内胸リンパ節（↑）はPET（b）でなければ同定が難しい。

〈0913-8919/22/￥300/論文/JCOPY〉

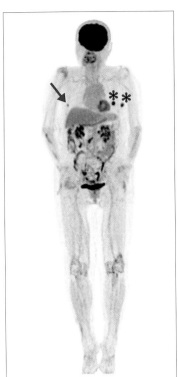
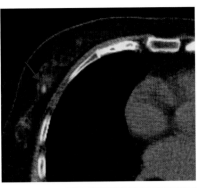
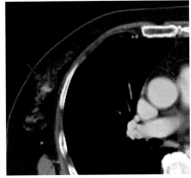
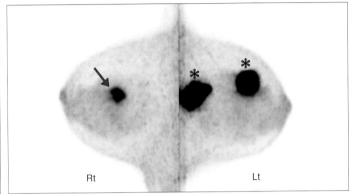

	b	c
a		
	d	

Rt　　　　　　　　　Lt

図2　造影CT，全身PET/CT および乳房専用PETの比較
70歳代，女性。左乳がんの原発巣（＊）以外に，右乳房C区域に乳腺エコーでは低濃度域，造影CT（c）では造影効果を呈する小病変を認めた（↓）。全身PET（a，b）でも小集積が見られるが，乳房専用PET（MI-MIP像，d）では腫瘍状の集積が明瞭で（↓），乳がんを疑う。

ばstage Ⅳとなるが，遠隔転移巣の数が5個までのoligometastasis（以下，オリゴメタ）群は，それ以上の転移巣がある群に比べて予後が良く，積極的な局所・全身治療により，さらに予後が改善することが報告されている[8), 9)]。従来のモダリティで同定が難しい小病変を指摘できるFDG-PETは，オリゴメタの診断に適したモダリティと考えられる。

治療後のviability を可視化する

従来の形態画像診断では難しかった，化学療法や放射線治療後の腫瘍のviability残存の評価にもFDG-PETは有用である。特に，術前化学療法後の原発巣の評価には，乳房専用PETがより有用である（図3）。

また，転移性乳がんに対する治療のモニタリングにもFDG-PETは有用である。治療後にCTでは，骨硬化像となった骨転移巣はその後も所見が固定してしまうため，viabilityの消失や再燃の評価が難しい。これに対しFDG-PETは，CT所見にかかわらず，骨転移のviability

を高感度に描出できる[10)]（図4）。

このように，PETの有用性は多く報告されているものの，治療効果判定目的のPET検査はまだ保険適用外であるため，検査依頼時には注意が必要である。

◎

FDG-PETは従来モダリティよりも簡便に乳がん病巣を可視化することで，乳がんリスクの「見える化」に貢献できると考えられる。しかし，どんなに装置が進歩しても可視化できない，ミクロの病変は存在する。したがって今後，画像だけでなく，臨床情報もインプットに用いた診断用人工知能（AI）の構築が期待されている。

●参考文献
1) Riegger, C., Herrmann, J., Nagarajah, J., et al. : Whole-body FDG PET/CT is more accurate than conventional imaging for staging primary breast cancer patients. *Eur. J. Nucl. Med. Mol. Imaging*, 39 (5) : 852-863, 2012.
2) Satoh, Y., Motosugi, U., Imai, M., et al. : Comparison of dedicated breast positron emission tomography and whole-body positron emission tomography/computed tomography images : A common phantom study. *Ann. Nucl. Med.*, 34 (2) : 119-127, 2020.
3) Berg, W.A., Madsen, K.S., Schilling, K., et al. : Comparative effectiveness of positron emission mammography and MRI in the con-
tralateral breast of women with newly diagnosed breast cancer. *Am. J. Roentgenol.*, 198 (1) : 219-232, 2012.
4) Satoh, Y., Motosugi, U., Omiya, Y., et al. : Unexpected Abnormal Uptake in the Breasts at Dedicated Breast PET : Incidentally Detected Small Cancers or Nonmalignant Features? *Am. J. Roentgenol.*, 212 (2) : 443-449, 2019.
5) Kwon, H.W., Lee, J.H., Pahk, K., et al. : Clustering subtypes of breast cancer by combining immunohistochemistry profiles and metabolism characteristics measured using FDG PET/CT. *Cancer Imaging*, 21 (1) : 55, 2021.
6) Graña-López, L., Herranz, M., Inés Dominguez-Prado, M., et al. : Can dedicated breast PET help to reduce overdiagnosis and overtreatment by differentiating between indolent and potentially aggressive ductal carcinoma in situ? *Eur. Radiol.*, 30 (1) : 514-522, 2020.
7) Kalli, S., Alan Semine A., Cohen, S., et al. : American Joint Committee on Cancer's Staging System for Breast Cancer, Eighth Edition : What the Radiologist Needs to Know. *Radiographics*, 38 (7) : 1921-1933, 2018.
8) Zhang, L., Li, Z., Zhang, J., et al. : *De novo* metastatic breast cancer : Subgroup analysis of molecular subtypes and prognosis. *Oncol. Lett.*, 19 (4) : 2884-2894, 2020.
9) Cha, C., Ahn, S.A., Tae-Kyung Yoo, T.K., et al. : Local Treatment in Addition to Endocrine Therapy in Hormone Receptor-Positive and HER2-Negative Oligometastatic Breast Cancer Patients : A Retrospective Multicenter Analysis. *Breast Care (Basel)*, 15 (4) : 408-414, 2020.
10) Caglar, M., Kupik, O., Karabulut, E., et al. : Detection of bone metastases in breast cancer patients in the PET/CT era : Do we still need the bone scan? *Rev. Esp. Med. Nucl. Imagen. Mol.*, 35 (1) : 3-11, 2016.

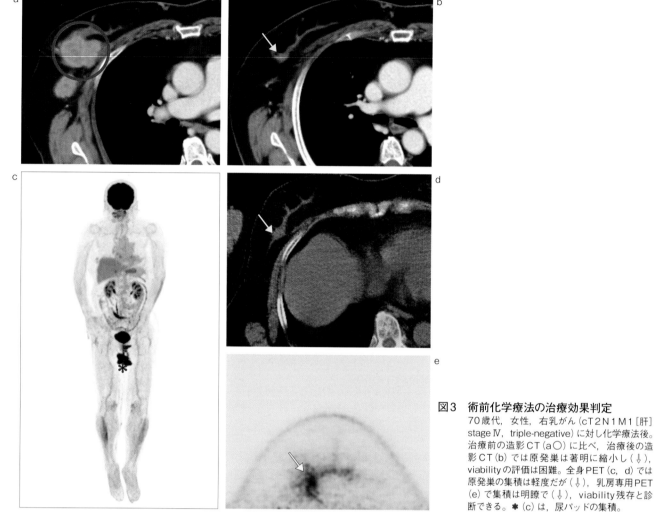

図3 術前化学療法の治療効果判定

70歳代，女性，右乳がん（cT2N1M1［肝］
stage IV，triple-negative）に対し化学療法後。
治療前の造影CT（a○）に比べ，治療後の造
影CT（b）では原発巣は著明に縮小し（⇓），
viabilityの評価は困難。全身PET（c, d）では
原発巣の集積は軽度だが（⇓），乳房専用PET
（e）で集積は明瞭で（⇓），viability残存と診
断できる。＊（c）は，尿パッドの集積。

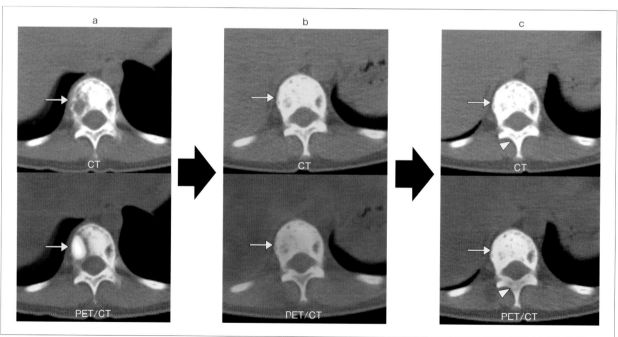

図4 FDG-PETによる転移性乳がん（骨転移）の治療モニタリング

30歳代，女性，右浸潤性乳管癌〔エストロゲンレセプター（ER）陽性，cT2N3M1［骨］，stage IV〕，治療後。骨転移の再燃部（⇢）はCTで溶骨
性変化（a上段），FDG-PETでFDG陽性（a下段）を呈した。ホルモン療法のレジメン変更後，CTでは骨硬化像（b上段）となり，FDG集積は低下
した（b下段）。その後，CT（c上段）では不明だが，同椎骨の棘突起根部に新たな転移が出現（c下段 ▷）した。この時，ほかの骨にも新たな骨転移
が複数見られ，骨転移の再々燃と診断された。

4. PETにおける乳がんリスクの「見える化」
2）PET検査における radiomicsの動向

徳田由紀子　大阪大学大学院医学系研究科放射線統合医学講座放射線医学

特定の疾患の有無や疾患の状態，予後の予測モデルによって治療や経過観察の方針が決定されうる。一方で，予測モデル開発に必要なあらゆる情報が不完全であるため，radiomicsをベースとした予測モデルの開発や検証は，品質が不十分であると言われている。これでは最終的に診療では役立たない予測モデルになりかねない。

しかし，腫瘍の悪性度や薬剤に対する耐性リスクの事前情報は，治療方針を決める上で非常に重要である。効果がない可能性のある薬剤を避けつつがん病巣を攻撃する，患者個別の治療アプローチが必要である。

画像は非侵襲的検査なので何度も撮影でき，画像由来のバイオマーカーを提供できる可能性がある。radiomicsは，画像からピクセルまたはボクセルごとに抽出した多系統の特徴を数学的に統合してデータ解析し，病理診断や分子・遺伝子情報，予後予測などと結びつけようとする試みである。肉眼では認識できない腫瘍のパターンや特徴を明らかにできるため，医用画像診断の精度をより高める可能性がある。このアプローチは，さまざまなイメージングモダリティで評価されており，マンモグラフィ／トモシンセシス，超音波，MRI，PETと，使用可能な画像モダリティの多い乳がんで特に期待される。PETについては，さまざまながんの病期分類，治療効果評価，再発検出に推奨されている。さらに，臨床現場で最も広く使用されている ^{18}F-FDGがPETイメージングの主力トレーサーであり，腫瘍のグルコース代謝の定量的評価が可能で，SUV$_{max}$，MTV（metabolic tumor volume），TLG（total lesion glycolysis）を含むさまざまな定量値が一般的なイメージングバイオマーカーとして評価されている。ここでは，乳がんにおけるPET radiomics研究の現況を課題ごとに述べ，続いて今後の展望について述べる。

乳房腫瘤PET radiomics の現況

1. 診 断

疑わしい乳房腫瘤の確定診断は，core needle biopsy（CNB）やvacuum-assisted biopsy（VAB），あるいは手術による摘出生検検体の病理診断に依存している。一般的に遭遇する診断のジレンマは，おそらく良性と分類される病変（BI-RADS C3）の良悪性の鑑別である。Voglら[1] は，dynamic contrast enhanced（以下，DCE）-MRIから得られた特徴，拡散強調画像，および ^{18}F-FDG PET画像により良悪性を鑑別できるか検討し，良悪性の鑑別はDCE-MR画像に由来するテクスチャに依存しており，PET由来のパラメータと組み合わせても有意な改善がないことを明らかにした。

通常の乳がんと特殊型，リンパ腫や乳房外腫瘍からの乳房転移の臨床症状および画像所見は非特異的であるため，radiomics解析は，病変の診断，生検とそれに伴う合併症の回避，正確な診断に至るまでのコストと時間の短縮が最終的な目的となる。Ouら[2] は，SUVおよび ^{18}F-FDG PETに由来するテクスチャが，乳がんと乳房リンパ腫を区別できることを報告した（AUC = 0.75）。さらに，PETとCTの両方に由来するテクスチャの組み合わせにより，全体的な精度が向上したと報告した（AUC = 0.77）。

2. 生物学的特性

乳がんは，サブタイプによって臨床的，治療的，予後的意義の点で異なる。早期乳がんの一次治療は，乳がんのサブタイプに基づいて選択される。サブタイプは，ザンクトガレン国際専門家コンセンサス[3] で示された定義に従って，生物学的特性の情報により分類されるが，生物学的特性を評価するための生検には，侵襲性がある上，腫瘍の一部のみの病変評価となり腫瘍全体からの情報ではないというリスクや合併症のリスク，コストなどの制限がある。radiomicsは，これらのリスクや制限を克服すること，さらに，治療中の腫瘍の変化を複数回評価することで，治療に対する耐性要素を特定することを目的としている。

生物学的特性評価の目的で，さまざまな研究者がPETのテクスチャと病理組織，および分子サブタイプや免疫組織化学（以下，IHC）発現との相関関係を検討している。

病理組織との相関についての検討では，Lemarignierら[4] は，エストロゲン（以下，ER）陽性乳癌171例の全身PET/CTを使った前向き検討において，^{18}F-FDG PETテクスチャが病理組織学

的サブタイプと有意に関連していることを示した。Yoonら[5]は、非浸潤性乳管癌（DCIS）における浸潤性成分の存在を予測する目的で、従来のPETパラメータとPETテクスチャの役割を評価し、^{18}F-FDG PETの累積SUVヒストグラム値の曲線下面積（AUC-CSH）と浸潤性との関連を示した（p＜0.001）。

分子サブタイプとPETテクスチャ、従来のPETパラメータ、またはMRI由来のパラメータ間の関連を調査する複数の検討によると、従来のPETパラメータと組み合わせたPETテクスチャと乳がんの分子サブタイプとの間に相関関係があることが明らかになった。

IHCマーカーに関しても複数の報告があるが、Soussanら[6]は、high gray-level run emphasis（以下、HGRE）で測定された腫瘍の不均一性が、ER陰性（p = 0.039）、プロゲステロン（PR）陰性（p = 0.036）、および低分化型（G3）腫瘍で高いことを示した（p = 0.047）。また、トリプルネガティブ乳癌（以下、TNBC）は、非TNBCよりも均一性が低く（OR = 3.57［0.98～12.5］, p = 0.05）、HGREが高い（OR = 8.06［1.88～34.51］, p = 0.005）ことを示した。Acarら[7]は、ER陰性、TNBC、高腫瘍グレード、高核異型が、PETテクスチャによる腫瘍の不均一性と関連することを示した。

3. NAC効果の予測

PET radiomicsの最も臨床に関連するタスクの一つは、術前化学療法（以下、NAC）に対する病理学的完全奏効（pCR）の予測である。これは、NAC後のpCRが、乳がんの長期無イベント生存期間の強力な予測因子のためである。この臨床ニーズに応えるために、多くのグループがNAC効果の予測におけるPET、またはほかの画像診断法（MRIにおける拡散強調画像など）に由来するradiomicsや従来のパラメータの役割を調査した。Antunovicら[8]は、PET/CT radiomicsを使用して、HER2陽性乳癌とTNBCは、luminal乳癌と比較して、より精度高くNAC後pCRを予測できることを示した。

さらに、Leeら[9]は、多変量モデルの

pCR予測モデルでは、臨床病理学的特徴と全身PETテクスチャパラメータの両方を組み合わせたモデルの方が、臨床病理学的特徴のみを使用したモデルと比較して予測精度が有意に高いことを示した（p = 0.0067）。Lemarignierら[4]とChengら[10]は、PETテクスチャとpCRの間に関連性を認められなかったが、ベースライン時とNAC開始から2か月後の2回のPETスキャンの画像パラメータとテクスチャの変化は、特にHER2タイプの乳がんでpCRと相関した、と報告した。

4. ステージング

腫瘍の病期は、治療法の選択の主な決定要因の一つである。Tパラメータのほか、特にNステータスを正確に評価することで、侵襲的な手技を回避できる。さらに、原発巣から抽出されたPETパラメータに基づくNステータスの予測は、従来の画像診断でリンパ節転移の疑いがない場合に役立つ。実際、それらは患者ベースの治療を最適化し、治療結果に影響を与える可能性がある。Huangら[11]が、113人の乳がん患者の全身PETとMRIから抽出した84のテクスチャ特徴で乳がんサブタイプや予後を予測できるか調査した検討では、PETとMRI両方のテクスチャに基づく教師なしクラスタリングの適用によって、病期に関連する3つの腫瘍クラスタが特定された（p = 0.037）。Lemarignierら[4]は、局所進行ER陽性乳癌の全身PETテクスチャと、SUV, MTV, TLGなどとの関係を調査し、テクスチャが腫瘍サイズ（T2 vs. T3, p＜0.01）、やAJCC（American Joint Committee on Cancer）ステージと相関することを示した（stage II vs. stage III, p＜0.01）。一方、Acarら[7]の検討では、PETテクスチャと臨床病期との関連は示されなかった。

5. 予後予測

NACのベースラインの画像で予後を予測できれば、効果のない治療を避け代替治療に変更する、というような治療戦略を立てることもできよう。遺伝学、IHC的分析、および画像ベースのバイオ

マーカーを含むさまざまな"オミクス（-omics）"アプローチが検討されている。特に、PET radiomics研究では、無増悪生存期間（以下、PFS）、無病生存期間（以下、DFS）、無再発生存期間（RFS）、全生存期間（以下、OS）を含むさまざまな臨床評価項目の観点からアプローチされている。Yoonら[12]は、NACを施行した83人の局所進行乳がん患者において、全身PETテクスチャとMRIにおける拡散強調画像で評価された腫瘍の不均一性が予後と関係するか検討し、PETテクスチャはPFSと相関すると報告した。Molina-Garcíaら[13]は、68人の局所進行乳がん患者において、全身PETテクスチャによる予後予測を検討し、DFSに関して、PETステージ（HR 4.72：p = 0.025）とHGRE（HR 0.89：p = 0.035）は有意に相関し、OSに関して、PETステージ（HR 12.5：p = 0.002）とSRHGE（short run high gray-level emphasis）（HR 0.76：p = 0.006）が有意に相関したと報告した。

PET radiomicsの役割と次世代への展望

全身PETに加えて高分解能の乳房専用PETが登場してからは、乳房専用PETを使ったradiomicsが検討され始めた。全身PETと比較してはるかに高分解能であることから、そのテクスチャによる検討結果の改善が期待される。

Satohら[14]は、全身PETと乳房専用PETの両方を撮影した乳がん患者の44症例を対象に、全身PETと乳房PETで38のテクスチャを抽出し、Tカテゴリー、Nカテゴリー、分子サブタイプ、Ki67レベルを比較検討した。Tis-1とT2-4との間、luminal Aと他サブグループとの間で、それぞれ全身PETと乳房PETでテクスチャに違いがあったが、テクスチャとNカテゴリーやKi67レベルとの間には関連性はなく、また、ROC解析では、乳房PETと全身PETとで乳がんの特徴について有意差はなかったと報告した。一方、Hathiら[15]は、10人のNACベースラインの全身PETと乳房PETを20のテクスチャを抽出し特徴量を比較したところ、4つの特徴量で両者

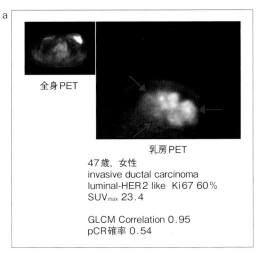
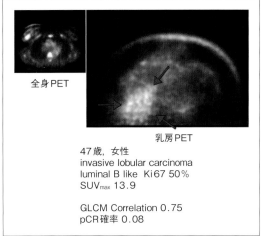

a

全身PET

乳房PET

47歳，女性
invasive ductal carcinoma
luminal-HER2 like Ki67 60%
SUVmax 23.4

GLCM Correlation 0.95
pCR確率 0.54

b

全身PET

乳房PET

47歳，女性
invasive lobular carcinoma
luminal B like Ki67 50%
SUVmax 13.9

GLCM Correlation 0.75
pCR確率 0.08

図1　乳房PET画像から抽出した特徴によるNAC後pCR予測の検討
a：NAC後pCR
b：NAC後non-pCR
→：セグメンテーション対象の乳がん病変

の間に有意差が認められた。

Moscosoら[16]は，127人の乳がん患者の139病変を対象に，高分解能の乳房専用PETから抽出したテクスチャが乳がんの生物学的特徴を反映するか調査し，HER2陽性乳癌が有意に高い取り込みを示し（p＜0.001，AUCs＞0.70），テクスチャのCH$_{AUC}$（AUC of the cumulative histogram）とHILAE（high-intensity larger area emphasis）もHER2陽性乳癌に有意に相関したと報告した（p＝0.002とp＝0.016）。10のテクスチャのうち9はIHCサブタイプに関連し，luminal B乳癌とHER2陽性乳癌はluminal A乳癌より不均一性が高いことを示した（AUCs＝0.79と0.84）。総じて，高分解能乳房専用PETテクスチャは，全身PETと比較して，乳がんのIHC因子とIHCサブタイプと有意に強い相関を示したと結論づけた。

Chengら[17]は，cT1-2N0-1M0の420人の乳がん患者を後ろ向きに解析し，腋窩リンパ節の状態を非侵襲的に予測するための乳房専用PETと臨床的特徴を統合した機械学習モデルを開発した。pN0とpN1の識別において，この統合モデルのパフォーマンスはAUC＝0.94に至り，cN0で陰性適中率（NPV）＝96.88％に達し，cN1で陽性適中率（PPV）＝92.73％に達した。

また，全身PET画像から抽出した特徴とNAC後pCRとが関連していることから，高分解能乳房専用PETテクスチャは，局所進行がんにおけるより精度の高いpCR予測因子となる可能性があり，自験例を図1に示す（未発表）。大きなコホートによる今後の検討が待たれる。

●参考文献
1) Vogl, W.D., Pinker, K., Helbich, T.H., et al. : Automatic segmentation and classification of breast lesions through identification of informative multiparametric PET/MRI features. *Eur. Radiol. Exp.*, 3 (1) : 18, 2019.
2) Ou, X., Wang, J., Zhou, R., et al. : Ability of 18F-FDG PET/CT Radiomic Features to Distinguish Breast Carcinoma from Breast Lymphoma. *Contrast Media Mol. Imaging*, 2019 : 4507694, 2019.
3) Esposito, A., Criscitiello, C., Curigliano, G. : Highlights from the 14 (th) St Gallen International Breast Cancer Conference 2015 in Vienna: Dealing with classification, prognostication, and prediction refinement to personalize the treatment of patients with early breast cancer. *Ecancermedicalscience*, 9 : 518, 2015.
4) Lemarignier, C., Martineau, A., Teixeira, L., et al. : Correlation between tumour characteristics, SUV measurements, metabolic tumour volume, TLG and textural features assessed with 18F-FDG PET in a large cohort of oestrogen receptor-positive breast cancer patients. *Eur. J. Nucl. Med. Mol. Imaging*, 44 (7) : 1145-1154, 2017.
5) Yoon, H.J., Kim, Y., Kim, B.S. : Intratumoral metabolic heterogeneity predicts invasive components in breast ductal carcinoma in situ. *Eur. Radiol.*, 25 (12) : 3648-3658, 2015.
6) Soussan, M., Orlhac, F., Boubaya, M., et al. : Relationship between tumor heterogeneity measured on FDG-PET/CT and pathological prognostic factors in invasive breast cancer. *PLoS One*, 9 (4) : e94017, 2014.
7) Acar, E., Turgut, B., Yiğit, S., et al. : Comparison of the volumetric and radiomics findings of 18F-FDG PET/CT images with immunohistochemical prognostic factors in local/locally advanced breast cancer. *Nucl. Med. Commun.*, 40 (7) : 764-772, 2019.
8) Antunovic, L., De Sanctis, R., Cozzi, L., et al. : PET/CT radiomics in breast cancer : Promising tool for prediction of pathological response to neoadjuvant chemotherapy. *Eur. J. Nucl.*

Med. Mol. Imaging, 46 (7) :1468-1477, 2019.
9) Lee, H., Lee, D.E., Park, S., et al. : Predicting response to neoadjuvant chemotherapy in patients with breast cancer : Combined statistical modeling using clinicopathological Factors and FDG PET/CT texture parameters. *Clin. Nucl. Med.*, 44 (1) : 21-29, 2019.
10) Cheng, L., Zhang, J., Wang, Y., et al. : Textural features of 18F-FDG PET after two cycles of neoadjuvant chemotherapy can predict pCR in patients with locally advanced breast cancer. *Ann. Nucl. Med.*, 31 (7) : 544-552, 2017.
11) Huang, S.Y., Franc, B.L., Harnish, R.J., et al. : Exploration of PET and MRI radiomic features for decoding breast cancer phenotypes and prognosis. *NPJ Breast Cancer*, 16 (4) : 24, 2018.
12) Yoon, H.J., Kim, Y., Chung, J., et al. : Predicting neo-adjuvant chemotherapy response and progression-free survival of locally advanced breast cancer using textural features of intratumoral heterogeneity on F-18 FDG PET/CT and diffusionweighted MR imaging. *Breast J.*, 25 (3) : 373-380, 2019.
13) Molina-Garcia, D., Garcia-Vicente, A.M., Pérez-Beteta, J., et al. : Intratumoral heterogeneity in 18F-FDG PET/CT by textural analysis in breast cancer as a predictive and prognostic subrogate. *Ann. Nucl. Med.*, 32 (6) : 379-388, 2018.
14) Satoh, Y., Hirata, K., Tamada, D., et al. : Texture Analysis in the Diagnosis of Primary Breast Cancer : Comparison of High-Resolution Dedicated Breast Positron Emission Tomography (dbPET) and Whole-Body PET/CT. *Front. Med. (Lausanne)*, 7 : 603303, 2020.
15) Hathi, D.K., Li, W., Seo, Y., et al. : Evaluation of primary breast cancers using dedicated breast PET and whole-body PET. *Sci. Rep.*, 10 (1) : 21930, 2020.
16) Moscoso, A., Ruibal, Á., Domínguez-Prado, I., et al. : Texture analysis of high-resolution dedicated breast 18F-FDG PET images correlates with immunohistochemical factors and subtype of breast cancer. *Eur. J. Nucl. Med. Mol. Imaging*, 45 (2) : 196-206, 2018.
17) Cheng, J., Ren, C., Liu, G., et al. : Development of High-Resolution Dedicated PET-Based Radiomics Machine Learning Model to Predict Axillary Lymph Node Status in Early-Stage Breast Cancer. *Cancers (Basel)*, 14 (4) : 950, 2022.

AI活用の最前線が示された NVIDIA AI DAYS 2022
ヘルスケア分野のDXを加速させる最新事例に注目

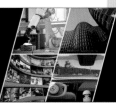

NVIDIA AI DAYS 2022
事例から学ぶ!
AI × ビジネス変革の勘所

NVIDIAは，2022年6月23日 (木)，24日 (金) の2日間，オンラインイベント NVIDIA AI DAYS 2022を開催した。「事例から学ぶ! AI × ビジネス変革の勘所」と銘打って，基調講演2題を含め，前回を上回る80以上のセッションが用意された。その中には，医療・創薬などヘルスケア分野のセッションも多数あり，人工知能 (AI) の本格的な普及を予感させた。今回は NVIDIA AI DAYS 2022のセッションから，ヘルスケア分野のデジタルトランスフォーメーション (DX) を加速させる AI 活用の最前線について，最新事例を中心に報告する。

AI技術とGPUコンピューティングの事例を紹介

NVIDIA AI DAYS 2022では，23日をDay 1，24日をDay 2として，さらに組み込みや自律マシンに関連する企業などのプレゼンテーションを中心としたEDGE DAYをDay 1と同時開催した。Day 1，Day 2は，それぞれ基調講演を用意。Day 1は東京大学大学院工学系研究科人工物工学研究センター教授の松尾　豊氏が「もはや傍観者でいられない，加速するAI活用」，Day 2はソニーグループ執行役副社長の勝本　徹氏が「ソニーグループでのAIの事例から見るテクノロジーの活かし方とコーポレートR＆Dの在り方」をテーマに講演した。また，セッションはTrack A〜Dに分けてプログラムが組まれた。さらに，Inception Pitchとして，スタートアップ企業18社がプレゼンテーションを行う企画も設けられた。

AI活用によりDXの可能性が広がるヘルスケア分野

今回はヘルスケア分野におけるAI技術やGPUコンピューティングの最新事例も多数報告された。

医用画像に関しては，Day 2のTrack Dにおいて富士フイルム メディカルシステム事業部マネージャー／富士フイルムホールディングスICT戦略部マネージャーの越島康介氏が「富士フイルムが目指す未来の画像診断支援AI開発DX」(D2-6)，EDGE DAYにおいてコニカミノルタ技術開発本部FORXAI開発センター AI技術開発部テーマリーダーの山野文子氏が「画像IoTプラットフォームFORXAIで『みたい』を形に」(Edge-3) と題したプレゼンテーションを行った。

また，創薬については，Day 2のTrack Dで中外製薬デジタル戦略推進部長の中西義人氏が「中外製薬のDXへの挑戦におけるAI活用」(D2-8)，アステラス製薬アドバンストインフォマティクス＆アナリティクス デジタルリサーチソリューションズ ヘッドの角山和久氏が「デジタル化する創薬研究」(D2-9) をテーマに発表した。

このほか，EDGE DAYの中で，国立研究開発法人理化学研究所脳神経科学研究センター ユニットリーダーの下田真吾氏が「遠隔触診システム実現に必要なAIとは」(Edge-4)，Inception PitchとしてCROSS SYNC研究開発部特任研究員／シニアデータサイエンティストの田端　篤氏が「急性期医療現場において，リアルタイムに画像解析を行うためのエッジコンピューティング活用」(D2-3) と題して，研究開発の概要を紹介した。以下，ヘルスケア分野の主なセッションを報告する。

○富士フイルムが目指す未来の画像診断支援AI開発DX (D2-6)

富士フイルムグループのメディカルシステム事業は，医療が抱える課題に対して，その解決に寄与する医療ITシステムを提供している。PACS「SYNAPSE」は，データ管理などにおける医療者の負担を軽減することが評価され，国内3000サイト，全世界5700サイトで稼働しており，シェアナンバーワンを維持している。

このPACSに蓄積された膨大な医用画像データと高度な画像処理技術をベースに研究開発を進め，2018年にはAI技術ブランドの「REiLI」を発表。すでに，AIを用いた画像処理やワークフロー自動化の技術，診断支援ソフトウエアなどを展開している。

同社では，メディカルシステム事業のDX戦略マップとして，「顧客体験を変える」「モノ売り→コト売り」「事業のビジネスモデルを変える」「顧客のビジネスモデルを変える」「顧客のレイヤーを変える・広げる」という5つの方向性を掲げている。このうち，「顧客体験を変える」ために，診断支援AIプラットフォームを開発し，単なる画像の保存・閲覧だけでなく，ワークフローを改善し，読影効率を向上させるなど，PACSに新たな価値をもたらした。発売から2年半で170以上の施設が導入しており，PACSのシェア拡大に寄与している。診断支援AIプラットフォームの開発では，「NVIDIA DGX」を使用して，ステップ1「高画質化」，ステップ2「臓器セグメンテーション」，ステップ3「コンピュータ支援診断」，ステップ4「ワークフローの効率化」と，段階的に進めて製品への搭載を図っている。

さらに，「事業・顧客のビジネスモデルを変える」ものとして，同社はAI開発支援プラットフォームの提供も開始した。クラウド型AI技術開発支援サービス「SYNAPSE Creative Space」は，プロジェクトの管理からアノテーション，学習管理，実行までをプラットフォーム

化して，医療者のAI開発をオールインワンでサポートする。これにより「AI開発の民主化」が実現する。

○画像IoTプラットフォームFORXAIで「みたい」を形に（Edge-3）

コニカミノルタは，独自のイメージング技術を発展させた画像IoT技術を基にプラットフォーム「FORXAI」を開発，展開している。FORXAIは，「FORXAI Imaging AI」「FORXAI IoT Platform」「FORXAI Edge Device」で構成される。

FORXAI Imaging AIは，画像を中心とした高速・高精度なAI処理の技術群で，AIアルゴリズムの高速処理・実装が可能だ。人行動，先端医療，検査についての開発を進めている。コニカミノルタのFORXAIとパートナーの技術を組み合わせる場，これをパートナープログラムと位置づけ，共同で開発する場も提供している。

○中外製薬のDXへの挑戦におけるAI活用（D2-8）

中外製薬は，がん・バイオに強みを持つ研究開発型の企業で，2020年にはデジタル戦略「CHUGAI DIGITAL VISION 2030」を策定。この戦略に基づいてデジタル技術を活用したビジネスの革新に取り組んでいる。これは，デジタル基盤を強化した上で，デジタルを活用した革新的な新薬創出，すべてのバリューチェーンの効率化を図っている。

新薬創出におけるAI活用は製薬業界全体に広がっている。同社はAIをはじめとしたデジタル技術で創薬プロセスを革新し，成功確率を向上させるとともに，プロセス全体の効率化を図っている。すでに，抗体創薬支援AI技術の「MALEXA®」により，従来法の1800倍となる結合増強に成功するなど成果が生まれている。さらに，デジタルパソロジーやテキストマイニングAI，ウエアラブルデバイスなどの技術を活用した創薬にも取り組んでいる。

同社は，AI創薬を加速させるために，人材育成にも力を注いでいる。Chugai Digital Academy（CDA）を設置して，人材育成，採用力強化，外部との連携促進などを進めている。加えて，デジタルイノベーションラボ（DIL）を設けて社内から新規ビジネスのアイデアを募り，組織的なDXスキルアップを図っている。

○デジタル化する創薬研究（D2-9）

アステラス製薬では，化合物合成の自動化に取り組み，細胞アッセイにおける細胞調製には「Mahalo」，スクリーニングには「Screening Station」と呼ばれるAIを用いた独自のロボットシステムを導入している。同社では，このようなAIによる化合物デザイン，ロボットを用いた自動合成，AIとロボットの自動細胞アッセイ，AIを活用した化合物特性予測などDMTAサイクルのデジタル化によって，ヒット化合物から医薬品候補化合物取得までの時間を最大で約70％短縮できた。

また，同社は，膨大な文献情報から創薬関連情報を抽出するテキストマイニングAIの開発にも取り組んでいる。これらの研究開発には，「NVIDIA V100 Tensor コア GPU」などのGPUを活用している。

○遠隔触診システム実現に必要なAIとは（Edge-4）

触診の役割は，医師が患者に触れることで，患部状態を直接確認することだけにとどまらない。触覚からの入力は過去の経験や記憶を呼び覚まし，他情報を統合しながら触れたものを明確に理解することに優れており，触診においても患部に触れることが，医師の過去の経験を基に，他の診察結果を統合し病状を正しく判断することに役立っている。それと同時に，触診を受ける患者には触覚入力を通して病状を提示されることで，自らの状態への理解が深まり，診察への安心感や医師への信頼を生むことが触診の重要な役割である。

本研究では，AIを利用して対面での触診と同等もしくはそれ以上に，医師と患者間の相互理解を深めることができる，遠隔触診システム「4次元Box」の開発を進めている。触診による相互理解を深めるには，エッジコンピューティングにより患者側・医師側双方の直感的な理解を促す必要があり，生物規範型エッジAIのTacit Learningを「NVIDIA Jetson」を用いて実装することで，遠隔触診の実現をめざしている。

○急性期医療現場において，リアルタイムに画像解析を行うためのエッジコンピューティング活用（D2-3）

入院患者に有害事象が発生する数時間前には，「不安定な兆候」がある。し

かし，ICUでは集中治療医不足，アナログな現場などの理由から，その兆候をとらえる体制が十分ではない。

そこで，CROSS SYNCは重症患者管理アプリケーション「iBSEN」を開発した。iBSENは，複数患者の重症度を自動で判定し，重症度の推移をグラフ化，リアルタイムで患者情報の表示・共有が可能である。重症度評価には，患者の意識レベルが重要だが，それを評価するのは難しい。

これを踏まえて，同社は眼の開閉を意識レベル評価の指標として，開閉眼推定のAI開発を行っている。エッジコンピュータには，「NVIDIA Jetson AGX Xavier」を用いたほか，「TensorRT SDK」による推論モデルの高速化を図った。今後は，エッジコンピュータに，より高性能な「NVIDIA Jetson AGX Orin」の導入も検討していく。

ヘルスケア分野のDXを加速させるNVIDIA

以上のように，NVIDIA AI DAYS 2022では，ヘルスケア分野のAI研究開発事例が多数紹介された。AIの社会実装が進み活用の場が広がることで，成功事例も増えてきたと言える。特に医療では，AIを用いて開発された医療機器の上市や，プログラム医療機器の認証も増加している。

このような状況において，AI研究開発を支援する立場のNVIDIAの存在感も高まっている。NVIDIAとしても医療を重視しており，2022年3月に行われたGTC 2022において，「NVIDIA Clara」の新たなプラットフォームとして，医療機器開発のための「NVIDIA Clara Holoscan MGX」を発表した。今後もNVIDIAのAI技術とGPUコンピューティングが，医療をはじめとしたヘルスケア分野のDXを加速させることは間違いない。

 ニュースレター登録

ニュースレターの内容は，NVIDIAのヘルスケア関連の最新情報，日本の事例や開催予定イベント案内など。登録ページは英語だが，"Preferred Language"で日本語を選択すれば，日本語のニュースレターが配信される。

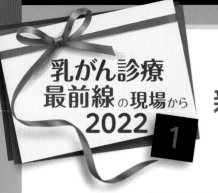

乳がん診療最前線の現場から 2022 ①

「mammodite」の使用経験と新しい乳癌診療ガイドラインについて

小濱　千幸／大谷彰一郎　大谷しょういちろう乳腺クリニック

はじめに

　ネットカムシステムズ社の乳腺画像診断ワークステーション「mammodite（マンモディーテ）」の使用経験を記述するに当たって，真っ先に私（大谷）の頭に浮かんだのは，当クリニックの診療放射線技師の小濱千幸氏のことであった。なぜなら小濱氏は，当クリニックに勤務する前は総合病院の放射線科の技師長をしており，私の開業時の機器選定時に強くmammoditeの導入を薦めていた経緯があり，また，大病院とクリニックでmammoditeを使用したからこそわかることもあると考えたからである。

　そこで本稿では，まず前半に小濱氏からmammoditeに関する解説をしていただき，後半は私からmammoditeを使用しての感想を報告するとともに，2022年7月4日に4年ぶりに改訂して発刊された『乳癌診療ガイドライン』[1]に関しても解説していく。

小濱氏からのmammoditeの解説

　私はこれまで，前任施設でHIS/RIS，PACSの構築から運用にかかわり，特にスムーズな乳腺画像診断のワークフローを構築することに拘ってきた。実際に診療放射線技師として乳腺診療に携わりながらシステムを構築，運用できる立場であったからこそ「かゆいところに手が届く」システムづくりの実現が可能であったと自負している。

　2012年に発売されたネットカムシステムズ社の乳腺画像診断ワークステーションmammoditeの開発・営業担当者は，学会や研究会などで積極的に情報収集し，現場の声をシステム開発に反映することで，常に進化し続けている。実際に私も開発・営業の方には意見を述べさせていただき，かなり製品に反映していただいていると実感している。

　一度構築したシステムは，予算の関係や労力を考えると容易には変更できないことを何度も経験してきたからこそ，新規開業するクリニックでのシステム構築では，画像診断のワークフローが最も重要だと考えている。大病院でのシステムに慣れている医師，技師がクリニックで遭遇する最も大きなトラブルは，HIS/RIS，PACSのスムーズな連携を大病院のようには実現できないことである。

　システム導入時，院長にはマンモグラフィ読影診断ビューアはネットカムシステムズ社のmammoditeを強く薦めたが，開院後1年を経過し，院長が「なるほど」と頷いた。その理由は，大きく5つある。

(1) 各病院，施設に合わせたシステム構築が可能

・現場の医師，診療放射線技師の声を基に開発されているので，表面的な仕様には出てこない部分にも考えを巡らせ，本当に医療現場で役立つ環境を実現してくれる。

(2) PACSの機能を持ち合わせている

・データの取り込み，書き出しが容易

・DICOMのタグ変換も可能（患者情報の修正など）

(3) マニュアルがなくても使える

・ユーザーインターフェイスはボタン機能が充実しており，直感的に操作できる。

(4) 照射録としてリスト作成が可能

(5) 電話窓口にエンジニアが待機する充実のサポート体制

　さらに，このほかにもメリットを感じる点として以下が挙げられる。

(6) シンプルなボタン操作のみで，ガイドラインに準拠した詳細なレポートを作成することが可能

(7) マルチモダリティ対応のため，乳房MRIや乳腺超音波なども併用した読影も可能

(8) マンモグラフィやエコーを担当する技師が検査時に気になった点などを共有できる検査メモ機能や，複数人での所見作成や閲覧が可能なダブルチェック機能を搭載している。

(9) マンモグラフィ検査の結果とエコー検査の結果を基につけられる総合判定の結果もまとめて管理できる。

(10) レポート作成では，特に検索機能が充実しており，検査ブックマーク機能を利用してティーチング用，発表用，施設画像評価用などの用途別に分類して，症例をストックすることが可能

(11) 日本乳がん検診精度管理中央機構（精中機構）のマンモグラフィ施設・画像認定を受けるための支援機能が搭載されている。

　以上が，開院後1年を過ぎて私が薦めたmammoditeを，院長になるほどと言わしめたゆえんである。

mammoditeの使用感について

　院長の私が感じたmammoditeを選択して良かった点と悪かった点について述べる。良かった点は，

(1) まずはマンモグラフィ画像が快適にサクサク見ることができる。

(2) 乳がん患者さんも多く，マンモグラフィ，エコー以外のCT，MRIの画像も快適にサクサク見ることができる。

(3) 単純に画像がきれい。

(4) 使い切れていないが，いろいろ便利な機能が満載

　悪かった点は特に見当たらない。強いて言えば，導入コストが決して安くはないことぐらいだろうか？　ただし，1年使用してみて，やはりmammoditeを選択して良かったと感じている。実際，当クリニックでは，エコー増設に伴い

　〈0913-8919 / 22 / ¥300 / 論文 / JCOPY〉

mammoditeのシステムを追加した次第である。

結論としては，クリニックにとって導入時には決して安い買い物ではないが，品質，内容，拡張性，充実したサポート体制などを勘案すれば，mammodite導入は大正解だったと確信している。小濵氏の意見に従って，良かったと考えている。

新しい乳癌診療ガイドラインについて[1]

1. 乳癌診療ガイドラインのこれまでの経緯

最新の乳癌診療ガイドライン（治療編/疫学・診断編）2022年版が7月4日に発刊された[1]。乳癌診療ガイドラインが今に至る経緯については，『乳癌診療ガイドライン2018年版』，ならびに日本乳癌学会乳癌診療ガイドラインのWebサイトに「乳癌診療ガイドライン2018年版作成にあたって」として説明されているので，以下に抜粋する。

「2002（平成14）年に厚生労働科学研究費補助金　研究報告書として作成された"科学的根拠に基づく乳がん診療ガイドライン作成に関する研究"が現在の乳癌診療ガイドラインの始まりである。その後，ガイドラインの作成は日本乳癌学会（以下，本学会）に移管され，臨床試験検討委員会が担当して2004年と2005年にそれぞれの分野別（薬物療法，外科療法，放射線療法，検診・診断，疫学・予防）に5つの冊子として初版が刊行された。そして薬物療法は3年ごとの2回の改訂，その他4冊は3年後の1回の改訂を経て，2011年に現在の体裁と同じ，治療編と疫学・診断編の2分冊として発刊された。その後も日々蓄積されるデータと標準治療の変化に対応すべく改訂の間隔を2年ごととして，2013年・2015年と改訂版を発刊してきた。

乳癌診療ガイドラインは初期の頃から，科学的根拠に基づいたガイドラインとして，多くの臨床試験等のデータのレビューを行い，そのデータの「エビデンスレベル（試験デザインに基づいたエビデンスの評価）」によって信頼性を担保したうえで，エキスパートの作成委員が協議のうえ，ガイドラインの執筆を行い，推奨に迷うクリニカルクエスチョン（CQ）では，作成委員会の中で投

票が行われ，A，B，C1，C2，Dの「推奨グレード」を決定してきた。2004年当時のガイドライン黎明期に，このような作成手順は他の領域からも高く評価され，その後の多くのガイドライン作成に影響を与えたことは論を待たない。また1年遅れで作成してきた"患者向けガイドライン"は，作成委員の中に乳癌経験者や看護師，薬剤師など，多職種が参画して作成するガイドラインとして，診療の現場で活用され，患者さんに信頼される情報源として重要な位置を占めてきた。

しかし近年，世界的なガイドライン作成の標準化の流れの中で，今までの乳癌診療ガイドライン作成手順は少し時代遅れとなってきていた。前版までのガイドラインは，日常臨床で重要なテーマをCQとして決定し，これに関する文献を網羅的に検索し，文献の批判的吟味の後に本文を作成し，委員相互のレビューの後に，推奨グレードの決定および最終版の完成という手順をとってきた。もちろん前版までの乳癌診療ガイドラインも完成度の高いガイドラインとして高く評価され，日本の乳癌診療の均てん化に大きく貢献してきたことは確かである。しかし，今までのガイドラインの記載の中でやや欠けていた点に「益と害のバランス」という視点がある。

今回のガイドラインでは，最初に「益と害」の具体的な指標としてのアウトカム（例えば，「益」として「全生存期間」，「害」として「毒性」など）を，あらかじめCQごとに数個設定し，それぞれのアウトカムに1〜9点までの重要度の点数を与えることで，アウトカムの「重み付け」をする。この最初に設定した「益と害」の具体的なアウトカムとその重み付けが，それぞれのCQの最終的な「推奨とその強さ」の決定に大きな影響を与えることになる。この一連の作業は，前版までのガイドライン作成過程と比べて，より論理的であり，作成者の判断の偏りが入る余地が少ないガイドラインの作成手順であると考える。

ガイドラインは標準的な診療の道標であるとともに，困ったときに考える材料を提供するツールでもある。我々の日常診療は介入（診断，外科療法，放射線療法，薬物療法など）の連続であり，どの手段をとるのかの判断の際に，無意識に益と害を考慮して手段を選んでいるはずである。しかし本来，介入手段を決定する際には，医師個人の判断

だけでなく，益と害のバランスを患者さんと共有することが大切である（shared decision making）。そこで，今回の乳癌診療ガイドライン改訂にあたっては，医師と患者がshared decision makingをするためのツールとしてのガイドライン作成をコンセプトに作業を進めた。作成手順として参考にしたのが，「Minds診療ガイドライン作成マニュアルVer. 2.0（2016. 3.15）」である。」
（乳癌診療ガイドライン2018年版より抜粋）

2. ガイドラインを活用する方法

このように約70名の各分野のエキスパートのガイドライン作成委員の無報酬かつ献身的な仕事によって，乳癌診療ガイドラインが改訂され発刊された。ちなみに私も疫学予防の委員長なので，この膨大な労力をよく理解している。だからこそ，皆様には上手にこのガイドラインを活用していただきたい。日常臨床で迷ったり，困ったことに遭遇した際は，すぐにこのガイドラインを紐解くことで，最新のエビデンスに沿った診断・治療が選択しやすくなり，診断・治療の均てん化に最も確実で最も労力をかけずに到達できると考えている。

現在は書籍以外でも，Web版が日本乳癌学会のWebサイトから閲覧可能である（2018年版を公開中。https://jbcs.xsrv.jp/guidline/2018/）。これはとても大切なことで，ちょっと知りたいときにすぐにWebでチェックできることは，ガイドラインを上手に活用するために必須と考える。

また，さらに詳しく勉強して深く知りたいときには，各ガイドラインごとに文献やエビデンス総体，システマティックレビュー，メタアナリシスまでもWeb上では閲覧可能である。いかにエビデンスに沿った科学的な考察に則ってガイドラインが作成されているかがご理解いただけると思う。ぜひガイドラインを上手に活用していただき，先生方の診断・治療が最新のエビデンスに沿った最適なものになれば，患者さんにも，先生方にもメリットがあると考える。

●参考文献
1）乳癌診療ガイドライン（治療編/疫学・診断編）2022年版. 日本乳癌学会 編, 金原出版, 東京, 2022.

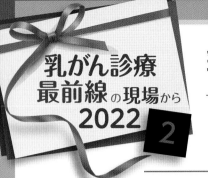

乳がん診療
最前線の現場から
2022
2

乳房構成評価
―2つの乳腺評価ソフトで乳腺量判定の均てん化を探る―

桐生　利慧/齋藤　恵子　地方独立行政法人東京都立病院機構東京都立駒込病院放射線科

はじめに

　当院を含む東京都立病院は，2022年7月より東京都立病院8病院と東京都保健医療公社6病院および1つの検診センターを地方独立行政法人東京都立病院機構として，15施設でスタートした。その中で当院は，東京都のがん診療中心施設の役割を担う，都道府県がん診療連携拠点病院として，先駆的な医療をはじめ高度で専門的な医療を提供している。

　乳がんの診療は乳腺外科が行っており，医師と診療放射線技師合同で毎月カンファレンスを行い検査精度の向上を図っている。

　2021年はマンモグラフィ3984件，乳管造影2件，デジタルトモシンセシスガイド下乳房組織生検63件，フックワイヤー挿入4件，検体撮影490件の検査を行った。

　2019年2月にマンモグラフィ装置を「Senographe Pristina」（GE社製）へ更新し，その際，乳腺画像診断ワークステーション「mammodite（マンモディーテ）」（ネットカムシステムズ社製）10台と自動式三次元乳腺密度測定ソフトウエア"Volpara"（Volpara Health社製）を導入した。

乳房構成評価

　乳房構成は乳腺量の少ない順に脂肪性，乳腺散在，不均一高濃度，極めて高濃度の4つに分類され，不均一高濃度と極めて高濃度に分類される乳房は合わせて高濃度乳房（dense breasts）と呼ばれている[1]。高濃度乳房は病変の検出率に影響を及ぼすことから，マンモグラフィだけでなく追加検査の検討を推奨する声も挙がっており，乳房構成を受診者に知らせている自治体や施設もある。そのため，乳房構成を乳腺散在と不均一高濃度のどちらにするかは重要であると考える。しかしながら，乳房構成の評価にはさまざまな問題が指摘されており，目視による評価は診断医間のバラツキが指摘されている[2]。また，乳房厚が薄い場合，見かけ上高濃度の評価となりやすい[3]。

　今回，乳房構成の評価について①目視，②Volpara，③mammoditeの3通りにて比較検討したので報告する。対象は，2022年1〜3月に当院初診でマンモグラフィを撮影した245名のうち，術後の症例，カテゴリー5の症例，明らかに乳腺密度に影響を及ぼす腫瘤がある症例を除いた174名（18〜89歳）のマンモグラフィ画像，左右をそれぞれ1症例とし348症例とした。

評価方法

1. 目　視

　『マンモグラフィガイドライン（以下，ガイドライン）』[1]では，乳房構成の評価方法を「もともと乳腺組織が存在していたと想定される領域」を分母とし，「大胸筋の濃度と同等かそれ以上の部分の総和」を分子として算出するとしている。この割合が10％未満を脂肪性，10％以上50％未満を乳腺散在，50％以上80％未満を不均一高濃度，80％以上を極めて高濃度と判定する。

　今回，ガイドラインに則り，乳腺外科医1名（乳がん診療歴14年），診療放射線技師1名（マンモグラフィ担当歴3年）が目視で乳房構成を評価した。

2. Volpara

　Volparaでは乳腺密度を乳房全体の体積に対する乳腺の体積の割合で算出し，その100分率（％）をVDG（Volpara Density Grade）として表示する。VDG3.5未満を脂肪性，3.5以上7.5未満を乳腺散在，7.5以上15.5未満を不均一高濃度，15.5以上を極めて高濃度と判定する。

3. mammodite

　mammoditeには"濃度評価"という機能が備わっており，ワンクリックで大胸筋を除いた乳房の面積（乳房領域）と乳腺領域の面積から乳房領域に対する乳腺領域の割合（PMD：Percent Mammographic Density）を出すことが可能である（図1 a）。

評価の基準

　医師が不均一高濃度と評価した症例からVolparaと相違のあった14症例を選び乳腺密度を算出した。算出方法は，ImageJを用いガイドラインに則り乳腺が存在すると考えられる範囲のROIを

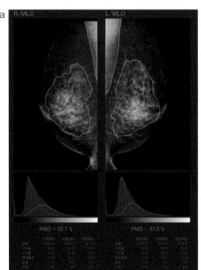
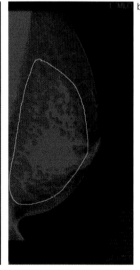

図1　mammoditeの濃度評価（a）とImageJでの乳腺密度の算出（b）

〈0913-8919 / 22 / ¥300 / 論文 / JCOPY〉

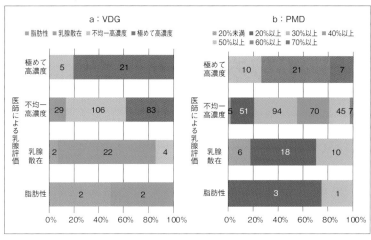

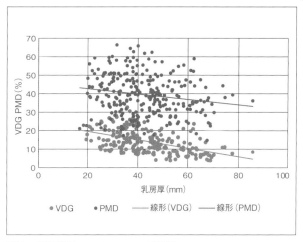

図2　医師による乳腺評価とVDG (a)，PMD (b) の比較　　　　**図3　乳房厚とVDG，PMDの関係**

取り，その面積とROI内で大胸筋の濃度と同等かそれ以上の乳腺の面積の割合を出し分類を判定した（図1 b）。14症例すべてで50％以上であり不均一高濃度に分類されることが確認できたため，医師の評価を基準としてVolparaとmammoditeを比較することとした。

結果・考察

1. 目　視

目視による結果は，医師／技師の評価では脂肪性4症例（1.1％）／6症例（1.7％），乳腺散在34症例（9.8％）／94症例（27％），不均一高濃度272症例（78.2％）／226症例（64.9％），極めて高濃度38症例（10.9％）／22症例（6.3％）であった。ガイドラインではもともと乳腺組織が存在していた領域を分母とするため，評価者によりどこまでを乳腺組織が存在していた領域とするかが異なるため，差が生じたと考えられる。

2. Volpara

Volparaで評価できる条件は，左右2方向のマンモグラフィ画像があり，女性であることとなっている。しかし，約20％に当たる72症例で解析されず評価が非表示であった。これらの72症例に共通する点はなかった。

医師の評価とVDGを比較した（図2 a）。医師が不均一高濃度とした218症例のうち，Volparaが乳腺散在と評価した29症例（13％）は，不均一高濃度と評価した症例よりも乳房厚の平均が10 mm以上厚く，年齢は50歳以上が多かった。

また，上記218症例は乳房厚が厚いほどVDGが小さくなる傾向があった（図3）。Volparaは乳房の厚みも考慮した三次元で解析するため，同じ乳腺量では乳房厚が厚くなるほど乳房内の乳腺の割合が減ると考えられる。そのためVolparaで乳腺散在と評価された症例のうち乳房が厚い症例は，二次元で評価する医師の目視では不均一高濃度となり評価の差が生じたと考えられる。

3. mammodite

mammoditeの濃度評価機能では脂肪性の乳房に対する乳腺面積の範囲設定が図4のようになり，算出方法よりPMDは過大評価されガイドラインと乖離する結果となる。しかし，脂肪性の乳房の評価は目視での判定が容易であるため問題になることは少ないと考えられる。

医師の評価とPMDを図2 bに示す。PMD40％以上50％未満は不均一高濃度であった。このことからPMD40％以上であれば高濃度乳房と評価してよいと考えられる。また，PMD70％以上の症例はすべて医師の評価は極めて高濃度であった。

Volparaやmammoditeによる自動評価では，定量的に乳房の構成を評価することが可能である。さらに，ImageJを使用した方法や目視による評価と比較して，評価者によるバラツキがない。しかし，算出される数値はガイドラインの評価方法とは異なる。また，病変がある症例やポジショニング不良の症例では，うまく評価ができないこともある。このような

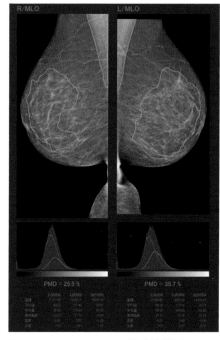

図4　mammoditeによる脂肪性乳房の乳腺範囲設定例

特性を知った上で参考にすることにより，目視による乳房構成の評価の手助けになると考えられる。今後，mammoditeに乳腺領域内の乳腺量を評価する機能の搭載を期待したい。

●参考文献
1）マンモグラフィガイドライン 第4版. 日本医学放射線学会, 日本放射線技術学会編, 医学書院, 東京, 2021.
2）Gweon, H.M., Youk, J.H., Kim, J.A., et al. : Radiologist Assessment of Breast Density by BI-RADS Categories Versus Fully Automated Volumetric Assessment. *AJR*, 201（3）: 692-697, 2013.
3）甲斐敏弘, 二宮 淳, 齊藤 毅, 他：乳腺量測定ソフトの特徴と「みかけ高濃度」群，「相対的低濃度」群における測定補正の試み. 日本乳癌検診学会誌, 30（1）, 87-95, 2021.

最新鋭サイバーナイフを使用した がん治療
大分岡病院での取り組み

香泉 和寿　社会医療法人敬和会 大分岡病院放射線科治療部長

近年の化学療法の進歩は目覚ましいものがあり，がん治療が大きく変化してきている。放射線治療についても，最近の機器の性能向上は著しく，多種多様な放射線治療機器が登場してきており，「サイバーナイフ」（アキュレイ社製）もその中の一つと言える。

大分岡病院は，大分県で唯一サイバーナイフを持つ施設であり（図1），2004年に「サイバーナイフG3」を導入したのが始まりである。当初は頭頸部しか治療できない機器であったが，2010年にアップグレードを行ったことで体幹部の治療も可能となった。その後，2016年11月に最新鋭の「サイバーナイフM6」へ機器更新を行ったことで，より精度向上や治療時間短縮が得られており，以前にも増してさまざまな疾患に対応できるようになってきた。最終的に，2017年に治療計画装置の更新〔Accuray Precision 治療計画システム（Precision）〕と「InCise2 Multileaf Collimator（MLC）」のオプション追加を行っており，スループットが格段に向上している。本稿では，この最新鋭のサイバーナイフを用いたがん治療の魅力をお伝えしたい。

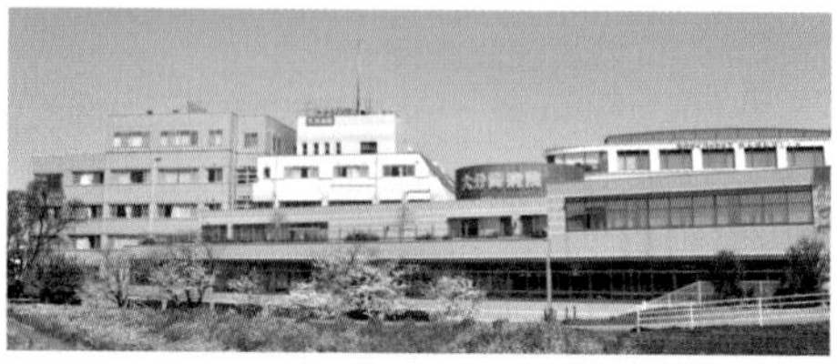

サイバーナイフとは

サイバーナイフは，工業用ロボットアームに6MVの小型リニアックが搭載されたことで，三次元的な照射が可能となった放射線治療機器である。天井・床には直交する2対のX線撮影装置が設置されており（図2），間欠的な画像取得によって患者の位置ズレを正確に評価することが可能になっている。さらに，検出された位置ズレは，照射側のロボットアームでその誤差が0になるような微調整が自動的になされている。この連動により，結果的に非常に簡便な固定具を用いるだけで高精度な照射が可能になっているのが優れた点と言える。また，体表と体内の動きの相関モデルを利用した自然呼吸下での追尾照射（特に肝・肺の治療で有用）も標準装備で可能となっており，患者腹部に設置したLEDマーカーで体表の動きを検知することで，最終的に体内の腫瘍位置を予測・照射することが可能となっている。照射中の誤差（intra-fraction error）には，通常，患者体動と臓器の移動・変化が含まれているが，サイバーナイフはその両方に対応することが可能な機器と言える。

このように利点の多い機器ではあるが，一方で，一般的なリニアックと比較すると最大照射野が小さく，通常のコリメータ（fixed/Iris collimator）では最大6cmの円形照射野になり，MLCを使用しても矩形照射野11.5cm×10cm程度しかないため，広範囲な照射は苦手としている（図3 a）。通常は三次元的に多方向から照射し，かつ一点にビームを収束させないnon-isocentricな照射（図3 b）を行うため，最大照射野を超える大きさでも照射は可能だが，その分どうしても1回あたりの照射時間が長くなってしまうことになる。結局は，限られた狭い範囲での照射に関して優位な機器ということになる。

健康保険適用に関して

定位放射線治療の健康保険適用疾患は少しずつ増えており，古くから行われてきた頭頸部腫瘍や脳動静脈奇形に加え，2004年に原発性および転移性の肝がん・肺がん，2016年に前立腺がん，2018年に原発性腎がん，2020年に原発性膵がん，転移性脊椎腫瘍，オリゴ転移が保険適用になっている（ただし，オリゴ転移は細かい条件付き）。

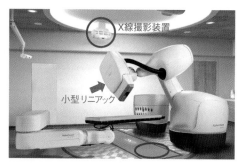

図1　社会医療法人敬和会 大分岡病院
大分県で唯一のサイバーナイフ保有施設。サイバーナイフ1台での運用であり，患者のほとんどは県内外の他施設からの紹介である。

X線撮影装置

小型リニアック

図2　サイバーナイフシステム

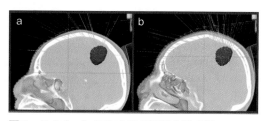

a　b

図3　サイバーナイフにおける照射方法の違い
a：isocenter を持つ照射
b：isocenter を持たない照射（non-isocenter）
aは短時間で照射可能だが大きな病変には不向き。bは形が複雑で大きな病変にも対応できる。通常はbを用いる。

〈0913-8919 / 22 / ¥300 / 論文 / JCOPY〉

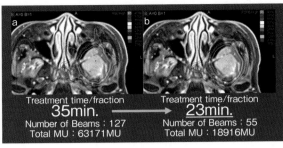

図4 コリメータの違いによる線量分布の差
a：Iris collimator, b：MLC
髄膜腫術後再発に対する治療の一例。MLC（b）は，より短時間での照射が可能。

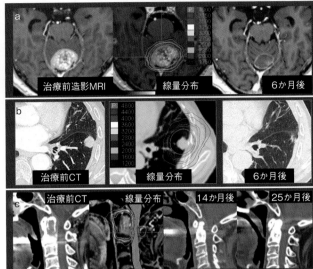

図5 サイバーナイフでの治療例
a：肺腺癌の転移性小脳腫瘍，40Gy／10分割
b：原発性肺がん（扁平上皮癌），48Gy／4分割
c：肺腺癌の転移性第2頸椎腫瘍，35Gy／5分割
aは有症状（嘔気・嘔吐）の転移例。照射後ほどなくして症状は改善している。bは無症状の原発性肺がん症例（左S⁸末梢）。照射後6か月で有害事象なく瘢痕化・腫瘍消失している。cは有痛性骨転移例。疼痛は速やかに改善し，14か月，25か月の時点では腫瘍の消失と骨化を認める。

MLCオプション追加や最新治療計画装置Precisionのメリット

サイバーナイフは定位放射線治療を非常に得意としており，通常は非常に手間のかかる照射であるにもかかわらず，少ないスタッフで施行可能である。特に，当院においては，MLCのオプション追加と治療計画装置Precisionの更新が効率の良い治療計画の作成と照射の最適化につながっており，前述の保険適用疾患の拡大にしっかりと対応するのに非常に好都合であったと感じている。当院にて通常のコリメータ（Iris collimator）で作成した治療計画とMLCでの治療計画の一例を**図4**に示しているが，MLCを用いた計画（b）の方が1回の照射時間が12分も短縮できており，非常に効率の良い照射になっている。

それとは別に，これらの治療計画を作成する時間自体も，治療計画装置の更新で著明に短縮されている。以前の治療計画装置では，初回の線量計算結果が確認できるまでに30分以上かかるケースが多く見られていたが，Precisionで初めて採用された"VOLO 最適化アルゴリズム"での最適化計算では，早ければ数分程度で結果の確認が可能になっている。場合によっては，一度線量計算しただけでそのまま治療計画を完成させることも可能となっており，治療計画件数が多くなればなるほどこの差は非常に大きなものとなるため，医師の労働時間の短縮といった面でも大きな改善につながっている。また，照射時間短縮の実現は，スループットの向上だけでなく，より大きな腫瘍に対する治療が現実的な治療時間で可能になったことを意味する。結果的に，治療の幅が広がっている点も見過ごせない。

サイバーナイフ治療の具体例

当院は，幸いにして近隣施設にサイバーナイフ治療を評価していただいており，年間300件程度の治療を施行している。機器の維持・更新に必要な件数は確保できているが，それは何にも増してサイバーナイフ自体のシャープな線量分布や高精度な照射，それによるビビッドな治療効果のためではないかと思う。この非常に切れの良いサイバーナイフでの治療例をいくつかご紹介しよう。

図5 aは，小脳への転移に対する治療例である。精度が高いため1mm程度のマージン付与で十分治療が可能であり，3cm程度の転移性脳腫瘍であっても，分割回数を増やすことで比較的安全に治療することが可能である。観察期間内に明らかな放射線性脳壊死は認められなかった。

図5 bは，原発性肺がんの治療例である。サイバーナイフは標準的な装備で呼吸性移動対策が可能であり，相関モデルを利用して体表の動きから腫瘍の呼吸性移動を予測するシステムになっている。間欠的な画像取得での位置精度担保になるため，信頼性に疑問をお持ちの方もおられるかもしれないが，サイバーナイフM6は0.95mm未満の照射精度とされており，この一連の呼吸追尾システムは非常に高精度である。

図5 cは，有痛性転移性脊椎腫瘍（第2頸椎）の治療例である。骨破壊が顕著であったため頸部の安定性に不安が残る状態だっ

たが，最終的には十分に骨化し，非常に良い局所制御が得られていた。もちろん，頸部の疼痛も完全に改善されていた。2021年のSahgalらの報告[1]では，定位放射線治療の方が従来の外部照射療法より疼痛改善率が良いとされており，今後ほかの報告の結果次第では，定位放射線治療での除痛がより注目されてくるのかもしれない。

最後に

サイバーナイフは高精度であり，通常のリニアックとは違った魅力がある機器である。今まで以上に定位放射線治療が注目されれば，非常に高く評価される機器ではないかと考える。当院はサイバーナイフのみでの運用だが，MLCオプションを追加することで大きな腫瘍にも十分対応でき，治療の幅が広がった。1台でもかなり幅広い症例をカバーできるようになるため，当院のような1台での運用を考える場合には，MLCオプションの追加が個人的にはお勧めである。

●参考文献
1) Sahgal, A., Myrehaug, S.M., Siva, S., et al.: Stereotactic body radiotherapy versus conventional external beam radiotherapy in patients with painful spinal metastases : An open-label, multicentre, randomised, controlled, phase 2/3 trial. *Lancet Oncol.*, 22（7）：1023-1033, 2021.

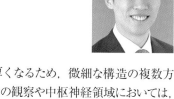

講演1　マルチパラメトリックMRIによる データ駆動型の画像診断支援

藤田　翔平　順天堂大学医学部・大学院医学研究科放射線医学教室放射線診断学講座 / 東京大学大学院医学系研究科生体物理医学専攻放射線医学講座放射線診断学分野

データ駆動型画像診断支援は，画像から得られる定量的なデータを併用して画像診断を行うことであり，従来の画像診断に客観性や再現性を補完する役割を果たす可能性がある。また，マルチパラメトリックMRIは，複数の定量マップを同時に取得するアプローチであり，データ駆動型画像診断支援を実現するために有力な技術である。本講演では，マルチパラメトリックMRIの概要と，臨床現場にもたらしうる価値について述べる。

データ駆動型画像診断支援の 課題とマルチパラメトリックMRI

現状の視覚的評価を主体とした画像診断は，客観性や再現性という観点では向上の余地がある。そこで，客観性を補完する手段となるのが，データ駆動型画像診断支援である。これを用いることで，例えば肺がんにおいては性状評価やリスク評価，経時的な変化を数値として表現し，より客観性を高めたマネジメントにつなげることが可能となる。

一方，MRIを用いたデータ駆動型画像診断支援には課題もある。MRIの信号値は相対値であるため，対象が同じでも，装置が異なれば視覚的に異なる画像となり，ボクセル値も変化する。また，同一機種であっても，設定のわずかな変更で画像やボクセル値が変化するため，データとして過去検査や他患者，他施設を客観的に比較することは困難である。そこ

で，近年，注目されているのがマルチパラメトリックMRIである。

マルチパラメトリックMRIでは，定量的なマップを複数かつ同時に取得し，定量的な評価が可能となることが大きな利点である。後処理との親和性も高く，異なる時期や患者，施設でのデータを統合して解析できるため，臨床研究や人工知能（AI）パイプライン用のデータとして活用できるポテンシャルを有している。

Synthetic MRIの有用性

マルチパラメトリックMRIの一つであるSynthetic MRIは，1回のスキャンでT1値，T2値などの定量マップを同時に取得し，得られた定量値に基づいて任意のコントラスト強調像や組織分画マップを作成する技術である。内的因子であるT1値やT2値が取得できていれば，撮像後に任意のTRやTEの画像を表示できるほか，TRやTEを連続的に変化させて病態ごとに至適なコントラストの探索が可能となる。

Synthetic MRIは頭部での報告が多く，それらの大半は2D Synthetic MRIによるものである。2D収集ではスライス方

向が厚くなるため，微細な構造の複数方向からの観察や中枢神経領域においては，3D Synthetic MRIによるデータ収集が望まれる。

3D Synthetic MRIの実態は，3D-QALAS＊と呼ばれるシーケンスである。3D-QALASはセグメント化された3D fast field echoをベースとした撮像シーケンスで，1回の撮像中にT2プレップパルスやインバージョンパルスを印加してディレイタイムの異なる5つの画像を取得し，それらをソース画像として定量マップや各コントラスト強調像を後処理で作成する[1), 2)]。ボリュームデータとしてマップを取得でき（図1），3D収集のためスライス方向にも高分解能であり，皮質厚や局所容積なども正確な値が算出できる[2), 3)]。これにより，多彩なコントラスト強調像の任意断面を一度に取得することが可能となった（図2）。急性な変化を反映する定量値と，長期の変化を反映する脳形態情報を同時に取得できることは，臨床上，非常に有用である。

定量化と標準化がもたらす 新たな価値

マルチパラメトリックMRIによって，

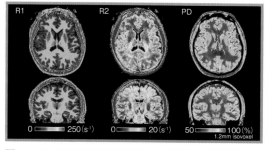

図1　3D-QALASによる定量マップ（W.I.P.）[2), 3)]
（図1～4はキヤノンメディカルシステムズ社製3T MRI「Vantage Centurian」にて撮像）

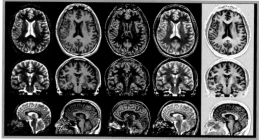

図2　3D-QALASによる多彩なコントラスト強調像 （W.I.P.）[2), 3)]

〈0913-8919 / 22 / ￥300 / 論文 / JCOPY〉

近い将来，視覚駆動型とデータ駆動型を融合した新しい画像診断が実現する可能性がある。1回のスキャンで時期の異なる検査や異なる患者の組織の客観的な比較が可能な定量マップを取得してコントラスト強調像を生成し，詳細な形態

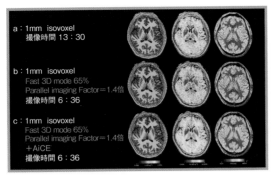

図3 3D Synthetic MRI に Fast 3D mode および AiCE を適用して取得した定量マップ（W.I.P.）

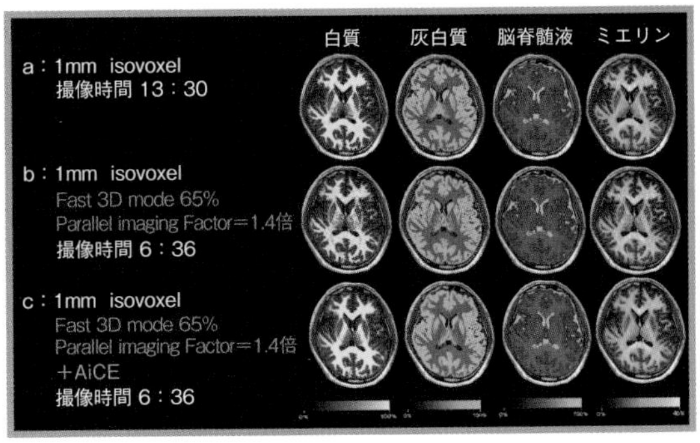

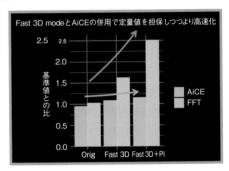

図4 3D Synthetic MRI に Fast 3D mode および AiCE を適用して取得した組織分画マップ（W.I.P.）

や性状のほか，周囲構造や全身との関係を評価する（視覚駆動型）。同時に，定量的指標を抽出して病変の経時的なモニタリングやスクリーニング，評価者間で一致度の低い項目の補助として用いる（データ駆動型）。そして，放射線科医は両方のアプローチを駆使して，質的診断やマネジメントを行うというものである[4), 5]。結果として，患者には検査時間の短縮，放射線科医には客観的な判断を支える指標の取得という利点がある。

マルチパラメトリックMRIによるデータ駆動型画像診断支援の実現のためには，標準化がカギとなる。一般的に，定量的評価は，取得される定量値の再現性や確度が担保されていることが前提となる。定量化と標準化は表裏一体であり，測定による誤差が臨床的に注目している変動よりも小さく抑えられているからこそ役立てることができる。

定量化や標準化の重要性については，北米放射線学会（RSNA）の下部組織であるQIBA（Quantitative Imaging Biomarkers Alliance）でも提唱されている。QIBAのメンバーが，画像による治療効果判定に視覚的評価と標準化レベルの異なる定量的評価を用いた場合の，それぞれの有効性について研究を行った[6]。本研究では，視覚的評価と比較して，定量的評価の方がより高い検出力を発揮することや，変動係数が低い（標準化されている）ほど検出力が高く，臨床判断に有効であることが示された。

また，一般的に，同じMRIであってもベンダーや機種の異なる装置で撮像すると測定誤差が大きくなることが知られている。マルチパラメトリックMRIの有用性を最大限に引き出すためには，複数の装置・施設・ベンダー間で安定的な定量

値を取得できることがきわめて重要である。現在，複数のベンダーの装置で動作あるいは標準化されたマルチパラメトリックMRIはほとんどないが，Synthetic MRIは施設やベンダーを超えて比較可能な値を取得できることが，大きな利点である。

マルチパラメトリックMRIの今後の展開

今後の定量MRIの発展において重要なことは，安定的な定量値の取得を担保しつつ，ベンダーごとに付加価値を生み出すことであると考える。例えば，キヤノンメディカルシステムズのMRIでは，3D撮像の高速化技術"Fast 3D mode"やディープラーニングを応用したノイズ除去再構成技術"Advanced intelligent Clear-IQ Engine（AiCE）"を3D Synthetic MRIと併用できることが強みである。これにより，定量値を担保しつつ，撮像の高速化を図れると期待している。

図3は実際の定量マップであるが，13分30秒かけて撮像した1mm isovoxelの画像（a）に，Fast 3D modeとパラレルイメージングを適用した画像（b）では，基底核や白質のあたりにノイズが目立っている。さらに，AiCEを併用したところ，撮像の高速化を図りつつ，描出能が向上した（c）。同様に取得した組織分画マップ（図4）においても，AiCEを併用することでノイズが低減し，明瞭な画像が得られている（c）。

また，時間をかけた撮像によって得られた定量値を基準値とし，撮像の高速化による定量値の変化をグラフで表した。その結果，高速フーリエ変換（FFT）による再構成では，高速化を進めるほど基準値との誤差が大きくなったが，AiCEを併用することで誤差が抑制され，定量

図5 撮像の高速化による定量値の変化

値を担保しつつ，高速化を実現できていた（図5）。

まとめ

マルチパラメトリックMRIは，データ駆動型画像診断支援を実現するために有力な技術であり，その一つである3D Synthetic MRIでは，異なるベンダー間でも比較可能な定量値の取得が可能である。また，Fast 3D modeやAiCEを組み合わせるなどの工夫によって，今後のさらなる発展が期待される。

* 3D-QALASは製品システムでは使用できないプロトコールです。

●参考文献
1) Kvernby, S., et al., *J. Cardiovasc. Magn. Reson.*, 16（1）：102, 2014.
2) Fujita, S., et al., *Magn. Reson. Imaging*, 63：235-243, 2019.
3) Fujita, S., et al., *J. Magn. Reson. Imaging*, 50（6）：1834-1842, 2019.
4) Fujita, S., et al., *Am. J. Neuroradiol.*, 42（3）：471-478, 2021.
5) Fujita, S., et al., *Invest. Radiol.*, 55（4）：249-256, 2021.
6) Obuchowski, N. A., et al., *J. Natl. Cancer Inst.*, 111（1）：19-26, 2019.

藤田　翔平
Fujita Shohei

2015年　東京大学医学部卒業。聖路加国際病院内科初期研修医ののち，東京大学医学部附属病院放射線科入局。虎の門病院を経て，2018年〜順天堂大学放射線診断学講座助手。2019年〜日本医学放射線学会Japan Quantitative Imaging Biomarker Alliance（J-QIBA）委員。2022年　国際磁気共鳴医学会Junior Fellow。

講演2 最新1.5T & 3T MR 診断：技術革新と臨床エビデンス

大野　良治　藤田医科大学医学部放射線医学教室／同先端画像診断共同研究講座

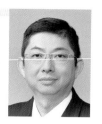

はじめに

キヤノンメディカルシステムズにおける3Tおよび1.5T MR装置には，flag ship 3T MR装置の「Vantage Centurian」に加えて，bore径71cmの「Vantage Galan 3T/Focus Edition」や，1.5T MR装置でbore径71cmの「Vantage Orian」や「Vantage Fortian」に加えて，bore径63cmの「Vantage Gracian」が臨床導入されており，すべてのMR装置にてDeep Learning（DL）を用いて設計されたSNR向上技術"Advanced intelligent Clear-IQ Engine（AiCE）"を搭載している。併せて，これらの1.5Tおよび3T MR装置には，新たな高速撮像法である圧縮センシング法の一つである"Compressed SPEEDER"を含めた最新撮像法が搭載されている。藤田医科大学病院群では，藤田医科大学病院のVantage Centurian 2台に加えて「Vantage Titan 3T/SGO」が稼働しており，同大学ばんたね病院および岡崎医療センターではVantage Galan 3T/Focus EditionとVantage Orianが稼働している。

本講演では，これらの3Tおよび1.5T MR装置を用いたキヤノンメディカルシステムズの最新MR診断における技術革新と臨床エビデンスに関して概説する。

キヤノンメディカルシステムズMR装置における最新撮像技術のevidence

1. Compressed SPEEDERとAdvanced intelligent Clear-IQ Engine（AiCE）の臨床的有用性について

MRIの撮像時間短縮技術であるparallel imaging（PI）は，各医療機器メーカーによって現在広く臨床応用されている。image domain based PIとk-space domain based PIに分けられているが，近年新たな高速撮像法として圧縮センシング法であるcompressed sensing（CS）の臨床応用が進められてきた。キヤノンメディカルシステムズのMR装置では，image domain based PIであるSPEEDERの臨床応用拡大と併せて，新たにCSとしてCompressed SPEEDERが臨床導入されている。Compressed SPEEDERでは，可逆性が高く画質を担保できるとともに高速化の上限を高くできる可能性がある。PIとCSを組み合わせ，PI部分におけるエンコード依存性を低減するとともに，CSにおけるランダムノイズを低減している。併せてwavelet変換における閾値の低減を行うことで，高速イメージングの画質劣化を防いでいる[1]。

Compressed SPEEDERでは検査時間の短縮と併せて，頭頸部などでは撮像時間の短縮によりmotion artifactの低減も図れて画質改善にも有効であることが知られており，PIと比較して検査効率および画質改善の両面から有効であることが報告されている[1]。

一方，Deep Learnig Reconstruction（DLR）は現在，各医療機器メーカーで臨床応用が進められているが，キヤノンメディカルシステムズは，他社に先駆けてDLRとしてAiCEの臨床応用を3T MR装置と併せて1.5T MR装置にて図ってきた。AiCEはlow SNRの画像からhigh SNRの画像を作成する技術であり，MR画像に含まれる高周波成分のみを学習させることで，解剖学的構造に影響しないノイズ成分のみの選択的除去が可能である[2]。

当大学における婦人科領域におけるCompressed SPEEDERとAiCEの併用に関する検証では，AiCEはPIよりもCompressed SPEEDERとの相性が良く，両者を併用することで検査時間の短縮を図りながら，PI単独と同等の画質が得られ，検査効率を上げつつより良い診療を行うことが可能であることが示唆されている[2]。また，AiCEを使用することにより，従来よりも高いb値を用いた拡散強調画像（diffusion-weighted imaging：DWI）の撮像を画質改善しながら行うことが可能になる。前立腺がんにおいては，b値を従来よりも高いb値3000s/mm^{2}や5000s/mm^{2}に設定して撮像することが可能であるが，従来のb値においてはAiCEの併用によるADC値への影響はないことが確認された[3]。また，従来のb値よりも高いb値3000s/mm^{2}を適用することで，前立腺がんの診断能を改善することも明らかにした[3]。したがって，AiCEをDWIに併用することで，さらなるDWIの有用性を明らかにすることが可能になると考えられる。さらに，AiCEを1.5T MR装置に適用することで，1.5T装置で

AiCEによる1.5T MRIの分解能の向上
-3T MR Imaging vs. 1.5T MR Imaging with and without AiCE-
腰椎椎間板ヘルニア

T1WI 0.4×0.4×4mm³ voxel size, AQ time 1:51min

T2WI 0.4×0.4×4mm³ voxel size AQ time 1:58 min

3T　1.5T　1.5T with AiCE　　3T　1.5T　1.5T with AiCE

図1　3T MR装置にて取得したT1-weighted image（T1WI）とT2-weighted image（T2WI），および1.5T MR装置にて取得し，AiCE併用および非併用にて再構成したT1WIとT2WIの比較
1.5T MR装置で取得されたT1WIおよびT2WIの画質は，AiCEを併用することにより3T MR装置と同等の画質に改善される。

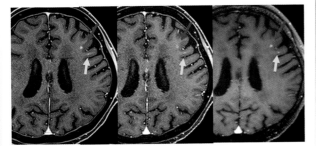

図2 SPEEDER, Compressed SPEEDR および Fast 3Dw における転移性脳腫瘍検出および撮像時間の比較
Fast 3Dw では SPEEDR と比較して，撮像時間の短縮は Compressed SPEEDR ほど図れていないが，転移性脳腫瘍は同等の画質で描出されている。しかし，Compressed SPEEDR は Fast 3Dw に比して撮像時間の短縮が図れているものの，図に示す倍速率では転移性脳腫瘍の画質はほかの手法よりも劣化している。

図3 膠芽腫および多発脳転移症例における 3D CEST および 2D CEST にて取得した amid proton transfer imaging の比較
2D CEST imaging に比して，3D CEST imaging によって全脳の病変の評価が可能になる。

も 3T 装置と同等の画質を得ることも可能であり，AiCE は 1.5T 装置においても有用な技術であると考える（図1）。

2. MRI with Ultra-Short TE の臨床的有用性について

MRI において，T2* 値が短い肺野および骨などの画像化は長く困難とされてきたが，2010 年代に臨床応用された Ultra-Short TE を用いた MRI にて画像化が可能になり，新たな MRI の適応拡大が進んでいる。キヤノンメディカルシステムズの MR 装置では，200μs 未満の Ultra-Short TE を併用した MRI（MRI with Ultra-Short TE）における肺野病変の描出は，標準線量あるいは低線量 CT と同等に行うことが可能であることが示唆されている[4]。肺結節検出や米国を中心とした低線量 CT 肺がん検診における肺結節評価法である Lung Imaging Reporting and Data System（Lung-RADS）version 1.1 の評価において，MRI with Ultra-Short TE は標準線量あるいは低線量 CT と同等以上であることも明らかにされており，欧州を中心に新たな肺がん検診法としての臨床応用も進められているので[5), 6)]，本邦においても今後新たな検診手法などとしての臨床応用が期待されている。また，世界的に著名な胸部放射線診断医，呼吸器内科医および外科医，呼吸器病理医，麻酔科医や呼吸生理研究者にて構成されている Fleischner Society は，2020 年に新たに肺 MRI の適応に関する Reposition Paper を発表し，呼吸器領域における MRI の臨床適応疾患や主要撮像法の臨床応用を推奨しているが，その中でも MRI with Ultra-Short TE の肺結節検出や肺野病変評価への適応を推奨している[7)〜9)]。

3. "Fast 3D mode" の臨床的有用性について

キヤノンメディカルシステムズの MR 装置においては，従来の 3D 収集に加えて，新たに Fast 3D mode を使用することが可能である。従来の 3D 収集では，k-space を 1TR ごとに 1slice encode ごとの信号収集をするのに対し，Fast 3D mode の一つである "Fast 3D Multiple（Fast 3Dm）" では，1TR で 2 slice encode ごとの信号収集を行うことで収集効率を 2 倍とし，撮像時間を半分に短縮できる。Fast 3Dm は一般に spin-echo 系の撮像法に用いられ，MRCP などの高速撮像における有用性が評価されており，SPEEDER を併用した呼吸同期撮像と同等の画質を息止め撮像で可能にするとともに，AiCE と併用することで画質改善や膵管内乳頭粘液性腫瘍やがんの評価に有用であることが示唆されている[10)]。一方，"Fast 3D Wheel（Fast 3Dw）" では，k-space センターから高周波部に向かって Wheel 状に信号を収集する。Fast 3Dw では画質に影響しづらい外周部分の信号を収集しないことで，撮像時間の短縮化を図っている。Fast 3Dw は gradient-echo 系の撮像法にも用いられるが，Fast 3D mode では CS を使用することなく撮像時間の短縮が可能であるとともに，従来の PI との併用も可能であり，転移性脳腫瘍の検出における有用性の可能性も示唆されている（図2）。

4. Chemical exchange saturation transfer（CEST）imaging の臨床的有用性に関して

キヤノンメディカルシステムズの 3T MR 装置では，代謝診断法である CEST imaging が広く試みられており，胸部腫瘍性疾患においてその臨床的有用性が模索されてきた[11), 12)]。キヤノンメディカルシステムズは，FASE 法で収集を行う 2D CEST imaging と併せて，新たに FFE 法による収集を採用した 3D CEST imaging を可能にし，中枢神経領域を中心に臨床応用を開始している。図3 は膠芽腫の 3D CEST imaging であるが，全脳をカバーすることができることにより，多発病変への対応も可能である。今後のさらなる臨床応用と evidence の確立が期待されるとともに，他領域への適用

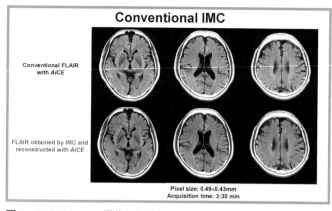

Conventional IMC

図4　FLAIR image 撮像における Conventional IMC の非併用
およひ併用による motion artifact 低減効果の比較
Conventional IMC の併用により，motion artifact 低減が認められる。

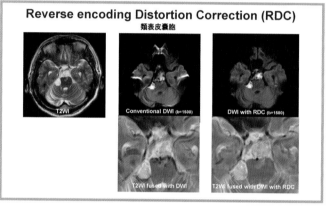

Reverse encoding Distortion Correction (RDC)

図6　右 C-P angle および頭蓋底における類表皮嚢胞の T2WI,
RDC 非併用および併用 DWI と，T2WI と両 DWI の fusion 画像
fusion 画像において T2WI と DWI 間での miss-registration が RDC によって
著明に改善している。

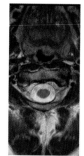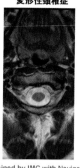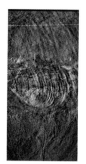

IMC with Navigator Echo
変形性頚椎症

図5　IMC with Navigator Echo 非併用および併用頚椎 T2WI と
両者の subtraction 画像
subtraction 画像において，IMC with Navigator Echo による嚥下に伴う
motion artifact 低減効果が明瞭である。

拡大が期待されている。

新たな Operation System Software Version 8.0 における最新撮像技術の可能性

　キヤノンメディカルシステムズ製 MR 装置の最新 Operation System Software Version 8.0 の製品搭載に伴い，新たな撮像技術の臨床応用が可能になる。

　今回新たに搭載される撮像技術は①Iterative Motion Correction (IMC)，②Reverse encoding Distortion Correction (RDC)，③metal Artifact Reduction Technique EXPansion (mART EXP)，および④Expanded SPEEDER (Exsper) である。

1. Iterative Motion Correction (IMC) の臨床における可能性

　キヤノンメディカルシステムズの MR 装置では，体動補正法として従来より JET 法が使用されてきた。JET 法は，fast spin-echo (FSE) 法で得られた収集エコーデータの束 (blade) を k-space 上で回転させて充填し，画像化する手法であり，呼吸や体動の影響を受けにくい技術としてさまざまな領域に応用されてきた。その一方で，本手法は通常の Cartesian でのデータ収集への適用ができないことが問題であった。そこで，今回新たに IMC が開発された。

　IMC は，撮像後に再構成で動きの影響を補正し，motion artifact を抑制する技術であり，通常の Cartesian でデータを収集し，再構成で体動の影響を抑制する技術である。そして，IMC では，①ある程度 echo train 数の多い撮像が必要，②撮像条件の考え方を変えなければいけない，③コントラストが通常の撮像と異なることや，④streak artifact が発生するなどの JET 法のさまざまな課題を克服することが可能になることが示唆されている。IMC には剛体の動き（並進や回転など）に起因する motion artifact を低減する "Conventional IMC"（図4）と，剛体および非剛体（嚥下，呼吸や咳嗽など）に起因する motion artifact を低減する "IMC with Navigator Echo"（図5）があり，motion artifact の原因によって使い分けることが可能である。

2. Reverse encoding Distortion Correction (RDC) の DWI における応用

　RDC は DWI において，spin-echo (SE)-type の echo planar imaging (EPI) における phase encode 方向の画像歪みである susceptibility artifact を低減させる機能であり，phase encode 方向を反転することにより画像歪みの方向が反転することを利用している。RDC を併用した DWI を以下，RDC DWI と記載するが，RDC DWI は 2 number of excitation (NEX) で撮像する際に phase encode 方向を反転して forward/reverse data を収集し，両画像を補正後，加算した画像を出力することで，b0 画像だけでなく，MPG 印加画像も使うことで B0 ＋渦電流による歪みを補正可能とする。現在，本手法に関しては，頭部，頭頚部や骨盤領域での有用性が検討されている（図6）。

3. metal Artifact Reduction Technique EXPansion (mART EXP)

　キヤノンメディカルシステムズにおける磁化率アーチファクト低減技術として，view angle tilting (VAT) 法が広く臨

床で用いられている。VAT法は磁場の不均一によって生じる歪みを補正する一般的手法として提案されたものであるが，磁化率アーチファクトのような局所的な磁場の不均一によって生じる歪みを補正する技術として実装され，臨床応用されている。今回臨床応用されるmART EXPは，①read out方向に関しては従来のVAT法を組み合わせることで補正し，②スライス方向に関してはスライス方向に歪んだ信号であることを特定するために，エンコード用傾斜磁場をスライス方向に印加し3D収集する。そして，③その後，再構成にてデータをcombineして画像を作成する。現在，本手法の臨床的有用性に関しては検討中であり，将来的にその有用性を供覧することも可能になると考える。

4. Expanded SPEEDER（Exsper）

Exsperは，2020年にOperation System Software Version 7.0においてDWIへの応用を念頭に開発され，臨床応用が進められた。Exsper DWIでは，k-space based PIとimage domain based PIを組み合わせた新しいPIを採用している。RFコイル感度をスキャン中に取得するため，本スキャンと感度情報の一致度が高く，従来のSPEEDERなどの通常のPIに比してアーチファクト低減やさらなる高分解能撮像および小FOV撮像が可能になるなどの，DWIの新たな可能性を模索することが可能な撮像法としてJRC 2021にて紹介した。Operation System Software Version 8.0では，FSE，SEやfield echo（FE）への適用拡大がなされるとともに，calibration dataをauto calibration signal（ACS）として，本スキャン中に撮像することで，本スキャンと感度情報の一致度が高く，かつk-spaceにおける相関を利用して実空間での合成係数を求めるため，SPEEDERと比較してfold over aliasing artifactを低減ができるとともに，さらなる高速化が図れる（図7）。

まとめ

本講演では，キヤノンメディカルシステムズの最新3Tおよび1.5T MR装置にて臨床応用が進められている最新MR撮像技術のevidenceとOperation System

Expanded SPEEDER (Exsper)
変形性頚椎症

| T2WI PI × 1.0 iReso=0.45×0.36mm 2:48 min | T2WI Exsper × 2.0 iReso=0.39×0.35mm 1:36 min | T1WI iReso=0.51×0.35mm 2:42 min | T1WI Exsper × 2.0 iReso=0.51×0.36mm 1:30 min |

図7 変形性頚椎症患者におけるExsper非併用および併用頚椎MRI検査
Exsperを併用することにより，T2WIおよびT1WIの撮像時間を約1/2に短縮するとともに，fold over aliasing artifactの低減を図ることが可能である。

Software Version 8.0にて臨床応用が開始される①IMC，②RDC，③mART EXP，および④Exsperに関して解説した。今後は，従来から臨床応用されている最新MR撮像技術のさらなるevidenceの構築と併せて，IMC，RDC，mART EXPおよびExsperなどの最新MR撮像技術の臨床および研究面においても大いに期待できると考える。今後もキヤノンメディカルシステムズの最新MR装置と撮像法に注目するとともに，藤田医科大学とキヤノンメディカルシステムズの共同研究成果にも期待を寄せていただければ幸いである。

●参考文献
1) Ikeda, H., Ohno, Y., Murayama, K., et al. : Compressed sensing and parallel imaging accelerated T2 FSE sequence for head and neck MR imaging : Comparison of its utility in routine clinical practice. *Eur. J. Radiol.*, 135 : 109501, 2021.
2) Ueda, T., Ohno, Y., Yamamoto, K., et al. : Compressed sensing and deep learning reconstruction for women's pelvic MRI denoising : Utility for improving image quality and examination time in routine clinical practice. *Eur. J. Radiol.*, 134 : 109430, 2021.
3) Ueda, T., Ohno, Y., Yamamoto, K., et al. : Deep Learning Reconstruction of Diffusion-weighted MRI Improves Image Quality for Prostatic Imaging. *Radiology*, 303 : 373-381, 2022.
4) Ohno, Y., Koyama, H., Yoshikawa, T., et al. : Pulmonary high-resolution ultrashort TE MR imaging : Comparison with thin-section standard- and low-dose computed tomography for the assessment of pulmonary parenchyma diseases. *J. Magn. Reson. Imaging*, 43 : 512-532, 2016.
5) Ohno, Y., Koyama, H., Yoshikawa, T., et al. : Standard-, Reduced-, and No-Dose Thin-Section Radiologic Examinations : Comparison of Capability for Nodule Detection and Nodule Type Assessment in Patients Suspected of Having Pulmonary Nodules. *Radiology*, 284 : 562-573, 2017.
6) Ohno, Y., Takenaka, D., Yoshikawa, T., et al. : Efficacy of Ultrashort Echo Time Pulmonary MRI for Lung Nodule Detection and Lung-RADS Classification. *Radiology*, 302 : 697-706, 2022.
7) Hatabu, H., Ohno, Y., Gefter, W.B., et al. : Fleischner Society. Expanding Applications of Pulmonary MRI in the Clinical Evaluation of Lung Disorders : Fleischner Society Position Paper. *Radiology*, 297 : 286-301, 2020.
8) Schiebler, M.L., Parraga, G., Gefter, W.B., et al. : Synopsis from Expanding Applications of Pulmonary MRI in the Clinical Evaluation of Lung Disorders : Fleischner Society Position Paper. *Chest*, 159 : 492-495, 2021.
9) Tanaka, Y., Ohno, Y., Hanamatsu, S., et al. : State-of-the-art MR Imaging for Thoracic Diseases. *Magn. Reson. Med. Sci.*, 21 : 212-234, 2022.
10) Matsuyama, T., Ohno, Y., Yamamoto, K., et al. : Comparison of utility of deep learning reconstruction on 3D MRCPs obtained with three different k-space data acquisitions in patients with IPMN. *Eur. Radiol.*, 2022 Jun 10. Online ahead of print.
11) Ohno, Y., Yui, M., Koyama, H., et al. : Chemical Exchange Saturation Transfer MR Imaging : Preliminary Results for Differentiation of Malignant and Benign Thoracic Lesions. *Radiology*, 279 (2) : 578-589, 2016.
12) Ohno, Y., Kishida, Y., Seki, S., et al. : Amide proton transfer-weighted imaging to differentiate malignant from benign pulmonary lesions : Comparison with diffusion-weighted imaging and FDG-PET/CT. *J. Magn. Reson. Imaging*, 47 : 1013-1021, 2018.

大野　良治
Ohno Yoshiharu

1993年　神戸大学医学部卒業。1998年　同大学院医学研究科内科学系放射線医学修了。Pennsylvania大学放射線科Pulmonary functional imaging research, Research fellowなどを経て，2009年より神戸大学大学院医学系研究科内科系講座放射線医学分野機能・画像診断学部門 部門長／特命准教授，同大学医学部附属病院放射線部部長（併任）。2012年より同大学院医学研究科内科系講座放射線医学分野機能画像診断学部門部門長／特命教授，同先端生体医用画像研究センターセンター長（併任）。2019年4月より藤田医科大学医学部大学放射線医学教室臨床教授／同先端画像診断共同研究講座 講座長（併任）。

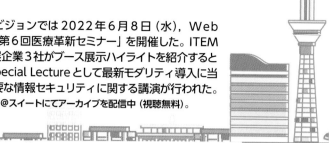

ITEM 2022 ハイライト

インナービジョンでは2022年6月8日（水），Webセミナー「第6回医療革新セミナー」を開催した。ITEM 2022出展企業3社がブース展示ハイライトを紹介するとともに，Special Lectureとして最新モダリティ導入に当たって重要な情報セキュリティに関する講演が行われた。
▷ウェビナー@スイートにてアーカイブを配信中（視聴無料）。

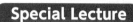

Special Lecture

医療機関のサイバー攻撃対策
～最新モダリティ導入前に押さえておきたい情報セキュリティのポイント～

松山征嗣 氏（トレンドマイクロ株式会社 公共営業本部 社会・公共営業部シニアマネージャー）

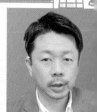

医療機関のサイバーセキュリティ被害考察

　医療機関に対するサイバー攻撃では，LAN内システムへの侵害やランサムウエアにより業務が停止するような被害も発生している。サイバー攻撃のリスクは，情報漏洩だけではなく，医療サービス停止・遅延による医療安全リスクと医業収益の損害という事業リスクである。インターネットから完全に分離しているから使用環境がクリーンであるという想定はいまや現実的ではなく，セキュリティの重要性を再認識し，最新情報を踏まえたセキュリティの見直しが必要だ。

　ランサムウエア被害（リモート侵入）の事例を見ると，①VPN機器のファームウエアが更新されておらず，既知の脆弱性から認証情報を窃取される，②内部サーバや端末のOSも既知の脆弱性が修正されず，攻撃に悪用される，③ネットワークストレージのみにバックアップしており，保存後に改変できる状態で保存している，という3つの問題が浮かび上がる。標的型ランサムウエアの攻撃プロセスとしては，アクセスポイントの脆弱性を突いた初期侵入，内部端末やサーバへの侵入や高い権限を獲得する内部活動を経て，より重要な情報があるサーバに到達して情報を窃取・送出後にランサムウエアを実行する。脅迫文が表示されて被害に気づいた時には，すべてが終わった後である。脆弱性への攻撃は以前からよくある手法で，USBデバイスや導入機器，業者の保守用PCなどが初期侵入のきっかけとなり，内部システムのセキュリティが低いために感染が拡散する。脆弱性に対応することがセキュリティ対策のポイントである。

ガイドラインの観点での対策の見直し

　経済産業省/総務省が公表した「医療情報を取り扱う情報システム・サービスの提供事業者における安全管理ガイドライン」では，ベンダーと医療機関の責任分界点を明確にすることを求めている。リスク対応においては，ネットワーク接続があればリスクが存在することを前提に対策することを促しており，ベンダーは昨今のサイバーリスクを踏まえて対応し，医療機関はリスクを考慮してシステムの仕様を要求すべきだろう。

　薬機法に関しては，厚生労働省が，医療機器としての使用目的・効果・性能に影響を与えない範囲において，セキュリティパッチの実施に薬機法上の手続きは不要であることを示している。システム保守としてパッチ適用が可能なことから，ベンダーと医療機関が協議して対応してほしい。また，厚生労働省はIMDRFガイダンスに対応する方針を打ち出しているが，ガイダンスに対応していく上で，ベンダーには脆弱性の修正や開示，情報共有が求められており，セキュリティ対策が非常に重要となっている。

技術的観点での対策の見直し

　セキュリティの技術的対策としては，初期侵入や内部活動を防ぐための"予防的対策アプローチの強化"と，新しい攻撃手法などにより侵入されてしまった場合に内部での展開をモニタリングするための"発見的対策アプローチの追加"があり，さまざまな技術・ツールを活用して適切な対策を施すことで，攻撃者のコストを上げて攻撃を防ぐことができる。

　医療機関は，モダリティを導入する際にはOSのバージョンやネットワーク待ち受けポート，システム認証方法，USBデバイス接続などのセキュリティにかかわるシステム仕様を確認し，保守条件も含めてベンダーとしっかり協議する必要がある。また，組織態勢を整え，安全管理が前提であるとのコンセンサスを取るとともに，モダリティの決裁・導入を部門で進める場合にも診療系ネットワークの管理部門と情報共有し，セキュリティリスクに対して協力することが重要である。

　われわれが最も重視している技術的対策は，予防的対策を見直して，医療機器を堅牢化するアプローチである。不正プログラム対策としては，リアルタイム検知，ホワイトリスト型プログラム実行制御やロックダウン，外部起動型フルスキャン専用ツールなどの技術が役立つ。ソフトウエア脆弱性の修正・保護としては，セキュリティパッチや仮想パッチなどの技術が有効である。セキュリティパッチの適用が最優先かつ最善の方法であるが，すぐに対応できない場合には，脆弱性をねらう攻撃コードがアプリケーションまで到達できないようにネットワークレベルでブロックする仮想パッチ（IPS導入）を適用するといいだろう。IPSは小さな箱形のソリューションをネットワーク内に配置するだけで導入でき，ユーザー側で対応することも可能である。

　また，初期侵入を許してしまった場合の発見的対策としては，ネットワーク内の特定のポイントをモニタリングする内部監視ツールが有効である。未然に導入してモニタリングすることで，日常の安全な状態と異なる不審な活動や予兆を検知し，早期対処につなげられるとともに，インシデント発生後に攻撃が収束している状態の判断にも役立つ。

ITEM 2022 ハイライト 出展企業のプレゼンテーション

01 | シーメンスヘルスケア株式会社
世界初*のフォトンカウンティングCTによるCTの再定義

＊自社調べ

1997年頃に開発された固体シンチレーション検出器搭載CTは，技術的進歩の限界に近づきつつある。シーメンスはその限界を超えるため，被ばくを増やさずに高精細な画像を提供し，高心拍・高体重などCT検査を適用しにくい患者の検査や，すべての検査でスペクトラル情報の取得が可能な，CTの概念を再定義するフォトンカウンティングCTの開発を進めてきた。

固体シンチレーション検出器では，X線→可視光→電流と2段階の間接変換によりロスが生じるほか，フォトンの発光を強くするために被ばくを増大する必要がある，

検出素子に隔壁が必要で検出器ピクセルの狭小化が困難，エネルギー情報が失われるといった限界があった。一方，フォトンカウンティング検出器では，X線フォトンがエネルギーごとに電子を発生させ，それを陽極でカウントすることでX線強度とエネルギー情報を取得できる。隔壁が不要で極限まで空間分解能を上げることができ，非常に少ないX線量でも検出できるなどさまざまなメリットがある。

シーメンスでは2012年にアクロラド社（沖縄県）をグループに迎え，同社の持つ高精度な検出素子製造技術を活用し，い

ち早く開発に取り組んだ。2014年から第一世代のプロトタイプ，2019年から最新臨床用CTにフォトンカウンティング検出器を搭載した第二世代のプロトタイプでの臨床研究を経て，フォトンカウンティングCT「NAEOTOM Alpha」は誕生した。NAEOTOM Alphaでは，中内耳のアブミ骨や蝸牛，冠動脈ステントや骨折などの明瞭な描出，超低線量での撮影，スペクトラルイメージングによる炎症や血流の評価，血管のPure Lumenの評価，高体重患者の高速高分解能撮影など，さまざまな臨床的メリットが得られると期待される。

02 | インフォコム株式会社
インフォコムが提案する業務改革

今回，放射線科の業務改革を支援するRISの新しい機能を複数発表した。

検像システム「iRad-QA」とRIS「iRad-RS」の連携では，"転送漏れ・オーダ/画像不一致警告表示"が追加された。転送漏れについては，検査終了後に画像がPACSに格納されない場合にiRad-RSに警告を表示するとともに，iRad-QAでも転送漏れを検知してアラートを出す。また，オーダ/画像不一致については，iRad-QAに転送された画像と，iRad-RSデータベースの情報を自動でマッチングし，不一致があれば警告する。このほか，検像時に前回

画像を判別してPACSを同時起動する"過去画像自動参照"も追加した。

また，タブレットとインルームモニタを活用した機能を発表した。iRad-RSではタブレット端末を用いたバーコード読み取りで患者認証を行う機能を追加した。画面の色が，認証OKで緑，NGで赤になり，一目で確認できる。放射線治療RIS「iRad-RT」では，インルームモニタに治療の進捗状況を一覧表示する機能を追加した。さまざまなリストが一定時間で切り替わるマルチインフォメーションボードで，多職種がかかわる放射線治療において円滑な情報共

有を可能にする。

さらに，コロナ禍に対応する機能として，iRad-RSの"タッチレスRIS"を参考展示した。キーボードやマウスの共有が病院でのクラスターの原因の一つとなっていることから，タッチレスで業務を行うことをコンセプトに開発した。「Hey! RIS!」と呼びかけて行いたい操作を発話するだけでRISの操作が可能になる。RISへのログイン・ログアウトから，画面起動や検索・切り替え，検査開始，検査実施情報入力，検査終了処理まで，一通りの操作をタッチレスで行うことができる。

03 | キヤノンメディカルシステムズ株式会社
Altivity ― さらなる価値向上のためのAI技術の活用

ITEM 2022では，人工知能（AI）を活用して医療課題の解決に取り組む姿勢を示す新たなAIブランド"Altivity"を大きく打ち出し，臨床の価値，運用の価値，経営の価値の提供を紹介した。

臨床の価値においては，ディープラーニングを応用した画像再構成技術を提供している。"AiCE-i"はノイズを選択的に除去する技術で，いち早くCTに実装したほか，PET-CT「Cartesion Prime」やMRIにも応用し，画像の高精細化，撮像時間の短縮などの価値を生み出している。また，"PIQE"は高精細CT「Aquilion

Precision」のデータを教師画像に開発した分解能そのものにアプローチする技術で，ADCTの画像の高解像度化を実現する。

運用の価値では，新製品の80列CT「Aquilion Serve」にワークフローを向上させる3つの自動化技術を搭載した。このうち自動ポジショニングは，キヤノンのカメラ技術や画像認識技術を活用して患者を認識し，ボタン一つでスキャンプロトコルに合わせてスキャン開始位置まで寝台が移動する。ワークフロー向上に加え，接触機会低減による感染症防止にも役立つ。この技術は1.5T MRI「Vantage Fortian」

にも搭載しており，シーリングカメラによる体位認識で高精度なポジショニングを実現する。

経営の価値としては，「Abierto Reading Support Solution」が挙げられる。スキャンデータをAutomation Platformで各種アプリケーションを用いて自動解析し，PACSに保存，ビューワで参照するという一連の読影フローを効率化する。読影サポートのみならず，自動解析により診断プロセスを向上し，早期の治療介入を可能にすることで，患者の社会復帰を促進するような社会課題解決への貢献も期待される。

国内
学会
セミナー報告

第81回日本医学放射線学会総会ランチョンセミナー11
キヤノン最新CTテクノロジー
～高精細CTとAIによる新たな画像診断～

開　催：2022年4月16日（土）　座　長：真鍋　徳子（自治医科大学附属さいたま医療センター放射線科）
（キヤノンメディカルシステムズ株式会社共催）

講演1　高精細CTがもたらす術前・術後画像と画像解剖学へのインパクト

五明　美穂　杏林大学医学部放射線医学教室

　脳外科直達手術の支援画像では，穿通枝や主幹動脈皮質枝，脳表や深部の静脈などの描出が必要となる。従来CTでは描出能に限界があったが，キヤノンメディカルシステムズの高精細CT「Aquilion Precision」では面内分解能および空間分解能の飛躍的な向上と，1024×1024，2048×2048の再構成マトリックスを選択できるようになったことで，細血管の描出能が格段に向上した。本講演では，Aquilion Precisionによる穿通枝と主幹動脈皮質枝の描出について，臨床例を提示しながら紹介する。

穿通枝

1. Heubner反回動脈

　Heubner反回動脈は，前大脳動脈から起始する径が約0.6mmの穿通枝である。尾状核前や被殻前部，内包前脚，鈎状束など機能的に重要な部位を灌流し，閉塞すると顔面・上肢優位の片麻痺や失語を生じる。起始部や本数にバリエーションがあることから，術前に起始部の位置や本数を詳細に把握する必要がある。

　図1に前交通動脈瘤の症例を示す。従来CT（図1 a）ではHeubner反回動脈は描出されていないが，3D-DSA（b）と高精細CT（c）では左右にHeubner反回動脈の明瞭な描出が確認できる。特に左側においては，3D-DSAよりも高精細CTの方が起始部の描出が明瞭である。高精細CTでは，細い穿通枝も3D-DSAと同様に良好な描出能を得ることができる。

2. レンズ核線条体動脈

　レンズ核線条体動脈（LSA）は，中大脳動脈から起始する径が約0.4mmの穿通枝である。尾状核や被殻外側，淡蒼球内側，内包後脚など重要な部位を灌流するため，手術では温存が基本となる。起始部や本数，分岐パターンにバリエーションがあるため，島や基底核領域のグリオーマ，中大脳動脈の動脈瘤の手術においては，術前に起始部や本数を詳細に同定する必要がある。

　図2は右中大脳動脈分岐部動脈瘤の症例で，3D-DSA（b）でM1から2本のLSAが起始した後，枝分かれしている様子がわかる。従来CT（図2 a）ではM1から起始するLSAを同定することはできないが，クリッピング術後の高精細CT（c）では，M1から起始する2本のLSAが良好に描出できている。

主幹動脈皮質枝

　高精細CTでは，主幹動脈皮質枝をDSAと同等，またはそれ以上に良好に描出することができる。

高い描出能と画像処理によるAquilion Precisionの臨床的有用性を紹介する。

1. 後大脳動脈皮質枝

　後大脳動脈皮質枝は，頭頂葉と後頭葉の境目の脳溝を走行するparieto-occipital arteryや，後頭葉を走行し周囲に視覚野が存在するcalcarine arteryなど，主に4つに分かれている。頭頂葉や後頭葉に腫瘍が存在する場合，脳浮腫やmass effectにより脳溝を同定できず，術前に腫瘍の局在を把握することが困難になるケースもあるが，後大脳動脈皮質枝から腫瘍の局在を把握することができる。

　図3の症例は，mass effectにより後頭葉と頭頂葉を分ける脳溝の同定が困難となっているが，高精細CTでの

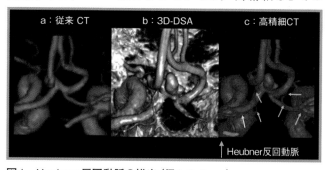

図1　Heubner反回動脈の描出（径≒0.6mm）

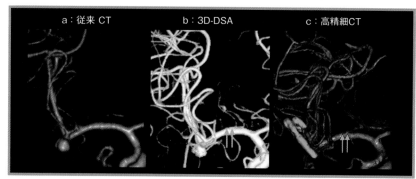

図2　レンズ核線条体動脈の描出（径≒0.4mm）

〈0913-8919／22／¥300／論文／JCOPY〉

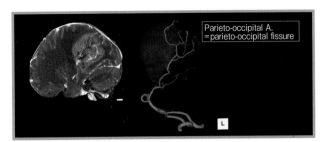

図3　後大脳動脈皮質枝を目当てにした腫瘍の局在把握

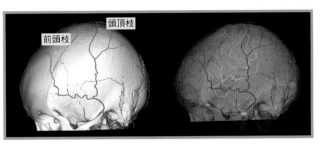

図4　浅側頭動脈-中大脳動脈バイパス術における吻合位置の検討

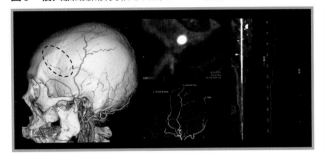

図5　巨細胞性動脈炎における浅側頭動脈の描出

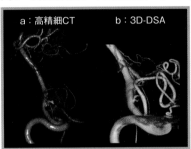

図6　椎骨動脈解離の描出

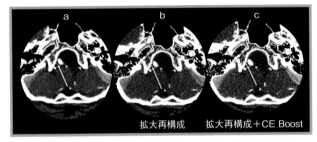

図7　拡大再構成とCE Boostによる細動脈の描出能の向上

CTAと腫瘍のフュージョン画像から，parieto-occipital arteryより上に腫瘍が局在することを確認でき，腫瘍が頭頂葉に位置することがわかる。

2. 中大脳動脈皮質枝

高精細CTによる中大脳動脈皮質枝の描出は，内頸動脈や中大脳動脈の高度狭窄・閉塞症例に対する浅側頭動脈-中大脳動脈バイパス術において有用となる。浅側頭動脈には前方へ向かう前頭枝と頭頂部へ向かう頭頂枝がある。高精細CTでは，これら浅側頭動脈と中大脳動脈を末梢まで明瞭に描出できるため，それぞれの画像を重ね合わせることで，吻合位置を検討する術前評価を詳細に行うことができる（図4）。

3. 巨細胞性動脈炎：AiCEによる画像処理の短時間化

巨細胞性動脈炎は浅側頭動脈に好発し，限局的に全周性の動脈壁の肥厚と内腔狭窄を来す。診断には生検が推奨される。浅側頭動脈は従来CTでは正常例でも末梢描出が不良であったが，高精細CTでは末梢枝まで連続し明瞭に描

出されるため，病変部位（狭窄）を容易に同定可能となった。また，目的血管のcurved MPRを作成することにより，病変部位の壁肥厚や内腔狭窄の程度や範囲を評価しやすくなる（図5）。

なお，Aquilion Precisionでは，複数の優れた再構成法を選択可能である。FIRSTは血管壁の肥厚と血管の境界を明瞭に描出できるが，処理時間が30分程度と長く，金属アーチファクト低減ソフトウエアを併用するとさらに延長する。一方，Deep Learning ReconstructionであるAiCEは，血管用ではないため若干のボケが生じるものの，数分という非常に短い処理時間で良好な画質を取得でき，臨床の画像処理の短時間化を図ることが可能となる。

4. 椎骨動脈解離：拡大再構成法，CE Boostの有用性

図6は左椎骨動脈の解離性動脈瘤の症例で，高精細CT（a）では血栓化した解離部が紫色で描出されている。黄色の部分がエントリーであるが，小さなエントリーも3D-DSA（図6 b）と同等の形状で描出されている。高精細CTのデータを用いた数値流体力学（CFD）解析結果から真腔の血流速度が低下しており，同部位から起始する穿通枝や細動脈が

描出しにくくなることが予想された。

このような場合には，拡大再構成が有用となる。FOV 240mm，マトリックス512×512の通常の再構成では微細構造が背景に紛れてしまうことがあるが，FOVを120mmにすることでピクセルサイズが1/2となり，ピクセルの中に微細構造がしっかりと入りCT値が上昇する。さらに，Aquilion Precisionでは1024×1024，2048×2048の再構成マトリックスを選択できるため，ピクセルサイズがより小さくなり，さらに多くのピクセルで微細構造をとらえることができ，描出能が向上する。

また，Aquilion Precisionでは，造影画像に造影・非造影のサブトラクション画像を加算することで造影効果を向上させる"CE Boost"により，血管末梢の描出能をさらに向上させることができる。図6の症例の元画像では，左椎骨動脈近傍に細い動脈（窓形成）が描出されているが，描出はきわめてわずかである（図7 a）。これに対して拡大再構成を行うとCT値が上昇して明瞭に描出できるようになり（図7 b），さらにCE Boostを使用すると椎骨動脈と同等のCT値となり，より明瞭に同定することができる（c）。

また，同症例の元画像では前脊髄動脈の同定もきわめて困難であった。椎骨動脈から分岐する前脊髄動脈の分岐位置はさまざまで，閉塞すると脊髄梗塞を来すことがあるため同定が重要だが，これに対しても拡大再構成とCE Boostにより明瞭な同定が可能となった。

VR画像で明らかなように，高精細CT（図8 a）と比べ，高精細CTに拡大再構成とCE Boostを使用することで，右椎骨動脈の窓形成（fenestration）や

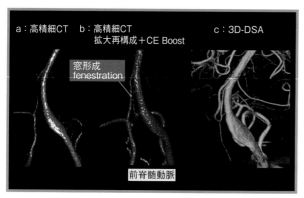

図8 拡大再構成と CE Boost の VR 画像への適用

椎骨動脈解離性動脈瘤の遠位側から分岐する前脊髄動脈を明瞭に描出でき（b），3D-DSA（c）とほぼ同等の描出能を得ることが可能となる。

まとめ

高精細 CT は空間分解能の飛躍的な向上により，従来 CT では困難であった構造物の描出が可能と

なった。これにより，解剖学的知識の習得が可能になることに加え，再構成法の選択や CE Boost の活用で 3D-DSA と同等の描出能を得ることができる。高精細 CT への期待と需要は高まっていくだろう。

五明　美穂
Gomyo Miho

2003 年　杏林大学医学部卒業，放射線医学教室入局。2008 年　放射線診断専門医取得。2015 年　博士号取得。2018 年　欧州放射線学会（ECR）Cum Laude Award 受賞。2022 年〜杏林大学医学部放射線医学教室学内講師。

講演 2

腹部 CT イメージングにおける Deep Learning Reconstruction ～高画質から超解像へ～

中村　優子　広島大学大学院医系科学研究科放射線診断学研究室

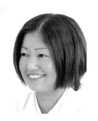

腹部 CT の画質を左右する要素には，画像ノイズ，空間分解能，アーチファクト，コントラスト分解能がある。理想的な CT 画像は，ノイズが低く，空間分解能の高い画像と言えるが，限られた線量の中でノイズと空間分解能の両方を維持することは難しい。本講演では，CT による腹部画像診断の現状について，ノイズと空間分解能に絞って考察した上で，低被ばくと高画質の両立に寄与する新しい画像再構成技術として，Deep Learning Reconstruction（DLR）である"Advanced intelligent Clear-IQ Engine（AiCE）"と"Precise IQ Engine（PIQE）"について概説する。

CTによる腹部画像診断の現状

1. 腹部 CT における空間分解能とノイズ

CT 画像において，空間分解能とノイズはトレードオフの関係にあり，スライス厚を薄くすると空間分解能が向上して病変や臓器の辺縁が明瞭となるが，ノイズが増加する。そこで，腹部領域においてノイズ低減と空間分解能向上のどちらを優先すべきか，ファントムを用いて検討を行った。

さまざまなコントラストの病変を模したモジュールを封入したファントムを，高線量と低線量で撮影したところ，高コントラスト病変についてはノイズが増加しても明瞭に描出されていた。一方，低コントラスト病変については，ノイズの増加に伴い不明瞭となった。例えば，典型的な原発性肝細胞がんの腹部 CT 画像では，病変部位と背景肝のコントラストが 10HU にも満たない場合が多い。腹部 CT の主なターゲットは，こ

のような低コントラスト病変である。そのため，腹部 CT においては，ノイズ低減が優先されることが多くなる。

2. ディープラーニングを用いたノイズ低減技術

ノイズ低減技術にはさまざまなものがあるが，近年では逐次近似応用再構成法（Hybrid-IR）やモデルベース逐次近似再構成法（MBIR）などの画像再構成によるノイズ低減が用いられている。MBIR は胸部 CT（肺野）などでは，Hybrid-IR 画像よりもノイズが低く，分

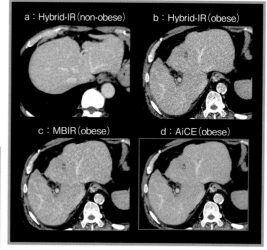

図2 高体重患者の腹部 CT における AiCE による画質向上
（参考文献4）より引用転載）

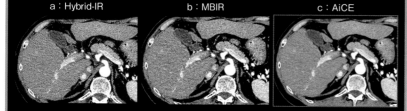

図1 腹部高精細 CT における AiCE による画質向上[2)]

〈0913-8919 / 22 / ¥300 / 論文 / JCOPY〉

解能の高い画像が得られることが報告されているが，これらを腹部CT画像に適用すると，MBIRでは独特のノイズが残存するため，Hybrid-IRよりも画質が改善するとは言い難い。実際に，腹部CTにおいて線量が十分でない場合，MBIRでは低コントラスト病変の検出能は向上しないことが報告されている[1]。そこで登場したのがDLRで，キヤノンメディカルシステムズではAiCEと呼称されている。AiCEは，低品質な画像と高品質な画像をペアにしてトレーニングされたネットワークを使用することで，従来のCT画像から高品質なCT画像が得られる新たな画像再構成法である。

AiCEは，限られた線量で撮影され，特に低コントラスト病変の評価が求められる腹部CTにおいて，非常に威力を発揮する[2]（図1）。また，当院ではキヤノンメディカルシステムズの高精細CT「Aquilion Precision」が稼働している。高精細CTでは，従来のCTと比較し相対的に線量不足となるため，画質が劣化することが問題となるが，AiCEを適用することで画質の改善が可能となる。高精細CTでは，相対的に被ばく線量がやや増加することも問題となるが，線量を低減して撮影しても，AiCEを適用することで画質を担保できる[3]。さらに，高体重患者の腹部CT撮影においては，相対的な線量不足によって画質が劣化するが，AiCEを適用することで回避可能である[4]（図2）。

新しいDLR "PIQE"

1. 開発の背景

腹部CTにおいては，空間分解能も重要である。例えば，スライス厚5mmの画像では境界不明瞭で嚢胞と診断が難しい病変でも，スライス厚を薄くして空間分解能を向上すると病変の境界が明瞭となり，嚢胞であると診断可能となる例を時に経験する。このことから，高い空間分解能は，腹部CTの診断能を向上する重要な要素であると言える。

Aquilion PrecisionのSHR（super high resolution）モードでは，0.25mmのスライス厚と，従来CTの2倍となる1792chの素子を配列した検出器によって，高精細画像を得ることができる。こ

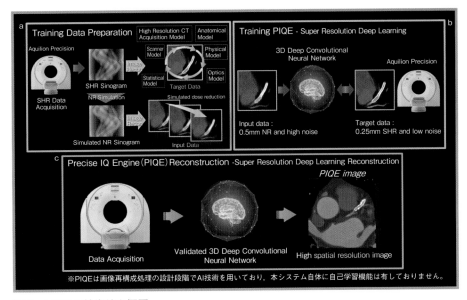

図3　PIQEの技術的な概要
（画像提供：キヤノンメディカルシステムズ株式会社）

の高精細CTで取得した高空間分解能かつノイズの少ない画像をDLRのトレーニングデータに用いることで，従来の一般的なCTで撮影した腹部CT画像の空間分解能を向上することが可能であるとの考えから，新たに開発されたのが超解像画像再構成技術PIQEである。PIQEは，すでに心臓の再構成には実装されているが，体幹部（PIQE Body）についてはWork in Progress（W.I.P.）となっている。

2. 技術的な概要

PIQEは，主に3つのパートに分けて説明することができる。まず，高精細CTで取得した画像の空間分解能をシミュレーションによって従来CTと同程度まで低下させ，さらに，シミュレーションによって低線量で撮影したかのような画像を作成する（図3 a）。次に，上記の方法で画質を劣化させた画像と高精細画像をペアにして，ネットワークをトレーニングする（図3 b）。このトレーニングされたネットワークを用いることで，従来の空間分解能のCT画像から，高空間分解能かつノイズの少ない画像の出力が可能となる（図3 c）。

3. 画像再構成法の比較検討

当院の症例にて，Hybrid-IR，MBIR，AiCE，PIQE Bodyの画像を比較した。

肝腫瘍の症例では，AiCEおよびPIQE Bodyにて非常に良好なノイズ低減効果が得られ，PIQE Body画像では肝臓や血管の辺縁，および肝静脈に浸潤する腫瘍性病変が明瞭に描出されており，空間分解能が向上していることが明らかであった。

胃静脈瘤の症例でも同様に，PIQE Bodyにてノイズが大幅に低減され，血管の辺縁が明瞭であった。胃静脈瘤はバルーン閉塞下逆行性経静脈的塞栓術（BRTO）の適応となるが，PIQE Bodyは術前の詳細な血管走行の評価にも有用な可能性がある。

このほか，副腎の微小な腺腫がPIQE Bodyのみで指摘できた例も経験しており，これまでは視認が困難だった病変を視認できるようになることが期待される。

まとめ

PIQEを用いることで，高空間分解能かつノイズの低いCT画像を取得可能となることから，腹部CTのさらなる画質向上が期待される。

●参考文献
1）Euler, A., et al., *Eur. Radiol.*, 27（12）: 5252-5259, 2017.
2）Akagi, M., Nakamura, Y., et al., *Eur. Radiol.*, 29（11）: 6163-6171, 2019.
3）Nakamura, Y., et al., *Eur. Radiol.*, 31（7）: 4700-4709, 2021.
4）Akagi, M., Nakamura, Y., et al., *Eur. J. Radiol.*, 133: 109349, 2020.

中村　優子
Nakamura Yuko

2003年 広島大学医学部卒業。2013年 広島大学大学院修了。2014～2016年 米国立衛生研究所留学。2020年～広島大学放射線診断学研究室准教授。

講演 3

高精細 CT と AI を用いた新しい膵癌画像診断

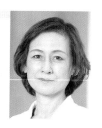

曽根　美雪　国立がん研究センター中央病院放射線診断科・IVR センター

膵がんは，5 年生存率が 10％以下の予後不良の疾患である。罹患数，死亡数ともに増加を続け，2017 年以降の年間死亡数は肺がん，胃がん，大腸がんに次ぐ第 4 位である。

膵がん治療は現在，放射線療法，薬物療法，手術を組み合わせた集学的治療が広く行われている。診療に当たっては，病期分類・切除可能性診断により切除可能，または切除可能境界と診断された場合は術前補助化学療法後に手術を施行し，切除不能例では薬物療法が選択される。これらの流れの中で，がんの発見や病期分類，切除可能性診断，治療効果判定において画像診断が重要となる。本講演では，膵がん画像診断における高精細 CT の有用性，および膵がん診療への人工知能（AI）活用の可能性について，症例を踏まえて概説する。

膵がん画像診断における高精細 CT の有用性

1. 高精細 CT の特長

1990 年代にヘリカル CT が開発され，従来は困難であった膵臓の描出が可能になった。その後，MDCT により膵内の評価が可能となり，さらに，2017 年に登場した高精細 CT では高い空間分解能とコントラスト分解能によって，より詳細な評価を行うことができる。図 1 は，膵がん症例における MDCT と高精細 CT の比較である。時相やスライス厚は異なるものの，高精細 CT では約 10 mm の膵がんが明瞭に描出されている（図 1 b ▶）。腫瘍による炎症のため膵尾部の造影増強効果が低下しているが，高精細 CT にて低コントラスト領域も明瞭に視認できる。

2. 切除可能性診断の精緻化

膵がん画像診断への高精細 CT の活用において重要なのは，切除可能性診断の精緻化と小径膵がんの発見である。

切除可能性診断においては，現在，切除可能境界という概念が一般化している。上腸間膜静脈（SMV）や上腸間膜動脈（SMA）などへの浸潤の有無に基づき切除可能境界膵がん（BR-PC）と判断された場合は，術前化学療法を強力に行って，腫瘍が縮小してから切除術を施行することとなる。図 2 は切除可能境界膵がんで，SMV（▽）が全周性に腫瘍（▽）に囲まれ狭小化していたが（a），化学療法開始 4 か月後には腫瘍が縮小し，SMV との接触範囲を詳細に評価できた（b）。また，本症例はプラスチックステントが留置されているが，高精細 CT は解像特性に優れているためアーチファクトの影響を抑制できた。

3. 小径膵がんの検出

高精細 CT による小径膵がんの検出能について，超音波内視鏡（EUS）で腫瘍径 15 mm 以下の病変が確認された 10 例を検討したところ，9 例で腫瘍が描出され，良好な結果であった。また，付随所見としては，膵管拡張や部分萎縮の頻度が高かった。図 3 は 15 mm の小径膵がん（T1）であるが，腫瘍（▽）はもとより脾静脈（SPV）への浸潤（↑）も明瞭に描出されており，このような低コントラスト病変の検出には高精細 CT が有用と思われる。

高精細 CT では，MDCT と比較し解像度やコントラスト分解能といった解像特性が改善したほか，再構成法の進歩によってノイズが低減し，アーチファクトの影響も少ないことから，膵がんの早期診断に寄与する可能性が高いと考えられる。

膵がん診療への AI 活用の展望

膵がん診療において AI が活用される可能性があるのが，画質向上や 3D 画像作成支援，読影支援，臨床判断支援，早期診断などである。

1. 画質向上

画質向上については，画像再構成法へ

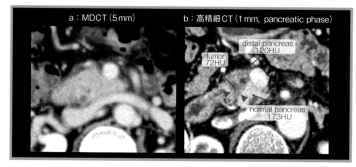

図1　MDCT と高精細 CT の比較
70 歳代，女性，膵頭部がん

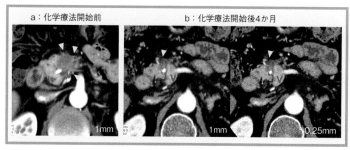

図2　高精細 CT による切除可能境界（門脈）の描出
40 歳代，男性，切除可能境界膵がん

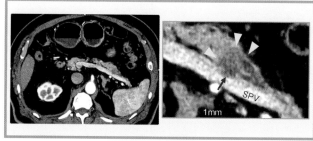

図3　高精細 CT による 15 mm の小径膵がんの検出
70 歳代，男性，小径膵がん（T1），SPV 浸潤

〈0913-8919／22／¥300／論文／JCOPY〉

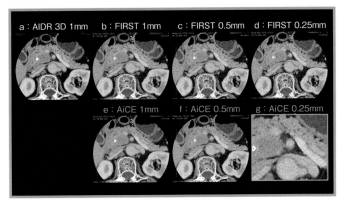

図4　AIDR 3DとFIRST，AiCEの比較
70歳代，女性，膵頭部がん

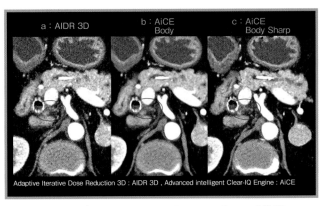

Adaptive Iterative Dose Reduction 3D : AIDR 3D , Advanced intelligent Clear-IQ Engine : AiCE

図5　AIDR 3DとAiCE Body，AiCE Body Sharpの比較
50歳代，女性，膵頭部がん

のAIの応用が挙げられる。**図4**は，逐次近似応用再構成法 "Adaptive Iterative Dose Reduction 3D（AIDR 3D）" と，モデルベース逐次近似再構成法 "Forward projected model-based Iterative Reconstruction SoluTion（FIRST）"，Deep Learning Reconstruction（DLR）である "Advanced intelligent Clear-IQ Engine（AiCE）" の比較である。AiCEを用いたスライス厚0.25mmの画像（**図4 g**）では，微小な神経叢浸潤（▼）が明瞭に描出されている。また，別の症例におけるAIDR 3DとAiCE Body，AiCE Body Sharpの比較（**図5**）では，膵がんの神経叢浸潤（○）がAiCE Body Sharp（c）でより明瞭に描出されており，AiCEは広範なコントラスト域のノイズ低減に寄与していると言える。

2．3D画像作成支援

CPR画像の作成には高度な技術を要するが，現在研究中の主膵管自動検出およびCPR画像自動作成のAI応用ソフトウエアでは，熟練の診療放射線技師が作成した画像と視覚的に遜色のない画像が得られる。また，画像作成に要する時間は，診療放射線技師が約3分であったのに対し，同ソフトウエアでは約1分半に短縮されていた。両者の画像における主膵管の長さはおおよそ同等であり，ほぼ正確に主膵管を同定していると考えられる。同ソフトウエアは，CPR画像の活用の促進に寄与するほか，主膵管検出技術を腫瘍の早期発見などに活用できる可能性がある。

3．読影支援，臨床判断支援

読影支援では，腫瘍検出のほか，偶然発見膵がんやフォローアップ時の見逃し減少へのAIの応用が期待されており，2021年の北米放射線学会（RSNA）では，高い腫瘍検出率を示す報告が発表されている。また，臨床判断支援では，切除可能性診断やガイドラインの利用支援へのAIの活用が期待される。

4．早期診断

膵がんにおける最大のアンメットニーズは生存期間の延長であり，そのカギとなる早期診断を実現するため，小径膵がんの検出や検診対象の最適化，新たなリスク因子同定などへのAIの活用に期待が寄せられている。

膵がんの大半は進行がんとして発見され，5年生存率は5〜9%である。一方，早期がんの10年生存率は，ステージ0（上皮内癌）が90%，ステージ1（膵内限局，20mm以下）のうちT1a（同，5mm以下）は86.7%，T1b（同，5〜10mm）は81.6%であり，早期がんは進行がんの約10倍の生存率が期待できることから，10mm以下での発見が望ましい。しかし，T1（20mm以下）症例に対するMDCTの感度は43〜65%であり，決して満足できる数字ではない。したがって，腫瘍の直接描出に加えて副所見の拾い上げが重要となる。

副所見としては，主膵管狭窄や分枝膵管の拡張，膵管内乳頭粘液性腫瘍（IPMN）や膵嚢胞，部分萎縮や部分脂肪化などがある。**図6**は膵がん家族歴が

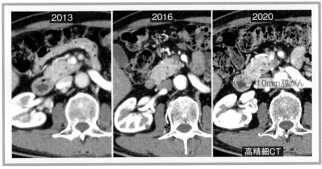

図6　高精細CTによる膵がんの早期診断
60歳代，男性，膵がん家族歴，IPMN経過観察

ある症例で，2013年以降IPMNの経過観察を行ってきたが，2020年に撮影した高精細CTにて，それまで検出されていなかった約10mmの腫瘍が膵鉤部に確認された（▷）。本症例は半年ごとにMRCPを行っていたが異常は指摘されず，高精細CTでなければ発見は困難であったと考えられる。

なお，膵がんは家族歴や糖尿病，慢性膵炎，喫煙，肥満などのリスク因子が明らかになっているが，現状では高リスク群の囲い込みは難しく，リスクに応じた適切な検査法も明らかになっていない。そのため，AIによる情報統合や早期診断が期待される。

まとめ

膵がんはいまだ予後不良な疾患であり，罹患数は増加を続けている。高精細CTは低コントラストの膵がん検出に有用であり，AIの活用による早期診断が望まれる。

曽根　美雪
Sone Miyuki

1988年　岩手医科大学卒業。岩手県立中央病院，岩手県立北上病院，岩手医科大学放射線科などを経て，2012年〜国立がん研究センター中央病院放射線診断科医長。2018年〜同院IVRセンター長兼務。

増感紙とシートフィルムのお話

粟井 一夫　榊原記念財団旧病院開発準備室顧問
（前・日本心臓血圧研究振興会附属榊原記念病院放射線科副部長）

放射線（X線）の持つ性質の中に，フィルムの乳剤を感光させる写真作用があります。写真作用は，よく知られているX線の性質ですが，実際にX線が乳剤を感光させる割合はごくわずかなので，X線を有効に利用するためには増感紙と組み合わせて使用するのが一般的です。

1895年にRöntgen, W.C.によって発見されたX線は，その翌年には医療への利用が模索されました。1897年には，X線シートフィルム（以下，フィルム）の前身であるX線写真用乾板が発売されるとともに，タングステン酸カルシウム（CaWO₄）を塗布した増感紙が作成されましたが，残光が多いため画像は増感紙を使わない場合に比べて不鮮鋭で感度も低く，実用に適したものではありませんでした。増感紙が本格的に使用され出したのはもう少し後のことで，1918年にコダックから増感紙／両面乳剤フィルムを組み合わせたものが発表され，X線を利用した放射線診療の基本形ができあがりました。このように，増感紙とフィルムは放射線診療に不可欠であるとともに，フィルムと増感紙の発展はそれぞれが密接に結びついていました。今回は，増感紙とフィルムのお話です。

レギュラーシステムの時代

X線の医療への利用開始から長い間，増感紙の蛍光体としてCaWO₄が使われてきました。CaWO₄の発光ピーク波長は425nmにあり，青色の発光をするため，紫外から青色に感光波長域を持つ非整色性（レギュラー）フィルムを組み合わせて使用します。そのため，この組み合わせはブルーシステムあるいはレギュラーシステムと呼ばれています。レギュラーシステムは，1972年に後述する希土類増感紙のシステムが開発・販売されるまで，X線診断領域におけるすべての部門で使用されていました。

第二次世界大戦以降の国産増感紙では，1946年に一般撮影用としてMSが販売され，引き続き精密撮影用FS，高感度用HS，超高感度用SSが大日本塗料から販売されました。その後，希土類増感紙が発売されてからも，蛍光体粒子径と粒子径分布の最適化やクロスオーバ低減技術の導入など，画質向上を目的とした改良が加えられ，使用されていました（図1）。

当初，フィルムは感度の異なる製品を取りそろえて販売していましたが，その後さまざまなコントラストのものを販売するようになり，撮影目的に応じて適切なフィルムの使い分けができるようになりました（図2）。また，1960年代になると自動現像機が使用されるようになったため，高温で迅速に現像処理できる技術が導入され，現像処理速度の高速化に対応した製品が発売されました。

オルソシステムの登場

1970年代前半にガドリニウムオキシサルファイド（Gd₂O₂S：Tb），ランタンオキシブロマイド（LaOBr：Tb），イッ

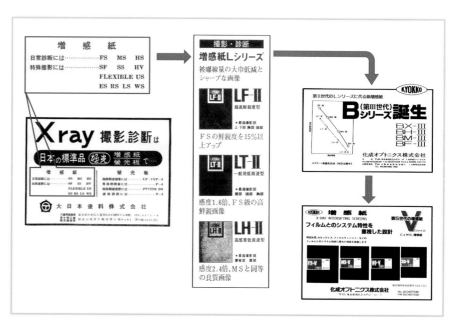

図1　レギュラータイプ増感紙の改良（大日本塗料，化成オプトニクス）
（カタログより抜粋）

〈0913-8919/22/¥300/論文/JCOPY〉

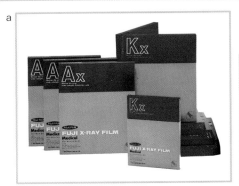

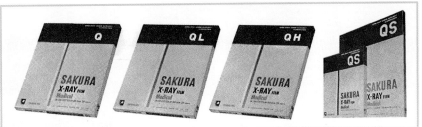

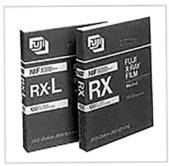

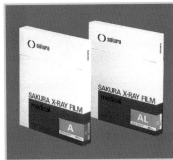

図2　レギュラータイプフィルムの変遷（発売年）
a：標準タイプAxと1.4倍高感度タイプKx（1964，FUJI）
b：タイプの異なるフィルムシリーズ（小西六：現・KONICA MINOLTA）
　　Q-標準タイプ（1968）　QL-低ガンマタイプ（1970）
　　QH-高コントラストタイプ（1972）　QS-1.8倍高感度タイプ（1973）
c：標準タイプRX（1968）とダブルガンマタイプRX-L（1970）の組み合わせ（FUJI）
d：標準タイプA（1976）とダブルガンマタイプAL（1977）の組み合わせ
　　（小西六：現・KONICA MINOLTA）
（各社カタログより抜粋）

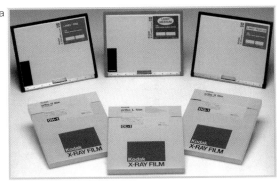

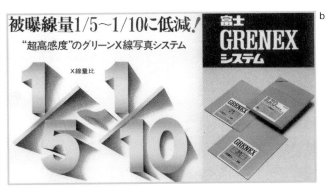

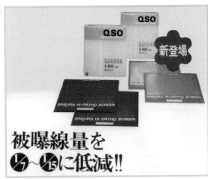

図3　フィルム各社から発売されたオルソシステム（発売年）
a：Kodak（1974）
b：FUJI（1975）
c：小西六：現・KONICA-MINOLTA（1976）
（各社カタログより抜粋）

トリウムオキシサルファイド（Y₂O₂S：Tb）などの希土類を蛍光体とする，いわゆる希土類増感紙が開発されました。希土類蛍光体の特徴は，X線吸収が大きいことと発光効率が高いことです。希土類蛍光体の発光効率はCaWO₄の3〜5％と比較して13〜18％と非常に高く，適切なフィルムと組み合わせることで高いシステム感度を得ることができます。このように，緑色から短波長側に感光彼長域を持つシステムは，グリーンシステムあるいはオルソシステムと呼ばれています。

感度向上への取り組み

　1972年にロッキードからGd₂O₂S：Tbを使用した増感紙が発表され，その後1974年に3MがTrimaxシステムを，コダックがLANEXシステムを発表し，オルソシステムの開発が本格化しました。わが国でも，1975年に富士フイルムメディカル（FUJI）からGRENEXシステム，その翌年に小西六写真工業（小西六）からハイオルソシステムが製品化されました。各メーカは，これらオルソフィルムと希土類増感紙との組み合わせにより，旧来システムの5〜15倍の感度が得られて大幅な患者被ばく線量低減が実現できることをうたいましたが（図3），X線量を低減することに注力しすぎた結果，フィルム銀粒子の大きさや増感紙に用いられている蛍光体粒子サイズとX線量との調和を欠くことになり，粒状性が原因となる画質低下を来しました。その結果，

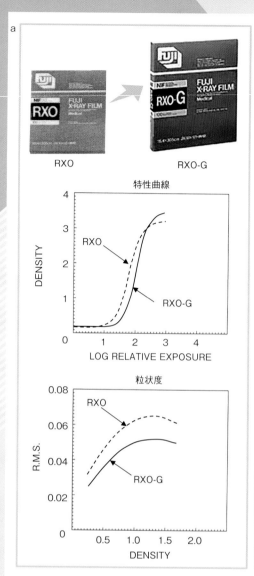

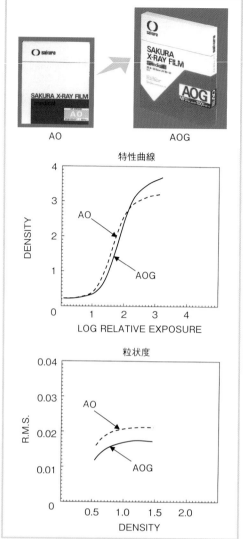

図4　オルソフィルムの改良（発売年）
a：RXO（1975）→RXO-G（1981）
　　FUJI
b：AO（1978）→AOG（1982）
　　小西六：現・KONICA-MINOLTA
〔各社カタログより抜粋。図4 a（特性
曲線，粒状度）：文献1）より許可を
得て転載〕

産婦人科領域などに利用が限定され，広く普及しなかったため，各メーカはX線量と調和の取れた増感紙とフィルムのシステム設計をする必要に迫られました。

画質向上への取り組み
①粒状性への指向

フィルム乳剤（以下，乳剤）の銀粒子径と感度は反比例するため，小粒径化には感度低下が伴います。初期の評価から，オルソシステムは粒状性の改良が必要なことが判明し，1980年以降には粒状性の改良を行った製品が発売されました。従来の乳剤よりも銀粒子径の小さい微粒子乳剤を使用することで，感度は1/2〜2/3に低下するものの，粒状性は大幅に向上しました（図4）。

画質向上への取り組み
②新しい銀粒子形状のフィルムと鮮鋭度

乳剤の銀粒子を小さくすることでフィルムの画質向上は達成できますが，ただ単に小さくしたのでは感度が低下して，使い勝手の悪いフィルムになってしまいます。また，通常の増感紙/フィルムシステムは，フィルムの両面に乳剤を塗布することで実用的な感度を得ていますが，それぞれの面で使用されている増感紙からの蛍光がフィルム面を越えて反対側の乳剤を感光させるクロスオーバ光によって，画質の低下を招いています。ただし，クロスオーバ光はフィルム感度の上昇に寄与していますから，ただ単にクロスオーバ光を低減させるだけでなく，クロスオーバ光低減による感度低下の対策や銀粒子の光散乱抑制など，粒状性や鮮鋭度を向上させるための技術が開発されました。

図5のTMG-1は，乳剤の銀粒子を改良することで鮮鋭度の向上を実現したフィルムです。T粒子と命名されたこの銀粒子は，従来の不揃いな石ころ状で

はなく扁平な錠剤（tablet）の形状をしており，この銀粒子と色素を用いてクロスオーバ光を大幅に低減することで，粒状性を維持しつつ，従来タイプのフィルムよりも鮮鋭度を20％改善しています。

図6のHRシリーズは，newRXO-Gで開発された表面改質技術（SMG技術）をさらに発展させるとともに，新たに開発した扁平な形状のΣ粒子と組み合わせることで鮮鋭度を向上させたものです。SuperHRシリーズは，このころから販売されてきた現像速度45秒以下の高速処理に対応できるΣLIC粒子を使用した製品で，クロスオーバ光をさらに低減させて鮮鋭度をHRシリーズよりも10％ほど向上させています。

フィルムに塗布した乳剤の銀粒子を均一な大きさに成長させることは非常に難しい技術ですが，図7のSRシリーズは高感度オルソフィルム用の単分散粒

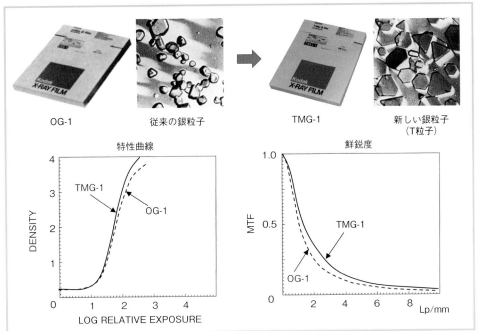

図5　オルソフィルムの改良（Kodak）
OG-1（1974）→ TMG-1（1983）
（カタログより抜粋。特性曲線，鮮鋭度：
文献2）より許可を得て転載）

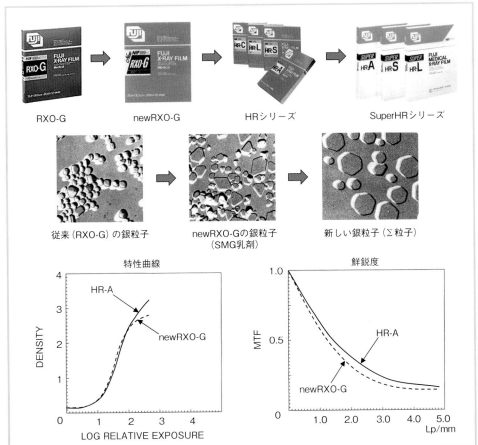

図6　オルソフィルムの改良（FUJI）
RXO-G（1981）→ NewRXO-G（1983）
→ HRシリーズ（1985）→ SuperHRシ
リーズ（1989）
（カタログより抜粋。特性曲線，鮮鋭度：
文献3）より許可を得て転載）

子技術（HMG技術）を用いることにより，高感度と鮮鋭度の向上を両立させています。

この時期以降，扁平な銀粒子を用いて画質向上を図ることが主流となりました。

画質向上への取り組み
③新しいオルソシステムと粒状性
　汎用的な増感紙とフィルムは，同じメーカでもそれぞれ異なる発想で設計されていますが，**図8a**のADシステムは増感紙とフィルムの両者を組み合わせた

システムとして設計され，高画質を達成しています。具体的には，高感度で高鮮鋭度の増感紙と，既存微粒子フィルムの1/2の感度でクロスオーバを大幅に低減した微粒子乳剤フィルムとを組み合わせて，従来システムと同等の感度・鮮

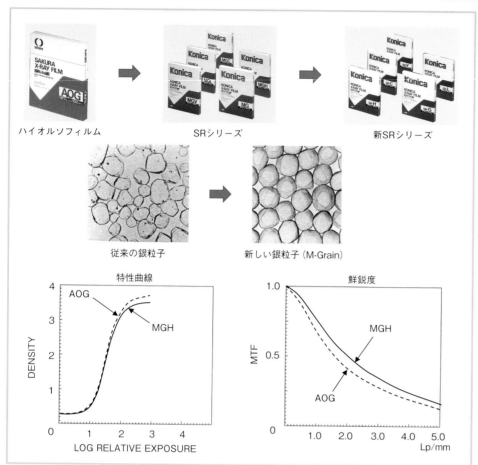

図7　オルソフィルムの改良（KONICA：現・KONICA MINOLTA）
AOG（1982）→SRシリーズ（1985～1989）→新SRシリーズ（1990）
（カタログより抜粋）

鋭度で大幅な粒状性の向上を達成しています。HI-ORTHO EXCELLENTシステムも同様の概念で設計されたもので，25～40％の粒状度改善が実現されています（図8 b）。これらは，いずれもクロスオーバ低減技術を基礎とした新しいシステムです。

画質向上への取り組み
④非相称（asymmetric）感材システム

直接撮影に用いられる両面乳剤フィルムは通常，両面とも同じ構造の乳剤が塗布されていますが，図9のシステムは，両面の乳剤の構造が異なるゼロクロスオーバフィルムと，フロントとバックに感度の異なる増感紙を組み合わせることにより，システム全体の階調を制御することを目的としたシステム（インサイトシステム）で，非相称（asymmetric）感材システムと呼ばれます。本システムは胸部撮影を対象としており，フロント側に高コントラスト乳剤，バック側に低コントラスト乳剤を用いたフィルムと，フロントに低感度増感紙，バックに高感度増感紙を組み合わせることで，縦隔部

を描出するためのコントラスト抑制と肺野部で要求される高いコントラストを両立させています。このシステムでは，フロントとバックの増感紙にさまざまなタイプのものを用いることにより，診断部位に対応した階調の制御ができる可能性がありましたが，アナログ画像の時代が終焉を迎えつつある時期でもあったため，ADシステム，HI-ORTHO EXCELLENTシステムと同様に技術の結実をみることはできませんでした。図8～9のシステムは，アナログ撮影技術最後のイノベーションだったのかもしれません。

オルソシステムが血管撮影において果たした役割

血管撮影の画質を決定する因子として，以下の項目が挙げられます。

・幾何学的要因（X線管焦点サイズ，拡大率）

・動的要因（X線照射時間，患者体動）

・増感紙／フィルムの性能（感度，鮮鋭度，粒状度）

・撮影条件（撮影管電圧，X線照射時間）

1970年代になると，血管撮影が疾病の診断手段として普及してきました。その後，診断精度向上のため，微小な血管を観察することが要求されるようになりました。拡大連続撮影は微小血管を観察する手段として有用ですが，当時の血管撮影装置に搭載されていた小さい容量のX線管では，連続的にX線を照射する血管撮影での拡大撮影に対応することが難しい状況にありました。そのような中，高感度のオルソシステムを用いることで以前よりも少ないX線撮影条件で拡大連続撮影が可能となり，血管撮影における拡大連続撮影への道が切り開かれました。1980年以降には，大容量小焦点X線管が搭載された血管撮影装置が製造されるようになったため，拡大連続撮影が広く施行されるようになりました。このように，オルソシステムは血管撮影における選択肢を広げ，診断能の向上に大きく寄与した技術でした。

◎

増感紙／フィルムシステムでは，X線装置よりも高い頻度で製品の改良が行

a

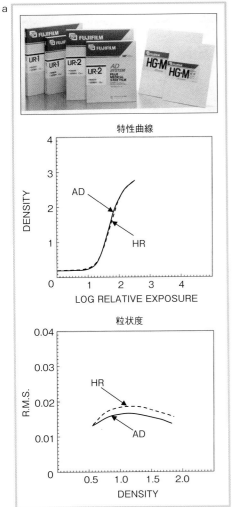

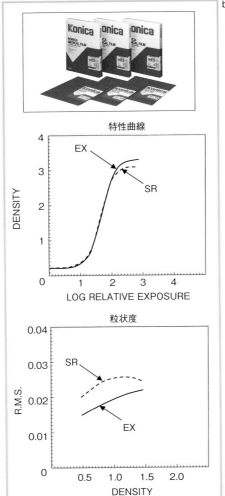

図8　新しいオルソシステムの開発
a：AD システム（1993，FUJI）
b：HI-ORTHO EXCELLENT システム（1994，KONICA：現・KONICA MINOLTA）
（文献4），5）より許可を得て転載）

a

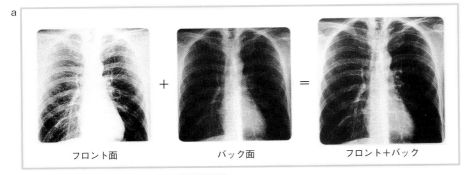

フロント面　　　　　　　バック面　　　　　　　フロント＋バック

b

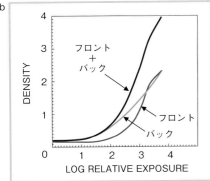

図9　新しい増感紙フィルムシステム（インサイトシステム）の開発（1989，Kodak）
a：非相称（asymmetric）感材システムの考え方
b：非相称（asymmetric）感材システムの特性曲線
（カタログより抜粋）

b

われてきました。その中で注力されたのは，高感度化と現像処理時間の短縮でした。ただし，システム全体のバランスを欠いた高感度の追求は画質の低下を来すため，その都度，感度と鮮鋭度および粒状度のバランスを図る作業が行われました。私たちは放射線画像における感度・鮮鋭度・粒状度のバランスの重要性をオルソシステムの選択過程において学んだように感じます。

オルソフィルムにおける画質向上の方策として，乳剤銀粒子の改良が行われてきました。その中で，扁平粒子の利用は画質の向上を実現しただけでなく，乳剤中の銀量削減をもたらしました。その結果，長く続いていた自動現像機の処理時間90秒を30秒までに短縮することを実現でき，処理液の補充量削減も成し遂げました。

シネフィルムやシートフィルムの歴史はアナログからデジタルへの移行例としてとらえられる向きがありますが，現実的には国連の掲げる「持続可能な開発目標：SDGs（Sustainable Development Goals）」への道程としてとらえるべきでしょう。

●参考文献
1）小野寺　洋，古川克治，相沢康夫，他：脳血管拡大連続撮影に於ける微粒子オルンフィルムの適応．第37回日本放射線技術学会総会予稿集，560，1981．
2）松本　貴，高橋秀彰，田口　満，他：T粒子を使用したT-matGフィルムの諸特性および臨床使用経験について．第40回日本放射線技術学会総会予稿集，280-281，1984．
3）本中　功，米岡敏雄，十倉敏夫，他：高鮮鋭度フィルムHR-1の諸特性および臨床適用について．第42回日本放射線技術学会総会予稿集，347-348，1986．
4）前里美和子，石井るみ子，森　寿一，他：富士ADシステム（HG-M/UR-2）の検討．日本放射線技術学会雑誌，51（3）：304，1995．
5）時岡敦夫，天野　敦，松崎宗弘，他：コニカ新オルソフィルム（EXシステムワイドラチチュードタイプ）の評価．日本放射線技術学会雑誌，51（10）：1353，1995．
6）竹吉千市：AOTと増感紙の検討．日本放射線技術学会雑誌，32（5）：474-482，1977．

粟井　一夫　（Awai Kazuo）

1979年　新潟大学医療技術短期大学部診療放射線技術学科卒業。同年，国立循環器病センター（現・国立循環器病研究センター）放射線診療部に入職，心臓カテーテル室脳血管部門主任，ガンマナイフ照射室主任（併任）などを歴任。2005年　国立病院機構南京都病院副技師長，2008年　国立病院機構福井病院（現・国立病院機構敦賀医療センター）技師長，2011年　公益財団法人日本心臓血圧研究振興会附属榊原記念病院などを経て，2021年4月より公益財団法人榊原記念財団（旧・日本心臓血圧研究振興会）旧病院開発準備室顧問。

―シートフィルムチェンジャーも 進化しました―

1952年に考案されたシートフィルムチェンジャー AOT (Angio Table) は，わが国でも1960年代から多くの施設で使用されるようになりました。AOTは6枚/秒の高速撮影が可能なため，心血管領域でも使用されていましたが，1960年代半ばから心臓領域の造影検査はシネフィルムによる連続撮影に移行し，AOTの使用は主に脳・大血管領域に限られてきました。1969年にエレマ・シュナンダーからPUCKが発売されると，AOTよりも軽量で取り回しが容易なため，高速撮影用シートフィルムチェンジャーはPUCKが利用されるようになりました。PUCKは当初，パンチ

カードで撮影プログラムを作成していましたが（**図10 a**），その後はデジタルのコントローラが取り入れられ，患者・撮影情報も入力できるようになりました（**図10 b，c**）。さらに，フィルムを1枚ずつセパレータの間に装填していたものが（**図10 a，b**），サプライマガジンに30枚をまとめて装填できるように改良されました（**図10 c**）。

このように，継続的な改良が行われ，使い勝手が良くなっていきましたが，**図10 c**の装置が出回るようになった1990年代には脳・大血管領域の造影検査はDSAが主流となっていましたから，**図10 c**の装置を経験された方はそれほど多くないように感じます。ちなみに，同様の装置は国内メーカでも製造されていました（**図10 d**）。

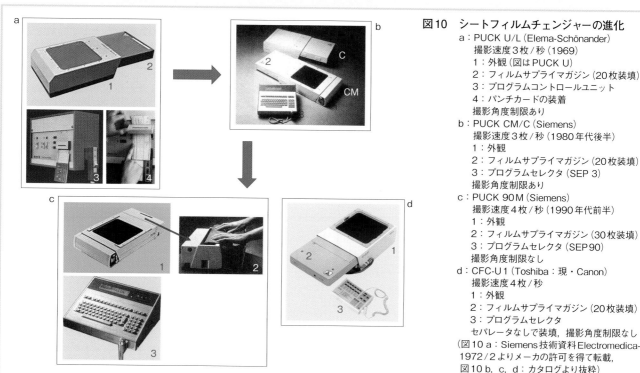

図10 シートフィルムチェンジャーの進化
　a：PUCK U/L (Elema-Schönander)
　　撮影速度3枚/秒 (1969)
　　1：外観 (図はPUCK U)
　　2：フィルムサプライマガジン (20枚装填)
　　3：プログラムコントロールユニット
　　4：パンチカードの装着
　　撮影角度制限あり
　b：PUCK CM/C (Siemens)
　　撮影速度3枚/秒 (1980年代後半)
　　1：外観
　　2：フィルムサプライマガジン (20枚装填)
　　3：プログラムセレクタ (SEP 3)
　　撮影角度制限あり
　c：PUCK 90M (Siemens)
　　撮影速度4枚/秒 (1990年代前半)
　　1：外観
　　2：フィルムサプライマガジン (30枚装填)
　　3：プログラムセレクタ (SEP90)
　　撮影角度制限なし
　d：CFC-U1 (Toshiba：現・Canon)
　　撮影速度4枚/秒
　　1：外観
　　2：フィルムサプライマガジン (20枚装填)
　　3：プログラムセレクタ
　　セパレータなしで装填，撮影角度制限なし
（図10 a：Siemens技術資料 Electromedica-1972/2よりメーカの許可を得て転載，
図10 b，c，d：カタログより抜粋）

訂正

本連載をお読みいただきありがとうございます。第10話（2022年6月号掲載）の**図6**において間違いがございました。ここにお詫びして訂正いたします（訂正箇所を〇で囲んでいます）。

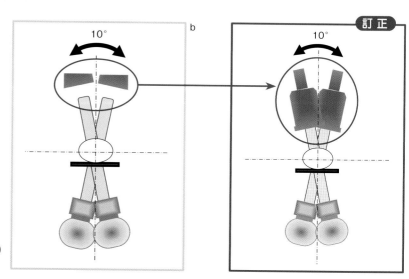

図6 X線シネ立体撮影を試行した装置 (a) と立体撮影の方法 (b)

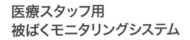
IV REPORT

インナビネット➡ http://www.innervision.co.jp

日本診療放射線技師会（JART）が創立75周年を迎え，記念式典を開催

　公益社団法人日本診療放射線技師会（JART）は，2022年に創立75周年を迎えた。これを記念して7月16日（土），経団連会館（東京都千代田区）にて記念式典を開催した。挨拶に立った上田克彦会長は，JARTの歩みを振り返り，これからも放射線診療の関係者や看護など幅広い領域の職種との連携を推進し，チーム医療の一員として日本の医療に貢献していくと決意を述べた。

　続いて，元厚生労働大臣で，2022年3月に自由民主党内に設立された「国民に最善の医療を届けるために診療放射線技師を支援する議員連盟」の会長を務める根本 匠衆議院議員が祝辞を述べた。さらに，岸田文雄内閣総理大臣，後藤茂之厚生労働大臣が映像で祝辞を贈った。岸田内閣総理大臣は，COVID-19診療での職務に感謝の意を表した上で，

全世代型社会保障の実現，社会保障制度の発展に向け，チーム医療の一端を担う診療放射線技師の役割に期待を示した。また，後藤厚生労働大臣は，世界に冠たる日本の医療を維持していくためには，医療者が専門性を生かして質の高い医療を提供することが必要だと述べた。そして，そのためにもタスクシフト，タスクシェアが重要であり，今後も研さんを積み，国民の期待に応えてほしいとエールを贈った。このほか，古賀 篤厚生労働副大臣，島村 大厚生労働大臣政務官，深澤陽一厚生労働大臣政務官など，多数の議員が出席。また，一般社団法人日本病院会の相澤孝夫会長，公益社団法人日本医師会の釜萢 敏常任理事，公益社団法人日本看護協会の福井トシ子会長が祝辞を述べた。

　来賓の祝辞に続いて，厚生労働大臣

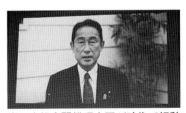

岸田文雄内閣総理大臣が映像で祝辞

表彰が行われ，診療放射線業務功労者として57名が表彰を受けた。また，2021年度から開始された厚生労働大臣指定告示研修の協力企業に対し，上田会長から感謝状が贈呈された。記念式典後には，記念講演会が行われた。「日本の医療の将来」と題して，厚生労働省の初代医務技監で，国際医療福祉大学学長の鈴木康裕氏が講演した。

問い合わせ先
公益社団法人日本診療放射線技師会
http://www.jart.jp

特集

Women's Imaging 2022

Breast Imaging Vol.17

最新技術
モダリティ別技術解説
乳がんリスクを「見える化」するモダリティの最新動向

Contents

＊用語表記は各メーカーに準ず
＊分類別にメーカー名五十音順掲載

MG

進化をつづける「Pe・ru・ru」の画質
〜画像処理パラメータ "Charmer（シャルメ）" 〜

キヤノンメディカルシステムズ株式会社

　キヤノンメディカルシステムズ株式会社のマンモグラフィ装置「Pe・ru・ru」は，撮影装置の根幹である画質において最新のトレンドを求めて研究を続けており，このたび新画像処理パラメータ "Charmer（シャルメ）" ＊が誕生した。

● Charmer誕生の背景

　デジタルマンモグラフィ装置と高精細モニタは，従来の高輝度シャウカステンを使用したフィルム読影の置き換えとして登場した。しかし，高精細モニタによるソフトコピー診断は，アナログフィルムと高輝度シャウカステンが作り出す高いコントラストの画像に対し，モニタ輝度が限られているためコントラストの表現力が不足している。Pe・ru・ruは販売当初，フィルムライクな画質を基本としていたため，ソフトコピー診断においては初期表示のコントラストがやや弱かった。そこで，時代とともに変化した読影環境に合わせ，

ソフトコピー診断においても初期表示で高いコントラストを実現する画像処理パラメータCharmerを開発した。

● Pe・ru・ruの画像処理

　Pe・ru・ruには，オートウインドウに加え，"f-Proc" と "DCF" という特徴的な画像処理を搭載している。オートウインドウは，ウインドウ調整を自動で行うことで，適切な明るさとコントラストを表示する機能である。f-Procは，複数の周波数帯域を強調する周波数処理の機能であり，乳腺構造や石灰化の形状にメリハリを与える。DCFはダイナミックレンジ圧縮の機能であり，乳腺内のコントラストは保ったまま高線量域の黒つぶれや低線量域の白つぶれに対して，見やすく補正する。

● ソフトコピー診断に最適な画像処理パラメータCharmer

　Charmerは，乳腺内コントラストの向

上を第一のコンセプトとし，従来の画像処理パラメータの設定を一新した。オートウインドウはWWの決め方を変更し，より乳腺内のなめらかな階調を表現。f-Procは帯域を見直し，高周波強調を強めることで鮮鋭性を向上した。また，乳房厚に合わせて処理の強さを変更することで粒状性を抑えている。DCFは圧縮強度を強めることで，乳腺外の構造の視認性をより向上した。これらすべてのパラメータの最適化により，初期表示のコントラストが向上し，従来は苦手としていた高濃度乳房においても淡い石灰化などの視認性が向上した。乳腺内・乳腺外コントラスト，さらに，鮮鋭性の向上により，Charmerはモニタ診断における読影環境に適した画質を提供する。

＊Charmerの由来：フランス語で "魅了する" との意味。新しい画像処理で，長年愛され続けているPe・ru・ruをさらに輝かせたいという思いが込められている。

【問い合わせ先】国内営業本部X線営業部　TEL 03-6369-9643　URL https://jp.medical.canon/

リスクを見つめ，リスクにアプローチする

シーメンスヘルスケア株式会社

われわれSiemens Healthineersは，1957年から乳房撮影装置の製造，販売を行い，常にイノベーションリーダーとして乳がん診療をサポートしてきた。マンモグラフィ検査の課題とされる乳腺と病変部の重なり，そして被ばくに対して根本的なアプローチで製品の開発，製造，販売を行っている。その集大成がフルデジタル乳房X線撮影装置「MAMMOMAT Revelation」（図1）である。

● トモシンセシス

マンモグラフィ検査で危惧されるのは，乳腺組織の重なりによる見落としである。Siemens Healthineersのトモシンセシスは "All Slice Tomosynthesis—すべての断面でクリアな画像を—"をコンセプトに開発されている。断層撮影は管球の振り角が大きいほど，また，照射回数が多いほど，被写体の深さ情報が多く，断層厚の薄い画像が得られる。そのためSiemens

Healthineersのトモシンセシスでは，振り角±25°，照射回数25回で撮影を行い，ここで得られたプロジェクション画像をボリュームデータとして1mmピッチで再構成することにより，乳腺の正確な状態をクリアなスライス画像で得ることが可能である。

● PRIMEテクノロジー

トモシンセシスは現在，追加撮影としての位置づけとなっており，必然的に被ばくも追加される。MAMMOMAT Revelationは，2D撮影およびトモシンセシスにおいて低被ばく設計となっている。特に2D撮影の "PRIMEテクノロジー" では，グリッドレス撮影技術が用いられている。グリッドレスにより懸念されるのは，コントラストと鮮鋭度の低下であろう。PRIMEテクノロジーでは，散乱線の影響をソフトウエアで除去し最適な画像処理パラメータを用いることで，平均乳腺線量を最大

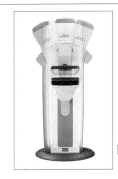

図1　MAMMOMAT Revelation

約30％低減（当社従来比）しながら診断に適した画像を提供できる。PRIMEテクノロジーの2Dおよびトモシンセシス撮影でのトータル被ばく線量約2～2.3mGyは，2D1方向の診断参考レベルとされる2.4mGyを下回る画期的な数値と言える。

◎

Siemens Healthineersは，今後も先進的なテクノロジーでリスクにアプローチし続ける。

【問い合わせ先】コミュニケーション部　TEL 0120-041-387　URL https://www.siemens-healthineers.com/jp/

高解像度トモシンセシスでの診断をサポートするテクノロジー "3DQuorum"

ホロジックジャパン株式会社

● デジタルブレストトモシンセシス（DBT）の評価

ホロジックの装置による画像を用いたDBTに関する研究発表の中でも最大規模の，2014年米国医師会誌JAMA発表のSarah M. Friedewald, M.D.らの研究によると，2D画像のみの検査と比較し，DBT検査を加えることでがん検出率は29％上昇し，2Dでは検出できなかった浸潤癌においては41％検出されることが示された。さらに，偽陽性率が15％減少し，不要な精査を避けられる可能性も示されている（ホロジックのDBTと2Dとの比較）[1]。

● "3DQuorum" について

DBTへの評価の一方，DBTでは枚数増加により読影負担が増大する課題がある。これを解決するために，ホロジックがGenius AIを用いて開発したソフトウエアが3DQuorumである。

3DQuorumでは，70μmの1mm厚スライス6枚を，1枚のSmartSliceとして再構成する。SmartSliceは1mm厚スライス1枚ごとの画質上の特徴を認識，保持しながら再構成され，画像の特徴認識を助ける。SmartSlice間の乳房画像の欠損をなくすため，前後のSmartSliceは，相互に3枚の1mm厚スライス画像を共有して再構成している。

3DQuorumを用いることで，1mm厚スライス画像全体に対し，スライス枚数を1/3に，画像全体のデータ量を約50％に削減する[2]。

図1に，実際の臨床画像で1mm厚のDBT画像とSmartSliceの画像比較を示す。乳腺の連続性を保持され，粒状性が改善された様子がわかる（共に当社比）。

◎

3DQuorumは，画質，病変の検出感度，診断の精度が1mm厚のDBTと同等であ

りながら，データ容量と読影者の負担を軽減するため，将来的に1mm厚のDBTから完全な切り替え可能になることが期待される。

● 参考文献

1) Friedewald, S.M., Rafferty, E.A., Rose, S.L., et al. : Breast cancer screening using tomosynthesis in combination with digital mammography. JAMA, 311 (24) : 2499-2507, 2014.
2) Keller, B., Kshirsagar, A., Smith, A. : 3DQuorum Imaging Technology Improving radiologist performance through Artificial Intelligence and SmartSlices. WP-00152 Rev 001 (10/19) US/International, 2019.

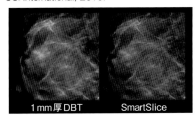

1mm厚DBT　SmartSlice

図1　1mm厚DBTとSmartSliceの臨床画像

【問い合わせ先】ホロジックジャパン（株）　TEL 03-5804-2340（代）　URL https://hologic.co.jp/products/imaging/

US

乳房超音波検査に革新を！
「Invenia ABUS (Automated Breast Ultrasound System)」の紹介

GEヘルスケア・ジャパン株式会社

乳房用超音波画像診断装置「Invenia ABUS」は，高濃度乳房問題への意識の高まりと増加する乳房超音波検査のニーズを背景に，乳がん検診／スクリーニング用に開発された。Invenia ABUSはスキャンステーションとワークステーションで構成されており，スキャンステーションで収集したボリュームデータを転送し，ワークステーションで読影を行う。この方法に

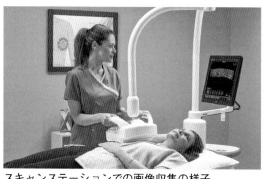

スキャンステーションでの画像収集の様子

より，Invenia ABUSは，乳がん検診のプロセスに新しい流れを生み出す。

● 被検者にも検査者にも優しいInvenia ABUSスキャンステーションの特長

乳房を解剖学的な見地から解析した，優しくカーブしたプローブを組み込むことで，さまざまな胸の輪郭に自然にフィットし被検者への痛み負担を軽減させると同時に，理想的なビーム形成を可能とすることで高画質を実現し，検出率を高めている。検査者は，多様な環境でプローブの位置決めがしやすい可動域の広いスキャンアームと，モニタを持つスキャンステーションにより，決まったプロトコルで乳房全体の情報をボリュームデータとして収集できるため，検査手順から再現性が高く，検査者の技量依存が少なく，ほぼ一定した時間で検

査を行うことができる。予定どおり検査を進めることができ，検査の待ち時間の低減などにも貢献する。

● 複数断面表示で効率的に比較・読影が可能な「専用ワークステーション」の特長

ワークステーションでは，ボリュームデータから任意断面（冠状断面・横断面・矢状断面）を複数同時に表示することができる。ボリュームデータでの読影は，検査順序によらず，マンモグラフィと超音波の同時併用総合判定ができることも利点である。また，素早く過去の検査と比較できる機能も備えられており，経年変化の把握や経過観察も容易に行えるため，読影者のオペレーションや読影プロセスを大幅に効率化できる。

製造販売：GEヘルスケア・ジャパン株式会社
販売名称：乳房用超音波画像診断装置
　　　　　Invenia ABUS
医療機器認証番号：226ABBZX00065000
　　　　　　　　　 JB05799JA

【問い合わせ先】GEヘルスケア・ジャパン（株）　TEL 0120-202-021　URL https://www.gehealthcare.co.jp/

US

乳房超音波検査を「見える化」するフィリップスの技術

株式会社フィリップス・ジャパン

客観性や再現性を向上させ，乳房超音波検査の「見える化」に貢献する3つの技術を紹介する。

● AI Breast[*1]

AI Breastは，マットレスに内蔵されたテーブルトップ型磁場発生装置がトランスジューサの位置情報を把握することで，ボディマーク上に自動でプローブマークを追従させる（図1）。プローブマーク位置の再現性が高くなり，病変部位置情報の「見える化」に貢献する。

● PercuNav

"PercuNav"は，乳房検査も可能なimage fusion技術である。MRIのみで検出される病変（MRI-detected lesion）に対して，超音波検査にimage fusionを併用することで，病変の検出率を向上させ「見える化」に貢献する（図2）。

● Dynamic HeartModelA.I.[*2]

Dynamic HeartModelA.I.は，心尖部

四腔像の3Dデータを取り込み，膨大なナレッジデータベースからパターンフィッティングを行うことで，全自動で左心房・左心室の容量解析を行い，左室駆出率（EF）や左房容積などを算出する（図3）。がん治療関連心機能障害（CTRCD）の定量的評価の「見える化」に貢献する。

* 1 AI Breast は Anatomical Intelligence for Breast である。
* 2 A.I. は Anatomical Intelligence である。

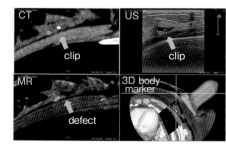

図2　MRIやCTの画像とfusionすることでマーカーとして埋め込まれたclipも簡単に探すことが可能
（画像ご提供：朝日大学病院）

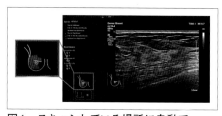

図1　スキャンしている場所に自動でプローブマークが追従

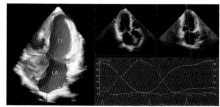

図3　Dynamic HeartModelA.I.を用いた左室解析

【問い合わせ先】お客様窓口　TEL 0120-556-494　URL www.philips.co.jp/healthcare

US

診断をさらに "深める" 乳房超音波検査の新しいリアリティ

富士フイルムヘルスケア株式会社

2022年4月より販売を開始した「ARIETTA 850 DeepInsight」および「ARIETTA 650 DeepInsight」は，「超音波画像の未来がはじまる」をコンセプトに，AI技術*を活用し，さらなる高画質化を実現した "DeepInsight技術" を搭載した新時代の超音波診断装置である。

● AI技術を活用した高画質化技術

DeepInsight技術は，超音波診断装置の画質を大幅に向上させるノイズ除去技術である。AI技術を活用して超音波信号と電気ノイズを区別し，診断に必要な信号を選択的に抽出する。その結果，電気ノイズに埋もれていた微細な組織や複雑な組織構造を，より明瞭に描出することが可能となる。

DeepInsight技術に，既存の超音波の送受信技術（eFocusing）や臓器などの組織構造の視認性を高める高画質化技術（Carving Imaging）を組み合わせること

で，浅部から深部まで，より高精細に，検者・被検者によるバラツキの少ない安定した画像を提供する（図1）。

● 微細血流の可視化

"Detective Flow Imaging（DFI）" は，これまで描出が困難であった低流速の血流を表示するイメージング技術である。関心領域全体の信号を解析し，血流とモーションアーチファクトで異なる特徴量を用いて弁別することにより，モーションアーチファクト成分を効果的に除去することが可能となり，低速血流の検出感度が向上する。DFIは，より微細な血管の走行を確認することができ，薬物療法の効果判定や，より的確な生検部位の特定などに貢献することが期待される。

* AI技術のひとつである機械学習を用いて開発・設計したものです。実装後に自動的に装置の性能・精度は変化することはありません。

ARIETTA, DeepInsight, eFocusing, Carving Imaging は富士フイルムヘルスケア株式会社の登録商標です。
ALOKAは日本レイテック株式会社の登録商標です。
ALOKA ARIETTA 850はARIETTA 850 DeepInsight と呼称します。
ARIETTA 650はARIETTA 650 DeepInsight と呼称します。
販売名：超音波診断装置 ALOKA ARIETTA 850
医療機器認証番号：第228ABBZX00147000号
販売名：超音波診断装置 ARIETTA 650
医療機器認証番号：第303ABBZX00058000号

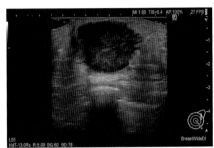

図1 浅部から深部までフォーカス依存のない高精細画像

【問い合わせ先】超音波マーケティング部　URL https://www.fujifilm.com/fhc

MRI

乳房MRIの診断能を向上させる最新技術の応用

シーメンスヘルスケア株式会社

乳房造影MRIは，乳がん診断における画像診断法の中でも検出感度が最も高く，ハイリスクグループに対するスクリーニングにも用いられる。本稿では，乳房造影MRIの診断能を向上させる最近の動向・技術について紹介する。

● "GRASP" によるultra-fast DCE MRI

乳房造影MRIの課題の一つとして，背景乳腺の造影効果による特異度の低下が挙げられ，造影早期相までを高い時間分解能で撮像するultra-fast DCE MRIの有用性が報告されている[1]。

"GRASP-VIBE" を用いることにより，乳房造影MRIで必要とされる高い空間分解能と高い時間分解能のultra-fast DCE MRIを実現できる。また，再構成に圧縮センシングを

利用するため，時間軸方向での造影コントラストのコンタミネーションを最小限に抑えることができる点も特徴である（図1）。

● 高分解能 "RESOLVE" DWIへの期待

乳房MRIにおいて，拡散強調画像（DWI）は補助的な役割であるが，RESOLVEを用いた高分解能DWIにより，腫瘍の評価において造影MRIとよく一致するという報告もある[2]。多断面同時励起技術を併用することが可能となり，高空間分解

能化と撮像時間短縮を両立したDWIの臨床応用が期待される（図2）。

● 参考文献

1) Kataoka, M., et al. : An Invited Review for the Special 20th Anniversary Issue of MRMS Ultrafast Dynamic Contrast-enhanced MRI of the Breast : How Is It Used? *Magn. Reson. Med. Sci.*, 20 (1) : 83-94, 2022.
2) Kishimoto, A.O., et al. : The comparison of high-resolution diffusion weighted imaging (DWI) with high-resolution contrast-enhanced MRI in the evaluation of breast cancers. *Magn. Reson. Imaging*, 71 : 161-169, 2020.

ultra-fast GRASP-VIBE dynamic MIP 再構成画像
時間分解能2.3秒, voxel size 1.4mm×1.4mm×1.4mm

図1 GRASP-VIBEによるultra-fast DCE MRIの画像例

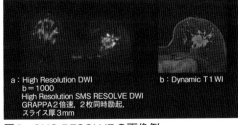

a : High Resolution DWI
b = 1000
High Resolution SMS RESOLVE DWI
GRAPPA2倍速，2枚同時励起，
スライス厚3mm

b : Dynamic T1 WI

図2 SMS RESOLVEの画像例
High resolution DWI画像（a）と，同じslice位置のDynamic T1WI（b）

【問い合わせ先】コミュニケーション部　TEL 0120-041-387　URL https://www.siemens-healthineers.com/jp/

MRI

AI時代のMR Breastイメージング ―高画質化と高速化をもたらす"SmartSpeed"―

株式会社フィリップス・ジャパン

乳房MRIは，マンモグラフィや超音波に比べ多発乳がんの検出に有用であることが以前より多く報告されている。一方，形態の個体差により，拡散強調画像や造影T1強調画像などの良好なMR画像の取得が困難な領域でもある。フィリップスは高速撮像技術である"Compressed SENSE（C-SENSE）"の撮像フレームワークを発展させ，人工知能（AI）の統合や多様なサンプリング方法への対応を可能とした，次世代高速撮像技術"SmartSpeed"を発表し，乳房MRIの画質改善に向けた新しいソリューションが展開可能となった（図1）。

● SmartSpeed AIの概要

SmartSpeed AIは，C-SENSEをAIと融合した技術であり，"Deep Learning-based C-SENSE"とも呼ばれる手法である。SmartSpeed AIでは，従来のデノイズ工程をAIに置き換え，繰り返し再構成の過程で，データはAIによる処理を何度も経る。これにより，データ整合性を保ちつつ画像のノイズを段階的に低減可能となる。図2は，造影T1強調画像である。従来法と比較し，撮像時間の短縮を図りながら，画像全体の改善が認められる。

● C-SENSEの多様なサンプリングへの対応

SmartSpeedは，多様なサンプリングパターンへの対応も実現した。その一つがSmartSpeed Diffusionである。Smart Speed Diffusionは，乳房領域ではインパクトが大きい拡散強調画像にC-SENSEの繰り返しデノイジング工程を組み込み，拡散強調画像の歪み低減，高分解能化，高画質化が可能となった。

● さまざまな撮像シーケンスへの対応

乳房領域で必要とされる画像コントラストは，拡散強調画像や造影T1強調画像だけでなく，脂肪抑制T2強調画像，T1強調画像，また，撮像テクニックも多岐にわたる。SmartSpeedでは，フィリップスの持つ97%の撮像テクニックに使用でき，柔軟な対応が可能である。

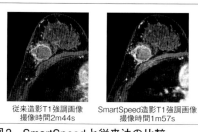

従来造影T1強調画像 / 撮像時間2m44s　　SmartSpeed造影T1強調画像 / 撮像時間1m57s

図2　SmartSpeedと従来法の比較
（画像ご提供：東京警察病院様）

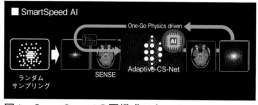

図1　SmartSpeedの再構成スキーム

【問い合わせ先】お客様窓口　TEL 0120-556-494　URL www.philips.co.jp/healthcare

PET

乳房・頭部で高解像度PET画像を提供TOF-PET装置「BresTome」

株式会社島津製作所

「BresTome」は検査目的に応じスキャナを移動させることで，乳房と頭部の検査が行えるTOF-PET装置である（図1）。

● 全身用では得られない高解像度画像を提供

SiPM（silicon photomultiplier）検出器を搭載したTOF技術により，乳房と頭部の双方で，全身用では得られない高い空間分解能を実現している（図2）。

● "痛くない乳房検査"がさらに進化

乳房検査時は，スキャナが寝台下に移動する。当社製乳房専用PET装置「Elmammo」と同様に，受診者が腹臥位となり乳房を片方ずつ検出器ホールに挿入して下垂の状態で撮像するため，乳房が圧迫されず，かつ検査画像が呼吸体動の影響を受け難いなどの利点がある。

また，本装置は，Elmammoより開口径が広いため，より深く乳房を下垂することができ，胸壁側のブラインドエリアの改善が期待できる。さらに，スキャナの移動機能（ステップ撮像）を有し，最大200mmのスキャン長を実現しており，大きな乳房の受診者にも容易に対応可能となった。

● 脳の機能診断や研究を支援

頭部検査においては，これまでにない高解像度画像を提供することで，各種脳疾患診断での高精度な診断や，アルツハイマー型認知症などの脳研究を支援する。

製造販売承認番号：30200BZX00329000
核医学診断用ポジトロンCT装置
[TOF-PET装置 BresTome]

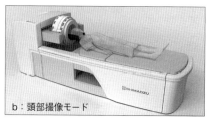

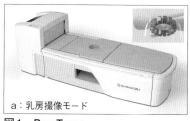

a：乳房撮像モード　　　　　b：頭部撮像モード

図1　BresTome

図2　乳房臨床画像例
（画像ご提供：近畿大学高度先端総合医療センター PET分子イメージング部様）

【問い合わせ先】URL https://www.med.shimadzu.co.jp

Monitor

使いやすいコンパクトボディに快適機能を凝縮した 12 メガピクセルモニタ「RadiForce RX1270」

EIZO 株式会社

「RadiForce RX1270」（図1）は，超高解像度12メガピクセルの情報の表示が可能なマルチモダリティモニタである。乳房MRIやCT，超音波などのモダリティからの医用画像に加えて，より高い表示性能が求められるデジタルマンモグラフィの画像も表示して比較できる。

● 超高解像度かつ省スペース

30.9インチの画面サイズに，超高解像

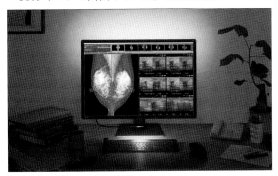

図1　RadiForce RX1270

度12メガピクセル（横4200×縦2800ピクセル）表示を実現した。解像度5メガピクセルのモニタ2面を1面に集約し，なおかつ，コンパクト設計によりモニタ2面と比べて空間占有率を約9％低減する。

● 乳がん検査の画像表示に最適

米国食品医薬品局（FDA）より，デジタルマンモグラフィとデジタルブレストトモシンセシス表示用として販売する許可を取得している。複数種類の撮影方法を組み合わせて診断することで，乳がんの初期症状である微細な石灰化の有無や位置が把握しやすくなると期待されている。

● モノクロとカラーをハイブリット表示

"Hybrid Gamma PXL（ハイブリッド・ガンマ・ピクセル）"機能により，同一画面内のモノ

クロとカラーをピクセルごとに自動判別し，最適な階調で表示する。乳房MRIやCT，超音波，病理などのカラー画像も忠実に再現でき，1つの画面上にモノクロとカラー画像を表示する際の読影作業の効率化が期待できる。

● 快適な読影作業をサポートする独自機能

画像の関心領域のみに焦点を絞り，観察に集中しやすくなる"Point-and-Focus（ポイント・アンド・フォーカス）"など，作業効率を向上させるための独自機能を搭載する。

● 疲れ目に配慮する間接照明を内蔵

間接照明をモニタ背面に搭載。背面の壁を広範囲に柔らかく照らし，読影室などの暗い部屋で明るい画面を見続けることによる目の負担を軽減する。また，キーボード操作や書類の読み書きの際に便利な手元を照らすスポットライトも付属する。

【問い合わせ先】ヘルスケア営業部　TEL 03-5764-3403　URL https://www.eizo.co.jp/

Monitor

1200万画素 30.9型カラー液晶モニタ i3 シリーズ「CL-S1200」に搭載された"ターボルミナンス機能"の有用性 —低コントラストの病変部を見える化—

株式会社JVCケンウッド

● "ターボルミナンス機能"とは

低コントラストの病変を見つける必要があるマンモグラフィ診断において，モニタの高輝度・高コントラスト化は優位性があると言える*。当社は診断効率の向上を目的に，液晶パネルの構造上の理由による経年劣化を考慮し，通常600cd/m²程度に設定されているカラーモニタの最大輝度を，一定時間のみ液晶パネル性能の最大値に近い1000cd/m²程度まで上げるターボルミナンス機能を開発した。この機能の一番の特長は，単に輝度のみを上げるのではなく，DICOM GSDFカーブを維持したまま輝度を上げることで，画質性能の劣化なしに高輝度・高コントラスト化を同時に実現したことである。

● ターボルミナンス機能の効果比較

図1～3は，コントラスト応答試験による比較結果である。試験結

果により，ターボルミナンス機能はDICOM GSDFカーブを維持したまま高輝度・高コントラストを実現しており，医用モニタに求められる表示特性の維持と識別できるグレースケール階調の拡大を同時に実現したと言える。これにより，低コントラストの病変部の見え方とイニ

シャルピックアップ（気づき）の改善，読影効率向上への寄与が期待できる。

*当社ホワイトペーパー「デジタルマンモグラフィ診断における医用画像表示モニターの高輝度・高コントラストの優位性」にて解説。
https://www.jvc.com/jp/pro/healthcare_sys/tech/digital-mammography_01

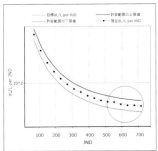

図1　通常設定時
目標のガンマカーブを忠実に再現できている。

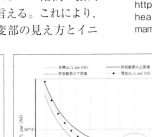

図2　単に輝度のみを最大化した場合
目標のガンマカーブに対して偏差が出てしまっている。

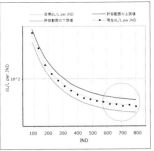

図3　ターボルミナンス機能により輝度を最大化した場合
目標のガンマカーブを維持したまま高輝度化を実現している。

【問い合わせ先】ヘルスケア事業部営業部　TEL 045-450-1890　URL https://www.jvc.com/jp/pro/healthcare_sys/

Monitor

多様なモダリティ画像の1画面表示に対応した12メガピクセル高輝度カラーディスプレイ「Nio Fusion 12MP」

バルコ株式会社

バルコは，2015年に世界初の12メガピクセルカラーディスプレイである「Coronis Uniti」を発売し，2021年1月にスタンダードグレードの「Nioシリーズ」の最上位機種として，12メガピクセルのカラー液晶パネルを採用した「Nio Fusion 12MP」（図1）を発売した。本製品は，日本乳がん検診精度管理中央機構より，適合モニタとしての認定を受けた。本機種の最大の特長は，ベゼルレスのカラーディスプレイであることだ。12メガピクセルの高解像度と30.9インチのワイドカラーディスプレイの特徴を生かし，デジタルマンモグラフィをはじめ，CT・MRといった多種多様な医用画像を1画面で表示することが可能である。

●リニアなカラー階調表示を実現する "Steady Color"

カラー画像のリニア特性を反映し，ディスプレイ個々の色域から階調1ステップごとの知覚的な色差が均等になるよう調整を行うことで，カラー画像表示の再現性を向上した。モノクロ画像表示時にはDICOM GSDFにて自動的に表示を行うため，いかなる場面でも最適な表示環境を提供する。

●長期間の運用をサポートする推奨輝度 600cd/m²・4万時間の輝度保証

高度なバックライトコントロール技術により，キャリブレーション推奨輝度600cd/m²を，業界最長水準である4万時間（5年間）保証し，長期間安定した表示環境をサポートする。

●2台のワークステーションを切り替え可能な "KVM機能" を搭載

KVM機能により，2つのワークステーション間でビデオとUSB接続双方の入力デバイスを切り替えることが可能で，複数台のディスプレイ環境における画像診断環境の省スペース化を図れる。

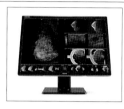

図1　Nio Fusion 12MP

●スムーズなセーリングを実現する "RapidFrame（高速画像表示）"

グラフィックスボードとディスプレイ間で同期を行い，トモシンセシスなどの動画像のブレやチラツキなどの違和感を解消した。ボケを抑えた画像を視認でき，ディテールを比較的容易に検出できるため，ワークフローの効率を向上することができる。

●常時画面補正を行う "i-Guard" センサー搭載

ディスプレイの品質管理にも対応した，輝度・階調の常時自動補正を行うi-Guardセンサーをモニタ前面に搭載し，常に最適な画面表示環境を提供する。

【問い合わせ先】メディカルイメージング　TEL 03-5762-8720　URL https://www.barco.com

Viewer

マンモグラフィビューワとしての「mammary」における見える化への取り組み

株式会社クライムメディカルシステムズ

マンモグラフィ画像診断ワークステーション「mammary」（図1）は，トモシンセシス（3D），CAD表示はもちろんのこと，乳腺密度データ，マンモグラフィ検査と超音波検査の併用検診対応，過去比較，他モダリティとの比較を実現し，まさに「見える化」に貢献してきた。本稿では，そのmammaryの特長について紹介する。

●マンモグラフィビューワmammaryの「見える化」対応機能

マンモグラフィのMLOとCCより，病変部位のナビゲーションを行う機能を装備している。

また，乳房トモシンセシス（3D）と通常マンモグラフィ（2D）画像を同一ビューワソフトウエアでモニタに並べて表示が可能である。3D画像を表示している位置の断面が確認できるナビゲーション機能，任意の枚数の断面を重ね合わせて合成するスラブMIP機能もある。

●マンモグラフィ画像と乳房超音波画像の併用検診での「見える化」

マンモグラフィ画像と超音波画像の併用検診における診断精度と効率化向上のため，マンモグラフィと超音波の所見レポート機能や総合判定レポートへの記録も標準搭載し，「見える化」している。MLOの撮影角度を考慮し乳頭からの距離も提示，また，超音波画像からマンモグラフィ画像への病変部位の推定機能を装備している。

●次世代乳がん検診の提案

乳がん検診のデジタル化の課題を解決すべく，次世代型乳がん検診 "Portable Secure USB（PSU）system" を開発した。各施設の異なるメーカーの画像データをクライムサーバで一括保管し，振り分けシステムで各読影医に振り分け，画像データおよびレポートとビューワをUSBメモリ "PSU" へ書き込む。各外部読影施設にて，このUSBメモリを現在使用の端末に差し込むことで，mammaryのレポートとビューワによる読影が可能となり，コストを抑えた乳がん検診のデジタル化が実現する。また，各撮影施設で一次所見を入力してから医師会などに提出できる仕様も，2021年度本稼働し，自治体での乳がん検診のデジタル化に貢献している。各施設共通のレポート様式で入力できることにより，健診システムとの連携事例も多数ある。

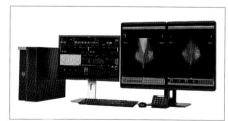

図1　マンモグラフィ画像診断ワークステーション「mammary」

【問い合わせ先】営業部　TEL 06-6835-8055　URL http://www.climb-ms.com

Viewer

マンモグラフィ専用DICOMビューワソフトウエア "EV Insite M"

PSP株式会社

PSPのマンモグラフィ専用DICOMビューワソフトウエア "EV Insite M"(**図1**)は，効率的な読影を支援し，全国の大学病院，中核病院，乳腺専門施設などで使用されている。本稿ではEV Insite Mの特長について紹介する。

●読影フローに沿ったカスタムレイアウト

EV Insite Mは，医師の読影フローに沿ってマンモグラフィ読影ができるよう，レイアウト設定をユーザーごとにカスタマイズできる。レイアウトは30個まで登録ができ，読影をする順番にレイアウトを登録しておけば，ショートカットキーで次々とレイアウトを変更できる。カスタムレイアウト設定は，過去検査を含む左右MLO・CCを指定できるほか，spot撮影やトモシンセシス画像の表示にも対応している。

●さまざまな画像表示機能

EV Insite Mには，拡大倍率，階調変更などのビューワには欠かせない基本機能に加え，読影をより快適にする機能が多く搭載されている。例えば，トモシンセシスやspot撮影画像の表示，CAD表示機能である。どれも簡単に通常のMLO・CC画像と表示切り替えできるのが特長だ。また，マンモグラフィ画像を超音波やMR画像と比較しながら読影したい場合には，ワンタッチで他モダリティとの比較用レイアウトに画面変更が可能である。通常はマンモグラフィ画像のみの読影，状況に応じて他モダリティとの比較読影など，運用に合わせた設定が可能である。

●右クリック，ショートカットキーへの操作割り当てでスムーズな操作性を実現

右クリックメニューやキーボードのショートカットキーには，よく使う機能を登録可能である。マウスの移動距離や機能を探す手間を短縮することができ，ストレスフリーな操作が可能だ。また，専用キーパッドを使用することで，PCキーボードを使わない，より簡便で視覚的な操作が可能である。

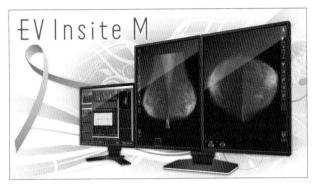

図1　EV Insite M

【問い合わせ先】販売促進課　TEL 03-4346-3179　URL www.psp.co.jp

WS

見逃しがちな「見える化」を実現している画像診断ワークステーション「mammodite（マンモディーテ）」

株式会社ネットカムシステムズ

今回は，「mammodite」の標準機能の一つである，見逃しがちな「見える化」を実現した，"撮影情報左右差アラート機能"について紹介したい。

●撮影情報左右差アラート機能

アナログマンモグラフィは，乳房のポジショニングの違いや病変などにより，乳房のX線吸収差が変わった際，その違いが画像に現れる。特に，左右の画像で濃度やコントラストの違いが生じ，この違いで病変などの存在に気づくことがあった。これはマンモグラフィ撮影装置が自動で撮影条件を決定する機能を有していても，設定に限界があったためである。

一方，現在のマンモグラフィ撮影装置の多くはflat panel detector（以下，FPD）となり，FPDは先述したポジショニングや吸収の違いを高度な画像解析処理で判定し，左右の撮影条件を撮影時に調整し，さらに，左右画像のどちらも常に最適な濃度／コントラストとなるよう画像処理が施されている。そのため，病変などの影響による画像変化に気づきにくいことがある。FPDが調整した変化を知るには，読影時に撮影情報を確認することである。撮影情報は通常，画像表示時ビューワ上に表示されるが，画像に異常がないと判断した場合，確認を忘れることが多いとよく聞く（**図1**）。

その問題を解決することで読影精度の向上をめざして開発したのが，撮影情報左右差アラート機能である。

FPDの場合，撮影条件を制御するX線管球部や圧迫機構は検出器との一体型であるため，撮影情報はすべて画像に付帯されている。

そこで，mammoditeでは，画像受信時に画像に付帯されている情報の各種撮影条件を，mammodite内部でデータベース化し，画像表示の際，左右MLOやCCで異なる撮影条件であった場合，その違いをアラート表示する機能を搭載した。

アラート対象項目は，現在，管電圧／mAs値／平均乳腺線量（AGD）／乳房圧迫厚／乳房圧迫圧であり，また，左右の相違幅は，設定により調整可能である。アラートを出すタイミングは，画像表示時に自動で，または手動表示させるなど，読影者の見たいタイミングで表示を可能としている。本機能により，より正確な乳腺画像診断をサポートしていきたい。

2022年，mammoditeは上市より10年を迎え，乳がんからより多くの女性を救うために，さらに使える機能への進化を続けていく。

-65.0	65.0
W/Rh	W/Rh
31.0 kV	29.0 kV
40.0 mm	35.0 mm
119.7 N	114.4 N
70 mAs	61 mAs
1.24 mGy	1.04 mGy
P10% L16%	P10% L16%
3540/4740/14	3540/4740/14
W6554 L8192	W6742 L8192

図1　ビューワ上の撮影情報（抜粋合成）

【問い合わせ先】メディカル事業部　TEL 06-4866-6431　URL http://www.netcam.co.jp/

Service

放射線部門管理支援サービス「ASSISTA Management RAD」 "画像セレクション for MG 機能" の紹介

富士フイルムメディカル株式会社

「ASSISTA Management RAD」は，一般X線撮影情報を一元管理することで撮影技術の向上，線量の適正化，効率的な検査体制の構築など，一般撮影部門の持つ各種課題の解決をサポートするコンテンツとして開発され，すでに多くの施設で導入されている。

●マンモグラフィ撮影の技術向上支援

X線撮影の技術向上のための一つの手段として，画像を用いたカンファレンスが有効であると言われている。

そこで2016年に，同一画面に写損画像と適正画像を比較表示できる一般X線撮影向け "写損カンファレンス機能" をリリースした。そして，2021年に，マンモグラフィのカンファレンス向けに，新たに機能の充実化を図った。本機能では，左右の乳房の比較表示や異なる患者同士の画像比較が容易にできるため，撮影技術の向上，情報共有への活用が期待できる。

●"画像セレクション for MG 機能" とは

マンモグラフィ撮影を行っている多くのユーザーから，院内外のカンファレンスや研究会・勉強会などに活用するための画像選定の効率化を実現するツールの開発要望があった。マンモグラフィ画像では，乳腺構成（極めて高濃度，不均一高濃度，乳腺散在，脂肪性）ごとに画像を選別し，利用するケースが多く，臨床現場においてはその作業負荷が大きいことが背景にある。

今回リリースした画像セレクション for MG 機能は，富士フイルム製「AMULET Innovality」で撮影した画像に対し，乳腺構成の分類，異なる患者同士の画像の比較，候補画像へのコメントやフラグを付ける機能を有している（図1）。AMULET Innovality に "乳腺量測定機能（Density Category）"

を導入されている施設の場合，撮影時に計測した結果を乳腺構成ごとに自動的に振り分けることも可能である。これらの機能により，画像の選別が大幅に効率化されることが期待できる。

なお，各種機能はASSISTA Management RAD専用端末，あるいは同一ネットワークのPCで閲覧することができる。

AMULET Innovality
販売名：デジタル式乳房用X線診断装置
FDR MS-3500
認証番号：224ABBZX00182000

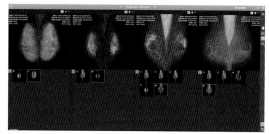

図1　画像セレクション for MG 機能

【問い合わせ先】営業本部マーケティング部　URL https://www.fujifilm.com/fms/

Software

独自のアルゴリズムによる高い検出性能のマンモグラフィ診断支援ソフトウエア "MGCAD-i"

コニカミノルタ株式会社

コニカミノルタでは，CADを利用することでマンモグラフィ診断の精度を高め，早期発見につなげることをめざしている。マンモグラフィ診断支援ソフトウエアライセンス "MGCAD-i" は，独自のアルゴリズムを用いることにより，高い検出性能で微小石灰化クラスタおよび腫瘤陰影が疑われる画像上のパターンを自動で検出する。

●独自の検出アルゴリズムに基づいた高い検出性能

・微小石灰化クラスタ検出：一定面積内に白い点状のパターンが多く集まって存在する領域を特定する。
・腫瘤陰影検出：中央が明るく，周囲に向かって徐々に暗くなるような塊状の陰影，および放射状の線（中心部の塊の有無にかかわらず）を抽出する。
いずれも日本国内で収集した膨大な画像データベースに基づき開発したアルゴリズムである。

●弊社マンモビューワとの組み合わせによりマンモグラフィ読影に最適な環境を提供

マンモグラフィ画像診断システム「FINO.VITA.GX typeMG」と併用することにより，効率的な診断をサポートする。MGCAD-iの検出結果は，病変を隠さないサラウンドマーキング方式を採用した見やすい表示となっている（図1）。

●各社のデジタルマンモグラフィ装置に対応可能

従来製品（NEOVISTA I-PACS CAD typeM）より対応可能機種が増え，複数メーカーの装置を所持している施設にも導入しやすくなった（表1）。

販売名：マンモグラフィ診断支援装置
NEOVISTA CAD typeM
承認番号：22200BZX00278000

図1　MGCAD-i検出結果表示の例

表1　MGCAD-i対応機種

メーカー名	機種名
キヤノンメディカルシステムズ株式会社	「MAMMOREX Pe・ru・ru」
シーメンスヘルスケア株式会社	「MAMMOMAT Inspiration」「MAMMOMAT Revelation」
ホロジックジャパン株式会社	「Selenia Dimensions」

【問い合わせ先】コニカミノルタジャパン（株）ヘルスケアカンパニー IoT事業統括部　URL https://www.konicaminolta.jp/healthcare/

Software

日本のマンモグラフィ検診のために開発した乳房構成解析ソフトウエア
"Breast Density Assessment (Bda)"

コニカミノルタ株式会社

　コニカミノルタの乳房構成解析ソフトウエア "Breast Density Assessment (Bda)" は，マンモグラフィ画像から乳房構成を客観的な指標で判定する。これにより，再現性の高い乳房構成の判定が可能となり，乳房の特徴に合わせた乳がん検診，すなわち "個別化検診" の実現に貢献できると考えている。

● **精中機構ガイドライン＊に沿った客観的な判定**

　乳房構成（乳腺密度）は，もともと乳腺が存在していた領域に対する乳腺領域の割合に基づいて決定される。コニカミノルタが開発した乳房構成解析ソフトウエア Bda は，精中機構ガイドラインに沿った解析アルゴリズムで，乳房構成を自動的に判定する画像処理を行う。

　乳腺がもともと存在していた領域における乳腺領域の割合を乳腺量とし，乳腺量から4段階のカテゴリーを算出している

（図1）。乳腺領域は，処理ずみの画像を入力画像としているために起こりうる外部因子の影響を除いた計算領域を用いて抽出している。

● **見やすくわかりやすい結果表示**

　見やすい大きな数字で乳房構成分類を示し，コニカミノルタ独自の "バー表示" により，各分類の中でどの程度の乳腺量なのかアナログ的に表示する（図2）。読

影の効率化に寄与するとともに，被検者への説明ツールとして，乳房構成の正しい理解を広めるための啓発活動にも活用できる。

＊特定非営利活動法人日本乳がん検診精度管理中央機構「乳房構成の判定方法」（2020年2月6日）

販売名称：画像診断支援ソフトウェア
　　　　　KDSS-MMG-BA-100
認証番号：303ABBZX00044000

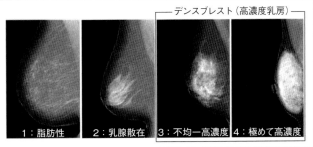
図1　Bda乳房構成の分類

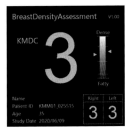
図2　Bda結果表示

【問い合わせ先】コニカミノルタジャパン（株）ヘルスケアカンパニー IoT事業統括部　URL https://www.konicaminolta.jp/healthcare/

IV REPORT
インナビネット ➡ http://www.innervision.co.jp

フィリップス・ジャパン，
Philips Radiology Workflow Solutions Webinar を開催

　（株）フィリップス・ジャパンは2022年6月23日（木），「CT/PACS/Workstationが変える放射線科の未来！」をテーマにオンラインセミナーを開催した。冒頭で同社プレシジョンダイアグノシス事業部長の門原　寛氏は，技師の業務自動化や世界的な技師不足などの放射線科を取り巻くさまざまな課題を解決するため，同社はスマート診断システムや相互接続性／運用性の高いワークフロー，診断環境の統合，明確なケアパスによる個別化医療の推進を提案していると述べた。

　次に，熊本中央病院の片平和博氏が「Spectral CT が変える放射線科の未来！」と題して講演を行った。片平氏は，Spectral CTは造影コントラストを担保しつつ，造影剤量の大幅な減量が可能となったことで腎機能障害時の造影適応が広がったとした。また，スペクトラ

ル解析により微量脂肪の検出や石灰化／出血の鑑別，骨髄イメージングを行うことでMRI精査の頻度を減らすことが可能になり，診断の迅速化によるワークフロー改善や低コスト化が実現するとした。

　続いて，自治医科大学の真鍋徳子氏が「循環器画像診断における放射線科医の相棒」と題して，フィリップス社製マルチモダリティ画像解析ワークステーション「IntelliSpace Portal (ISP)」の活用について報告した。真鍋氏は，ISPによりモダリティ横断的な評価や診断に必要な情報を得ることが可能になったとし，冠動脈疾患などでの活用について紹介した。

　最後に，公立置賜総合病院放射線科の伊東一志氏が「Vue PACSで時短ラク読生活！」と題して講演した。伊東氏は，フィリップス社の医用画像管理シス

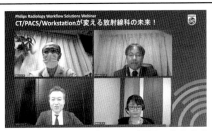
講演後のQ&Aセッションの様子。右上から時計回りに片平氏，真鍋氏，門原氏，伊東氏。

テム「Vue PACS」は，過去画像のほか異なるモダリティや他院で撮影された画像の比較が容易であると評価した。また，病変にマークをつけるブックマーク機能やプレゼンテーション保存機能など，救急読影対応や検討会の時短につながる機能やテクニックを紹介した。

■ **問い合わせ先**

株式会社フィリップス・ジャパン
ブランドコミュニケーション部
TEL 03-3740-5896
www.philips.co.jp/healthcare

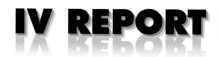

コニカミノルタ，第4回X線動態画像セミナーをオンラインで開催

コニカミノルタ（株）は2022年6月25日（土），第4回X線動態画像セミナーをオンラインで開催した。同社が開発したデジタルX線動態撮影システム（Dynamic Digital Radiography：DDR）は，診断用X線装置「RADspeed Pro」〔（株）島津製作所〕に加え，新製品の回診用X線撮影装置「AeroDR TX m01」との組み合わせが可能となり，ICUや病棟，手術室のベッドサイドなど，X線動態撮影の活用領域の拡大が期待されている。セミナーでは，同社の小林一博氏（ヘルスケア事業本部長）の挨拶と幡生寛人氏（Professor of Radiology, Harvard Medical School）による開会の辞の後，同社の佐藤朋秀氏（ヘルスケア事業本部モダリティ事業部）がAeroDR TX m01について紹介した。

続いて，テーマごとの3部構成で講演が行われ，各部の講演終了後には，座長，演者に工藤翔二氏（公益財団法人結核予防会代表理事），近藤晴彦氏（杏林大学医学部付属病院病院長），權　寧博氏（日本大学医学部内科学系呼吸器内科学分野教授）がコメンテーターとして加わり，ディスカッションが行われた。ポータブル（集中治療）をテーマとした第1部では，2022年1月にAeroDR TX m01を導入した聖マリアンナ医科大学の事例について，昆　祐理氏（聖マリアンナ医科大学救急医学／救命救急センター救急放射線部門）と髙倉永治氏（聖マリアンナ医科大学病院画像センター）が報告した。座長は長谷部光泉氏（東海大学医学部医学科専門診療学系画像診断学領域教授）が務めた。まず，昆氏が「救急集中治療領域における動態回診車の利用」と題して講演を行った。昆氏は，ICUでは患者の移動が困難であったり，腎不全などの多臓器不全の懸念から造影剤使用が難しいケースが多いのに対し，X線動態撮影は呼吸機能や心機能の評価などによる合併症の検出や，ルーチン検査に組み込むことで数値を定量化，比較でき，微細な変化の確認が可能になるのではないかとした。続いて，髙倉氏

が「動態回診車 AeroDR TX m01の使用経験」と題して技師の立場から講演を行い，AeroDR TX m01は装置幅がコンパクトで走行性能が良好なほか，FPDと管球の角度を表示するアライメントサポート機能は再現性確保のために有用だと評価した。

次に，黒﨑敦子氏（公益財団法人結核予防会複十字病院放射線診療部部長）を座長として，呼吸機能をテーマに第2部が行われた。まず，「DDR（Dynamic Digital Radiography）Atlasの概要及び活用方法のご紹介」と題して，デジタル症例集「DDRAtlas」について礒部威氏（島根大学医学部内科学講座呼吸器・臨床腫瘍学教授）と角森昭教氏（同社ヘルスケア事業本部開発企画部）が発表した。DDRAtlasは，動態画像の診断基準の構築や研究，教育の活性化などを目的に，正常例の動き情報を体系的に集約し，X線動態画像への理解促進などを支援するもので，現在，呼吸器領域の症例集「DDRAtlas Ver. 1.0」が会員制Webサイトで公開されている。DDRAtlasの監修者の一人である礒部氏はコンテンツの利用法などを紹介し，症例収集などへの協力を呼びかけた。重ねて，角森氏が大量データ解析のためのプラットフォームや解析技術，人工知能（AI）を活用した高度診断技術の提供などにより，動態撮影の普及に向けてサポートしていきたいと述べた。次に，林　健太郎氏（日本大学医学部内科学系呼吸器内科学分野／日本大学医学部附属板橋病院呼吸器内科）が「X線動態解析による気腫病変の評価」と題して講演を行った。林氏は，COPD症例への動態撮影例を検証した結果，CT画像の低吸収域（LAA）スコアと動態画像の信号低下領域は一定の関係が示唆され，COPDのスクリーニング検査への応用が期待できるとした。

続いて，高瀬　圭氏（東北大学大学

院医学系研究科放射線診断学分野教授）を座長として，実臨床をテーマに第3部が行われた。まず，山崎誘三氏（九州大学大学院医学研究院臨床放射線科学分野）が「肺循環評価における動態解析の臨床応用―肺塞栓症を中心に―」と題して講演を行った。山崎氏は，動態撮影は造影CTが行えない状況での急性肺塞栓症後の慢性血栓塞栓性高血圧症（CTEPH）ハイリスク患者のフォローアップとして有用であり，選択肢の一つになりうると報告した。次に，北村一司氏（公益財団法人天理よろづ相談所病院放射線部）が，「X線動態画像の放射線治療への応用」と題して講演した。北村氏は，体幹部定位放射線治療（SBRT）での肺腫瘍の正確な呼吸移動評価において，X線動態撮影はコストや画質，ワークフローの点で有用であるとした上で，運動解析ソフトウエアを組み合わせた腫瘍の移動の定量的な計測への取り組みについて紹介した。最後に，橋本直也氏（杏林大学医学部付属病院放射線部）が「診療科との連携と撮影手技―スタンダートな検査になるために―」と題して講演を行った。橋本氏は，同院での動態撮影研究会における症例検討を通じて，活用領域の拡大やポジショニング，オートボイスの工夫などにつながった事例を報告した。

第3部終了後には，近藤氏と工藤氏による総評が行われ，改めてX線動態撮影の発展性への期待が示された。

回を重ねるごとに幅広いより実践的な報告が行われている

■ 問い合わせ先

コニカミノルタジャパン株式会社
Webセミナー運営事務局
https://www.konicaminolta.jp/healthcare/

日本CT技術学会が第10回学術大会を開催

特定非営利活動法人日本CT技術学会は2022年7月9日（土），じゅうろくプラザ（岐阜県岐阜市）とオンラインのハイブリッド形式で，第10回学術大会（JSCT 2022）を開催した。原　孝則大会長（中津川市民病院）は，開会挨拶の中で，今回のテーマ「CT技術とエビデンス—Critical Thinking and Analytical Skill—」について，診療放射線技師がエビデンスを構築していくことは，医療の将来の発展につながると述べた。

最初に行われた教育講演1では，加藤秀記氏（中津川市民病院）が司会を務め，中屋良宏氏（東洋公衆衛生学院）が「CTを愉しむ方法—過去の研究発表を振り返って—」と題して講演した。中屋氏はこれまで自身が取り組んできた肝細胞がん描出のための撮影タイミングの最適化や，造影剤使用量の適正化といった研究について，テーマの選定や経緯，成果などを紹介した。

次いで行われた口述発表1では，佐藤和宏氏（北海道科学大学）が座長を務めて，「再構成アルゴリズム，画像評価」に関する4題の発表があった。この中で，2番目に登壇した牛丸裕基氏（金沢大学大学院）は，「不均一構造における信号対雑音比の改善：2つのディープラーニングCT画像再構成の比較」と題して発表した。牛丸氏は，"True Fidelity Image"〔GEヘルスケア・ジャパン（株）〕と"AiCE"〔キヤノンメディカルシステムズ（株）〕のそれぞれの特性について，ファントム実験の結果を報告した。

続く口述発表2では，西丸英治氏（広島大学病院）が座長を務め，「Dual Energy CT，臨床応用」について，4題の発表が行われた。3番目に登壇した大村知己氏（秋田県立循環器・脳脊髄セ

ンター）は，「非造影仮想単色CT画像による頭蓋内静脈洞描出の検討」と題して，微小血管減圧術における手術支援画像を非造影仮想単色CT画像で作成する手法などを発表した。

2題用意されたランチョンセミナーでは，先にGEヘルスケア・ジャパン共催で，瓜倉厚志氏（国立がん研究センター中央病院）が司会を務め，川嶋広貴氏（金沢大学）が「Revolution CT：進化の根拠」と題して講演した。次いで，シーメンスヘルスケア（株）共催で，市川勝弘氏（金沢大学）が司会を務め，吉田亮一氏（東海大学医学部付属病院）が，「The impact of the world's first Photon-counting CT—日本初号機導入から初期使用経験—」をテーマに講演した。吉田氏は，今年日本でも発表された世界初のフォトンカウンティングCT「NAEOTOM Alpha」の画像を供覧した。

続いて行われた基礎講座1では，山口功氏（森ノ宮医療大学）が座長を務め，室賀浩二氏（長野赤十字病院）が，「造影CT検査の情報管理」と題して講演した。室賀氏は造影CT検査について，造影剤を適切に使用し診断に必要な画像を得るためには最適な造影プロトコールを構築し，安全で正確な検査を行うための情報管理が重要だと説明。インジェクタや管理システムの活用法を解説した。

また，基礎講演2では，小山修司氏（名古屋大学）が座長を務め，福永正明氏（倉敷中央病院）が，「X線CT検査における医療放射線に関わる安全管理」と題して講演した。福永氏は，effective diameterを体格指標にした線量管理や診断参考レベルの活用，臓器線量シミュレーションについて説明を行った。

特別講演では，原大会長が司会を務めて，松尾政之氏（岐阜大学）が，「がん治療における分子イメージングから量子イメージングの変遷：CTと他のモダリティの比較」をテーマに講演した。松尾氏は近年注目されている量子イメージングについて，国内外の研究動向を解説し，MRIの感度を上げて生体内の代謝

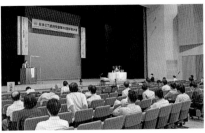

テーマは「CT技術とエビデンス—Critical Thinking and Analytical Skill—」

情報を可視化する超偏極MRIの現状と将来展望を詳説した。

この後行われた口述発表3では，木暮陽介氏（順天堂大学医学部附属順天堂医院）が座長を務め，「画像解析，臨床応用」について，4題の発表があった。最初に発表した中島広貴氏（手稲渓仁会病院）は，「造骨性骨転移におけるDual Energy CTを用いた物質弁別解析の有用性」をテーマに発表した。中島氏は，物質弁別画像の水密度値を測定することで，腫瘍の定量評価ができる可能性を示した。

次の教育講演2では，船間芳憲氏（熊本大学）が司会を務め，市川氏が「CT技術者に必要なX線画像の基礎—ついにphoton countingまで来てしまった時代だからこそ—」と題して講演した。市川氏はX線画像の画質を決める三大要素として，X線量，検出器感度，散乱線含有率を挙げた。そして，CTにおいて検出効率を高くしてノイズを少なくするためには，X線量，検出器感度が重要な要素であり，フォトンカウンティングCTがそのゴールだと述べた。

すべてのプログラム終了後には，第11回学術大会の大会長を務める原田耕平氏（札幌医科大学附属病院）が閉会の挨拶を行った。第11回学術大会は，2023年7月7日（金），8日（土）の2日間，ホテルライフォート札幌（北海道札幌市）で行われる予定である。テーマには，「繋ぐ，そして挑む」が掲げられた。

大会長：
原　孝則 氏
（中津川市民病院）

特別講演：
松尾政之 氏
（岐阜大学）

問い合わせ先

特定非営利活動法人 日本CT技術学会
TEL 03-5291-6231
E-mail jsct-tech@shunkosha.com

GEヘルスケア・ジャパン，ポケットエコー「Vscan」シリーズ 国内累計出荷1万台を記念するメディアセミナーを開催

GEヘルスケア・ジャパン（株）は，2022年6月22日（水），ポケットエコー「Vscan」シリーズの国内累計販売数1万台の達成を記念したメディアセミナー「日本で急増する在宅医療の課題，その解決に向けた超音波診察の最前線」をライフコミュニティ西馬込（東京都大田区）で開催した。Vscanは，2010年に同社初のポケットサイズエコーとして発売され，2 in 1方式のプローブを採用した「Vscan Dual Probe」，タッチパネルやWi-Fi接続，自動計測などのアプリケーションを搭載した「Vscan Extend」などを経て，2021年にシリーズ初のワイヤレス設計を採用した「Vscan Air」を発売。在宅診療や僻地医療，救急など幅広い医療現場で活用されている。

メディアセミナーでは，冒頭に同社代表取締役社長兼CEOの多田荘一郎氏が挨拶に立ち，「ポケットエコーは，患者の意思表示が困難な場合でも体内の情報をその場で確認することで患者家族の納得が得られる"コミュニケーションデバイス"としての役割を担っている」との声が現場から寄せられていることを紹介した。続いて，同社超音波本部Primary Care部ハンドヘルドビジネスリーダーの麻生　光氏が登壇し，Vscan Airの特長としてモバイル端末と連携し，SNSなどで画像の共有などが行える利便性を強調した。また，遠隔地との双方向コミュニケー

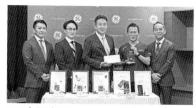
1万台販売を記念した盾が贈呈された

ションを行える新機能"MyRemote-Share"を2022年7月に提供開始予定であることを紹介した。最後に，1万台目を購入したTOWN訪問診療所理事長／院長の木下幹雄氏が登壇し，在宅医療では検査などで得られる情報に限界があるが，Vscan Airにより診療の確実性や正確性が向上し，治療アウトカムに大きく貢献することへの期待を示した。

多田荘一郎 氏
（代表取締役社長 兼CEO）

麻生　光 氏
（超音波本部Primary Care部 ハンドヘルドビジネスリーダー）

木下幹雄 氏
（TOWN訪問診療所 理事長／院長）

問い合わせ先
GEヘルスケア・ジャパン株式会社
TEL 0120-202-021
www.gehealthcare.co.jp

富士フイルムヘルスケア，超音波診断装置新製品発表会「DeepInsight in AQUA PARK品川」を開催

富士フイルムヘルスケア（株）は2022年7月8日（金），医療機器販売代理店向けに超音波診断装置新製品発表会「DeepInsight in AQUA PARK品川」を開催した。品川プリンスホテル内にある水族館「マクセル アクアパーク品川」（東京都港区）を通常営業時間後に貸し切る形で行われ，首都圏から多くの販売代理店関係者が訪れた。

この日紹介されたのは，4月に発売された超音波診断装置ARIETTAシリーズの「ARIETTA 850 DeepInsight」と「ARIETTA 650 DeepInsight」で，富士フイルムの人工知能（AI）技術"REiLI"を活用して開発したノイズ除去技術"DeepInsight技術"が初めて搭載された新製品である。DeepInsightは，正確性，再現性，視認性，効率性，機械学習の5つの条件をすべてクリアする

超音波画像の理想の実現をめざして開発され，従来の画像処理技術と組み合わせることで，さらなる高画質化を実現する。プレミアムモデルのARIETTA 850 DeepInsightは大規模医療機関向けに，コンパクトなミッドハイレンジモデルのARIETTA 650 DeepInsightはクリニックや健診センター向けに提供される。

DeepInsightは，rawデータに対してAIを適用し，わずかに特徴が異なる信号成分と電気ノイズを識別してノイズを除去，高精度に組織信号のみを抽出して画像化する。これにより，特に体内深部や減衰特性の強い組織でもノイズの少ないクリアな画像を得ることができる点が大きな特長となっている。

発表会では，会場の各エリアで技術紹介や実機を用いたデモンストレーションを実施したほか，超音波検査支援

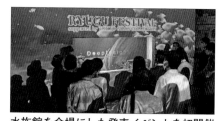
水族館を会場にした発表イベントを初開催

サービスを提供する（株）ピーディーエス代表の渋谷一敬氏がセミナーを行った。同社はクリニックを中心に臨床検査技師や診療放射線技師を派遣し，各領域の超音波検査を支援している。渋谷氏は「なぜ今DeepInsightか？」と題し，自社の経験を踏まえてクリニックにDeepInsightが適している理由について講演した。

問い合わせ先
富士フイルムヘルスケア株式会社
https://www.fujifilm.com/fhc/ja

シーメンスヘルスケアとバイエル薬品 共同開発した MRI用イメージングシステム インターフェース（ISI）を発売

◆ 問い合わせ先
シーメンスヘルスケア（株）
https://www.siemens-healthineers.com/jp/

　シーメンスヘルスケア（株）とバイエル薬品（株）は，共同開発を行ったMRI用イメージングシステムインターフェース（ISI）の国内販売を2022年7月4日に開始した。ISIは，シーメンスヘルスケアのMRIとバイエル薬品のMRI用造影剤自動注入装置「MRXperion インジェクション システム」を連動させるインターフェイスで，Siemens Healthineers AG（ドイツ）とBayer AG（ドイツ）が共同開発した。MRI市場で初めて導入され，海外では2020年に発売，現在40か国で販売されている。国内では，2021年8月に同注入装置の付属品として認証を取得した。同製品は，ダイナミックMRI検査時に注入装置とスキャナを連動させることでワークステーション上での一括操作を可能にし，従来のワークフローを自動最適化・効率化し，操作時間と手間を最小化した。それにより，オペレータは患者のケアにより多くの時間をかけることが可能となる。

GEヘルスケア・ジャパン 心臓専用半導体SPECT装置 「MyoSPECT」を発売

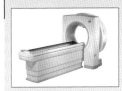

◆ 問い合わせ先
GEヘルスケア・ジャパン（株）
TEL 0120-202-021
www.gehealthcare.co.jp

　GEヘルスケア・ジャパン（株）は，心臓専用半導体SPECT装置「MyoSPECT」を発売した。テルル化亜鉛カドミウム（CZT）検出器と心臓にフォーカスしたコリメータの組み合わせによる同社独自の"Alcyone Technology"を搭載。19個の検出器モジュールを半リング状に配置し，同時にデータ収集を行うため，収集中のガントリの回転が不要で撮像時間を短縮する。また，高時間分解能データ取得により，動的解析によるCFR（冠循環予備能）やMBF（心筋血流量）の評価も可能なほか，カウントレートが十分であれば，ハードウエアアデバイスを追加せずに呼吸による体動の検出と補正が可能である。スマートポジショニング機能により，個々の患者に最適化された位置（有効視野の中心）を瞬時に判定して自動で移動し，より精密な撮像を実現する。また，マルチピンホールコリメータにより入力プロジェクションを拡張，有効視野を拡大でき，高BMI患者の撮影にも対応できる。

United Imaging Healthcare Japan PET/MRI装置「uPMR 790」を発売

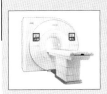

◆ 問い合わせ先
United Imaging Healthcare Japan（株）
TEL 03-6868-3324

　United Imaging Healthcare Japan（株）は，2022年6月25日よりPET/MRI装置「uPMR 790」の国内販売を開始した。同装置は，axial FOVが32cmの半導体PETと3.0T MRIを組み合わせたPET/MRI装置。PETとしては，感度16cps/kBqと2.8mmNEMA分解能を有しており，高感度と高分解能を両立している。MRIは最新の3.0T MRI装置で，同社が開発した独自の圧縮センシング技術"uCS 2.0"を搭載し，高速撮像を可能とする。また，MRIだけではなくPETでも位置決め画像を撮像し，人工知能（AI）を利用して異常集積や重要臓器がPETのオーバーラップ部分に位置しないように自動で撮像ベッドポジションを調整するなど，ワークフローの改善を行う。

EIZO 10点マルチタッチ対応タイプと 環境負荷低減と省スペースを実現する 2機種の電子カルテ画像表示モニタを発売

◆ 問い合わせ先
EIZO（株）
ヘルスケア営業部
TEL 03-5764-3403

　EIZO（株）は，「RadiForce MS236WT-A」（23型）と「RadiForce MX243W」（24.1型）の2機種の電子カルテ画像表示モニタを発売した。MS236WT-Aは，10点までの同時タッチ対応の投影型静電容量（PCAP）方式タッチパネルモニタで，スライド動作がしやすく耐久性に優れる。また，スタイラスペン入力などにより電子カルテ上に文字やシェーマなども入力できるほか，簡易DICOMモードを搭載し，医用画像を適切な階調で表示する。MX243Wは新たな筐体設計により空間占有率を削減，モニタ同士を接続できるデイジーチェーン接続に対応するほか，製品外装や梱包に再生プラスチックや再生紙素材を採用した。DICOM Part14準拠の階調表示で医用画像を忠実に再現し，モダリティごとに最適な表示モードに切り替え可能な"CAL Switch"機能，同一画面内のモノクロとカラーをピクセルごとに自動判別し，最適な階調で表示する"Hybrid Gamma PXL"機能を搭載する。

EIZO
手術顕微鏡・内視鏡の映像を
より鮮明に表示可能な32型4Kモニタ
2機種を発売

◆ 問い合わせ先
EIZO（株）
ヘルスケア営業部
TEL 03-5764-3403

　EIZO（株）は，手術顕微鏡・内視鏡の4K映像を表示する32型3Dモニタ「CuratOR EX3242-3D」と2Dモニタ「CuratOR EX3242」を2022年10月24日に発売する。両製品は，手術顕微鏡や内視鏡，手術支援ロボットの4Kカメラ映像を高解像度4K UHD（3840×2160ピクセル）で，また，4K映像の色標準「BT.2020」のエミュレーション（擬似再現）とHDR〔PQ（Perceptual Quantization）方式，HLG（Hybrid Log Gamma）方式〕対応で手術映像をリアルに表示する。さらに，発光効率に優れたLEDバックライト搭載パネルを採用，画面の輝度とコントラスト比を高め，より鮮明な映像表示を実現した。EX3242-3DはBNC（12G-SDI）入力端子を2ポートに増設，より高画質な4K/3D表示を可能にしたほか，両機種ともに2映像を同時に表示可能なPinP（ピクチャー・イン・ピクチャー）機能や同じ映像を別モニタにも表示できるDisplayPort出力端子を搭載する。

GEヘルスケア・ジャパン
AI自動セグメンテーションを搭載した
次世代核医学装置ワークステーション
「Xeleris V」を発売

◆ 問い合わせ先
GEヘルスケア・ジャパン（株）
https://www.gehealthcare.co.jp/

　GEヘルスケア・ジャパン（株）は，人工知能（AI）自動セグメンテーションを搭載した次世代核医学装置ワークステーション「Xeleris V」を2022年6月に発売した。「GENIE Xeleris」シリーズの最新型で，定量アプリケーションの機能を大幅に強化した。ディープラーニングによる学習データを活用して肺の区域分け処理を行った後，肺換気・肺血流SPECTの区域ごとのボリューム，アップテイクなどの肺機能を定量評価できる"Q.Lung AI"を搭載。肺換気・肺血流SPECT，Fusionのレビューや解析を1つのソフトウエアで完結し，ワークフローを簡略化する。また，"Q.Volumetrix AI"は，CT吸収補正や散乱補正，コリメータ・検出器間の応答関数補正を組み込んだ再構成からレビューし，定量解析までの流れを一連化し，より再現性の高い各臓器の自動セグメンテーション機能が期待できる。"Q.Thera AI"は，自動的に行われる臓器セグメンテーションおよび対象領域の線量を評価できる。

エルピクセル
医師の画像診断を支援するEIRLシリーズに
クラウド型サービス「EIRL Cloud」を新発売

◆ 問い合わせ先
エルピクセル（株）
営業本部
TEL 03-6259-1713
E-mail eirl-cloud-enquiry@lpixel.net
https://marketing.eirl.ai/cloud_support/
＊EIRL Cloud プロダクトサイト
https://eirl.ai/ja/eirl-cloud/

　エルピクセル（株）は，医師の画像診断を支援するEIRLシリーズの小規模医療施設への新たな導入方法として，クラウド型サービス「EIRL Cloud」を発売した。同サービスは，画像診断支援ソフトウエアであるEIRL製品を提供する新たなプラットフォーム。従来は既存のPACSと連携するオンプレミス型「EIRL Server」のみだったが，同サービスはオンライン接続環境があれば新たな機材設置やシステム連携が不要で，より安価で簡便にEIRL製品を利用できる。月額2万円の定額制で，Webサイトから申し込み後，同サイト上の管理画面から画像をアップロードするだけでEIRLの解析結果を閲覧できる。リリース時点では胸部X線画像の読影診断を支援する"EIRL Chest Nodule"のみが対象だが，順次，対象ソフトウエアを追加予定。同サービスは，2022年7月よりEIRL Cloud公式サイトにて申し込みおよびサービス利用を開始し，初回利用であれば14日間の無料トライアルを提供する。

HoloeyesとシーメンスヘルスケアA
「Holoeyes MD」と「teamplay digital
health platform」の連携販売を開始し
全国の医療機関への導入を促進

◆ 問い合わせ先
Holoeyes（株）
https://holoeyes.jp/

　Holoeyes（株）は，同社の汎用画像診断装置ワークステーション用プログラム「Holoeyes MD」と，シーメンスヘルスケア（株）の医療プラットフォーム「teamplay digital health platform（以下，teamplay）」の連携販売を開始する。teamplayは，医療DXの発展を視野にシーメンスヘルスケアが開発した多機能デジタルヘルスプラットフォーム。オープンでセキュアなクラウド環境を基盤とし，医療機関や医療従事者，患者，自治体などの全ステークホルダーが連携し，より良いアプリケーションとサービスの提供・活用の促進を目的とする。現在，国内2100以上の施設に導入され，11の自社製アプリケーションや提携中の3つの他社製アプリを提供している。本連携により，teamplayを導入ずみのPCから，院内ネットワークを通じてHoloeyesのクラウドサービスへのデータアップロードが可能となり，さらに画像撮影からクラウドサービスへのアップロードまでの時間短縮が期待される。

島津製作所
国内初の病院の放射線科専用受付システム「MERSYS-IV（ラジエーションパッケージ）」を発売

◆ 価 格
754万円（税別）
◆ 問い合わせ先
（株）島津製作所
https://www.shimadzu.co.jp/

　（株）島津製作所は，病院の放射線科専用の受付システム「MERSYS-IV（ラジエーションパッケージ）」を国内で発売した。同製品は，国内で初めて製品化されたRISと連携する無人受付システム。通院患者は診察券を受付機に挿入し，入院患者はリストバンドのバーコードを受付機に読み取らせることで，放射線科の受付（チェックイン）が完了し，出力された受付票を持って順番を待つスムーズなフローになるため，受付待ちの混雑が解消される。受付時に医師がRISに予約した検査オーダと患者IDとの自動照合を行うため，スタッフによる照合作業が不要になる。1台の受付機で複数の検査室をカバーするほか，待合エリアにモニタを設置し，検査の順番待ちを確認できる拡張システムも導入可能。患者に快適な受付フローを提供し，業務効率向上や人的ミスの回避，人手不足対策にも有効である。島津トラステック（株）が製造，島津製作所と島津メディカルシステムズ（株）が販売を行う。

シーエスアイ
小規模医療機関向けクラウド型電子カルテサービス「MI・RA・Is／QS」を発売

◆ 問い合わせ先
（株）シーエスアイ
https://www.csiinc.co.jp

　（株）CEホールディングスのグループ会社である（株）シーエスアイは，小規模医療機関向けのクラウド型電子カルテサービス「MI・RA・Is/QS」を2022年7月に発売し，10月よりサービスを開始する。同サービスは，サーバスペースやサーバ室の設備（空調・施錠・防火対策）など，院内設置型システム（オンプレミス）導入に必要なコストを大きく削減するほか，メインサーバの動作確認やサブサーバの接続確認，日常のバックアップ完了確認など，サーバに関連する作業が不要となる。また，定期的なメンテナンスも不要で，システム管理者を専任せずに安心で安全な電子カルテを利用でき，BCP対策を強化しつつ管理コストを削減する。大中規模病院向けの複雑な機能や操作などを割愛し，シンプルで使いやすく，簡潔な操作性をめざしており，短期間での習熟や電子カルテへの移行を可能とするほか，急増するサイバー攻撃や予期せぬ災害に対する診療データの保護も可能となる。

エム
全脳を対象とした脳健康測定プログラム"MVision health"の正式サービスを提供開始

◆ 問い合わせ先
（株）エム
https://www.corporate-m.com/

　（株）エムは，東京ミッドタウンクリニック特別診察室（東京都港区）の人間ドック受診者を対象に，全脳を対象とした脳健康測定プログラム"MVision health"を正式サービスとして提供開始した。同プログラムは，加齢に伴う脳の萎縮と血管性変化を総合的に評価するもので，ジョンズ・ホプキンス大学（米国）の人工知能（AI）技術と日本の数万件のビッグデータを基盤に同社が開発した。今回のサービス提供にあたり，2022年4～6月に行ったテストランの実績などを基に，サービスレベルの検証やプログラムの運用効率化，受診者の満足度向上の改善を図った。同社は現在，複数の医療機関とサービス提供などについて協議し，同プログラムの結果を踏まえた相談先となるメモリークリニックのネットワーク拡充も進めている。また，認証取得準備中の医療機関向けプログラム（現時点での仮称"MVision brain"）では，MRIの撮像条件の指定や対象となる脳の構造物の追加を実施予定。

インテリジェント ウェイブ
医療業界におけるランサムウエア対策・ヘルスケアIoT機器のセキュリティリスク対策ソリューションを発売

◆ 問い合わせ先
（株）インテリジェント ウェイブ
https://www.iwi.co.jp

　（株）インテリジェント ウェイブは，医療業界向けの2つのセキュリティソリューションの提供を開始した。「NeuShield Data Sentinel」はランサムウエアによる事業停止を回避できるデータ復元ソリューションで，エンドポイント端末にアプリケーション（エージェント）を導入し，一定期間のファイルの変更内容の全差分を記録する。それにより，攻撃を受けた際にシンプルな画面操作で迅速なデータ復元が行える。「Cynerio」は，専用センサーデバイス設置によりネットワークに接続されているIoT/IoMT機器の情報を収集，機器のリスクや脆弱性情報を人工知能（AI）が解析し，必要なセキュリティ対策を提案する。攻撃を受けるとCynerioが提供するダッシュボード上から該当のIoMT機器を隔離でき，ほかの機器への影響なく対策を行える。なお，前者はセキュリティストリングス（株）と代理店契約を，後者はCynerio Israel Ltd.と国内販売契約を締結，両製品間での連携機能はない。

ViewRay
新松戸中央総合病院がMR画像誘導放射線治療装置「MRIdianリニアック放射線治療システム」を採用

◆ 問い合わせ先
ViewRay, Inc.
＊お問い合わせフォーム
http://www.viewray-japan.com/contact/

　ViewRay, Inc.は，新松戸中央総合病院が同社のMRIガイド放射線治療システム「MRIdianリニアック放射線治療システム」を導入，2023年初秋に治療開始予定であることを発表した。同システムは，MRイメージングと放射線治療を1つのシステムに統合。MR画像に基づき治療マージンを設定でき，体幹部定位放射線治療（SBRT）へも適用できる。標的やリスク臓器をリアルタイムで連続して追跡し，標的がユーザーの定義したマージンの外に出た場合，放射線ビームの自動ゲーティングを可能にする。これにより，標的に所定の線量を照射しつつ周囲の正常組織や重要な構造物を温存でき，従来の放射線治療に伴う毒性を最小限に抑制できる。また，専用設計の高解像度MRを用いており，放射線ビームと相互作用する際に発生しうるビーム中心軸の偏りや皮膚毒性などの課題に対応可能。同システムは，現在世界で51台設置され，さまざまな固形腫瘍の治療に利用されている。

島津製作所
海外向け回診用X線撮影装置「MobileDaRt Evolution MX8 Version vタイプ」を発売

◆ 問い合わせ先
（株）島津製作所
https://www.shimadzu.co.jp/

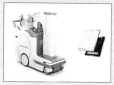

　（株）島津製作所は，DRを組み合わせたデジタル式回診用X線撮影装置「MobileDaRt Evolution MX8 Version vタイプ」を海外向けに2022年7月11日から発売した。同社の回診用X線撮影装置は，電動アシストの独自技術"GLIDE Technologies"を搭載し，滑らかで小回りの利く軽快な操作を可能にしている。FPDと本体内蔵のデジタル装置の種類により，これまで3種類のDRから施設に合うタイプを提供し，デジタル式回診用X線撮影装置として国内外で累計7000台以上を販売してきた。今回発売された装置は，走行時にはX線管を保持する支柱が本体上部に収まり，視野を遮ることなく安全に移動できるほか，支柱の引き伸ばしやセッティングも軽快に操作できる。また，撮影後はすぐに本体モニタ（19インチ角）で画像の確認が可能。海外市場ではDRは4タイプから選択でき，どのDRもFPDサイズは新生児用から大視野までの3サイズから選択できる。

コニカミノルタREALM
「GenMineTOP がんゲノムプロファイリングシステム」の製造販売承認を取得

◆ 問い合わせ先
コニカミノルタ（株）
https://www.konicaminolta.com

　コニカミノルタ（株）のグループ会社であるコニカミノルタREALM（株）は，DNAおよびRNAの遺伝子情報を解析する機能を併せ持つ「GenMineTOP がんゲノムプロファイリングシステム」の製造販売承認を取得した。同システムは，東京大学と国立がん研究センター研究所，コニカミノルタの次世代がん遺伝子パネルに関する共同研究開発の成果で，固形がん患者の腫瘍組織検体から抽出したDNAとRNA，ならびに同一患者由来の非腫瘍細胞から抽出したDNAを用いて遺伝子変異情報を解析する。同システムを用いた包括的ながんゲノムプロファイリング検査では，腫瘍組織および非腫瘍細胞由来の塩基配列のペア解析により，737のがん関連遺伝子（DNA）の変異（塩基置換，挿入/欠失，コピー数異常）とRNA変異（融合，エクソンスキッピング）の検出結果およびRNA発現量の情報が一括で取得でき，診断と治療方針決定の補助として用いられる。

富士通
ミリ波センサーで収集した点群データから人の姿勢を高精度に推定する新技術を開発

◆ 問い合わせ先
富士通（株）
研究本部 コンバージングテクノロジー研究所
E-mail fj-actlyzer-contact@dl.jp.fujitsu.com

　富士通（株）は，国内電波法に準拠する79GHz帯の一般的なミリ波センサーで取得される粒度の粗い点群データから，人の姿勢を高精度に推定できる新技術を開発した。本技術は，複数回の電波照射により取得できる大量の点群データから，人の姿勢を推定するのに適した点群データを選定，粒度の粗い点群データからでも姿勢推定に必要な粒度が細かい点群データへの拡張を可能とした。さらに，点群データと人の関節点の三次元座標情報を対応させた大規模データセットを構築，それに基づいて高精度な姿勢推定人工知能（AI）モデルを開発，組み合わせることで，転倒などの確実な検知とプライバシーの配慮を両立させた。加えて，人の複雑な行動を分析できる同社独自の"行動分析技術Actlyzer"と連携させ，介護施設などプライバシー性の高い空間でもカメラを設置せずに転倒前後の行動の詳細な分析を可能にした。実証実験を経て，2023年度中のサービス化をめざす。

Splink
北海道大学との共同研究「脳卒中と認知症の MRIデジタルバイオマーカーの開発とAI実装」が2022年度NEDO事業として採択

◆ 問い合わせ先
（株）Splink
https://www.splinkns.com/

　（株）Splinkは，国立研究開発法人新エネルギー・産業技術総合開発機構（以下，NEDO）の2022年度「研究開発型スタートアップ支援事業/地域に眠る技術シーズやエネルギー・環境分野の技術シーズ等を活用したスタートアップの事業化促進事業」に採択された。本事業の採択は，同社と北海道大学との共同研究「脳卒中と認知症のMRIデジタルバイオマーカーの開発とAI実装」が対象となり，同社のNEDOの公募事業への採択は2019年に続き2度目。本研究では，脳卒中および認知症領域におけるアンメット・メディカルニーズの解決をめざし，脳MRIを活用した脳組織画像所見を「デジタルバイオマーカー」として再定義し，脳浮腫や脳血管障害の検出プログラムや脳卒中や認知症の病変リスクを高精度に定量可視化する診断支援ソリューションを開発する。さらに，開発したソリューションは，岩手医科大学附属病院や柏葉脳神経外科病院などとのパートナーシップの下で社会実装をめざす。

キヤノン
キヤノンテクノロジーサイトに「デジタルX線TVシステム」の技術を紹介する新コンテンツを公開

◆ 問い合わせ先
キヤノン（株）
https://global.canon/ja/

　キヤノン（株）は，キヤノングループが持つ優れた技術をわかりやすく解説する「キヤノンテクノロジーサイト」において，X線を用いてリアルタイムの動画で体内を透視・撮影できる「デジタルX線TVシステム」の技術を紹介する新たなコンテンツを公開した。新コンテンツでは，「プロの想いに応える技術」としてキヤノンメディカルシステムズ（株）が手がけるデジタルX線TVシステムを取り上げ，実際に製品を導入している医療機関のケーススタディを通して，キヤノン製品の先進的な技術と特長を紹介する。低線量で高画質な撮影が可能な理由や，検査や治療の安全性を高める工夫など，患者や医療従事者に貢献したいという想いを込めて生み出した製品技術が紹介されている。
＊キヤノンテクノロジーサイト
　「プロの想いに応える技術 ～デジタルX線TVシステム～」
　https://global.canon/ja/technology/xray-tv-2022.html

シーエーシー，メディエイド，千葉大学病院
共同で「医師間オンラインコンサルテーションシステム」の実証実験を開始

◆ 問い合わせ先
（株）シーエーシー
新規事業開発本部
TEL 03-6667-8038
E-mail CAC_D2D@ml.cac.co.jp
https://www.cac.co.jp/

　（株）シーエーシーと（株）メディエイドは，地域医療機関と大学病院や専門病院の医師が症例のコンサルテーションを行う「医師間オンラインコンサルテーションシステム」の実証実験（PoC）を千葉大学医学部附属病院で開始した。事前の予約申し込みや受付により，医師の都合に左右されず確定した時間にコンサルテーションが可能なほか，オンライン面談・ファイル共有機能により，照会したい情報画像の事前共有や画面投影をしながらコンサルテーションが行える。また，コンサルテーション履歴管理機能により過去の履歴をさかのぼり，コンサルテーション結果が確認できる。なお，医療機関の厳しいセキュリティ要件を満たすプラットフォームの必要性から，メディエイドの医療従事者向けサービス「パレットライン」をベースとし，セキュアな環境下でコンサルテーションが行える。今回のPoCは，同大学病院消化器内科と8つの地域医療機関で消化器疾患を対象に行い，有効性を評価，検証する。

アライドテレシスと福井大学医学部附属病院
リモートアクセスでの多要素認証を運用開始

◆ 問い合わせ先
アライドテレシス（株）
E-mail info@allied-telesis.co.jp
https://www.allied-telesis.co.jp

　アライドテレシス（株）は，医療情報システムの安全な運用の一環として，リモート運用でのID・パスワード漏えいに対応するため多要素認証でのアクセス支援を進めている。今回，同社は福井大学医学部附属病院で，2022年6月より働き方改革を背景とした多要素認証による電子カルテのリモートアクセスを開始した。同社のVPNルーター「AT-AR4050S」と（株）イードクトルの認証ソリューション「Taikoban」との認証連携により，職員証ICカードとPINコード，ワンタイムパスワードでの多要素認証・シングルサインオンに対応するほか，Windows10の標準VPNを利用してVPNクライアントソフトレスも実現した。また，Windows10のOpenVPNを利用して，Taikobanとの認証連携や従来の使用方法であるダイナミックVLANとの両用も図った。

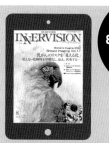

INNERVISION
8 月号　第 37 巻第 8 号（通巻 437 号）

令和 4 年 7 月 25 日発行　定価 2,500 円　年間購読料 30,000 円（郵便振替　00190-6-53037）

● 発　行　人　古屋敷政幸
● 編　　　集　三橋信宏，水谷高章，岡山典子，田村直美，三浦　翔，庄子祥子
● 制　　　作　坂本淳子，有吉るり子
● 広　　　告　斉藤豪介　　● 表紙デザイン　石塚亮事務所
● 発　　　行　（株）インナービジョン　〒 113-0033　東京都文京区本郷 3-15-1
　　　　　　　TEL 03 (3818) 3502　FAX 03 (3818) 3522　http://www.innervision.co.jp
● 印　　　刷　欧文印刷（株）　　　　　　　（禁・無断転載）

URL **http://www.innervision.co.jp**　　　E-mail **info@innervision.co.jp**

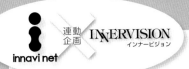

innavi net 連動企画 × INNERVISION インナビジョン

〈巻末特集〉
モダリティ
EXPO

モダリティ別
バイヤーズガイド

画像とITの医療情報ポータルサイト，インナビネットでは，バーチャルな機器展示会場「モダリティEXPO」を公開中です。これは，各メーカーの展示ブースを設け，製品ラインナップをもれなく展示・紹介するものです。この「モダリティEXPO」の連動企画として，小誌では「モダリティ別バイヤーズガイド」を巻末特集で掲載しています。「モダリティEXPO」の内容をコンパクトに凝縮。モダリティ別にメーカーの製品を紹介していますので，インナビネットの「モダリティEXPO」とともに機器導入資料などにご活用ください。

モダリティ
マンモグラフィ編

問い合わせ先
（順不同）

●キヤノンメディカルシステムズ株式会社	神奈川県川崎市幸区柳町70-1
	TEL 03-6369-9643　https://jp.medical.canon
	担当部署：X線営業部
●ケアストリームヘルス株式会社	東京都江東区冬木11-17
	TEL 03-5646-2500　www.carestream.jp
	担当部署：広報
●コニカミノルタジャパン株式会社	東京都港区芝浦1-1-1　浜松町ビルディング
	TEL 03-6324-1080　http://www.konicaminolta.jp/healthcare/
	担当部署：ヘルスケアカンパニー IoT事業統括部ブレストヘルス営業部
●GEヘルスケア・ジャパン株式会社	東京都日野市旭が丘4-7-127
	TEL 0120-202-021　www.gehealthcare.co.jp
●シーメンスヘルスケア株式会社	東京都品川区大崎1-11-1　ゲートシティ大崎ウエストタワー
	TEL 0120-041-387　https://www.siemens-healthineers.com/jp/
	担当部署：コミュニケーション部
●富士フイルムメディカル株式会社	東京都港区西麻布2-26-30　富士フイルム西麻布ビル
	TEL 03-6419-8033　https://www.fujifilm.com/fms/
	担当部署：マーケティング部
●ホロジックジャパン株式会社	東京都文京区後楽1-4-25　日教販ビル
	TEL 03-5804-2340　https://hologic.co.jp/
	担当部署：ブレスト＆スケルタルヘルス ソリューションズ事業部

次回（2022年9月号）はMRI関連・
近赤外光脳機能計測装置編です。

さらに詳しい
情報は ▶ インナビネット「モダリティEXPO」へ!!
http://www.innervision.co.jp/expo

innavi net モダリティ EXPO 既存製品一覧 （順不同） 詳しい情報は，モダリティ EXPO で検索

モダリティ EXPO バイヤーズガイド マンモグラフィ編

●キヤノンメディカルシステムズ株式会社

- Pe・ru・ru LaPlus（トモシンセシス対応）
- Pe・ru・ru（バイオプシ対応）
- Pe・ru・ru
- Pe・ru・ru（車載対応）

●ケアストリームヘルス株式会社

- ドライビュー 6950 レーザーイメージャ
- ケアストリーム ドライビュー 5950 レーザーイメージャ

●コニカミノルタジャパン株式会社

- マンモグラフィー画像診断システム FINO.VITA.GX typeMG
- マンモグラフィー診断支援ソフトウェアライセンス MGCAD-i
- 乳房構成解析ソフトウェア Breast Density Assessment（Bda）

●GEヘルスケア・ジャパン株式会社

- Senographe™ Crystal Nova
- Senographe Pristina™

●シーメンスヘルスケア株式会社

- MAMMOMAT Revelation
- MAMMOMAT Inspiration PRIME Edition
- MAMMOMAT Fusion

●富士フイルムメディカル株式会社

- 富士フイルムデジタルマンモグラフィシステム「AMULET Innovality」
- AMULET BIOPSY 生検位置決めオプション
- AMULET Innovality トモシンセシス オプション
- MAMMOASSENT AWS-c
- 新構造圧迫板「FS（Fit Sweet）圧迫板」
- 乳腺画像診断ワークステーション「AMULET BI-D」

●ホロジックジャパン株式会社

- 3Dimensions™
- 3D™ Performance
- Affirm® Prone Biopsy System